# 家庭常见病中成药使用大全

## ——自选中成药一本就够

胡 凯 刘 俊 管 聘 主编

化学工业出版社

·北京·

## 内容简介

本书以实用性为原则，系统地介绍了家庭常见病中成药的使用常识和常见病中医辨证选药方法，重点突出了抓主症的中医辨证论治思想。内容包括中成药使用基本知识，中成药的内科用药、外科用药、妇科用药、儿科用药及五官科用药，对一些常见中成药列举了组成成分、药物性状、主要功效、主要作用、剂型规格、服用方法等。本书内容丰富且通俗易懂，对提高家庭常见病中成药选择的安全性和科学性有指导意义，可供家庭及医务人员参考、借鉴。

## 图书在版编目（CIP）数据

家庭常见病中成药使用大全：自选中成药一本就够 / 胡凯，刘俊，管聘主编. -- 北京：化学工业出版社，2025. 1. -- ISBN 978-7-122-46798-0

Ⅰ. R243

中国国家版本馆 CIP 数据核字第 2024WG5497 号

---

责任编辑：邱飞婵　　　　　　文字编辑：李　平
责任校对：杜杏然　　　　　　装帧设计：关　飞

---

出版发行：化学工业出版社
　　　　　（北京市东城区青年湖南街 13 号　邮政编码 100011）
印　　装：北京云浩印刷有限责任公司
850mm×1168mm　1/32　印张 12¼　字数 323 千字
2025 年 2 月北京第 1 版第 1 次印刷

---

购书咨询：010-64518888　　　售后服务：010-64518899
网　　址：http://www.cip.com.cn
凡购买本书，如有缺损质量问题，本社销售中心负责调换。

---

定　　价：49.80 元　　　　　　　　　　版权所有　违者必究

# 编写人员名单

## 主 编

胡 凯 刘 俊 管 聘

## 副主编

刘 敏 刘 雨 黄 仁

## 编 者

（以姓氏笔画为序）

邓叔华 多 鹏 刘 雨

刘 尚 刘 俊 刘 敏

杜中华 陈畅乾 胡 凯

侯公瑾 黄 仁 曹丕钢

管 聘

# 前言

随着科学技术的发展以及人们对中医药的发掘研究，中医中药在人们身体健康中起的作用越来越重要了。其中较为突出的是中成药，由于其购买方便，服用简单，毒副作用少且有独特的疗效，不仅为中医师、老百姓所认可，甚至西医医师也经常开中成药处方。

中成药是在中医理论的指导下进行组方的，而中医的核心是辨证论治。辨证论治是什么呢？简单地举个例子：如对于感冒，中医根据临床症状的不同，分为风寒感冒、风热感冒、虚人感冒等，故所用的药物截然不同，甚至如果用错，不仅不能治病，反而会加重病情。而现在很多人并不了解中医这一特点，只知道感冒就买感冒类的中成药，胃痛就买胃痛类的中成药，并没有分清楚什么证型，故疗效有有效也有不效者。

正是在这一背景下，我们本着实用性的原则，根据中医辨证论治理论体系，将中医辨证核心思想用通俗易懂的语言表达出来，旨在让大众亦能看懂，根据自己的症状选择正确的中成药治病。当然，需要指出的是，本书针对的是人们日常生活中发生的小病轻症，或不需要化验检查就能判断的病症，或不需要经常调整剂量或已经确诊的慢性疾病，这些病皆可以根据本书提供的"自我鉴别"，选择相应的药物。对于疑难重症，在确定治疗的前提下，亦可相应地选择中成药治疗。需要说明的是，中成药品种繁多，本书主要是将近几年市场上常见的中成药分类列举，但是由于各地和各医院、药店进药途径不一样，可能药物不齐全，不能买到与您证型适合的最佳药物，但是只要是同一证型下使用的药物，由于药性大致相同，故皆可选用，亦可有较好的治疗作用。

再三强调的是，中成药的选择需要弄清证型，这样才能正确选择药物，收到疗效。这也是我们编写本书的初衷，真正做到让中成药造福大众。

编者

2024 年 6 月

# 目录

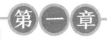

# 中成药使用基本知识

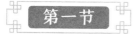

第一节　　什么是中成药

随着中医越来越受到人们的青睐，近年来中成药的使用越来越广泛，中成药独特的疗效和少见的毒副作用得到了医学界和患者的认可。那么，到底什么是中成药呢？简单地说，中成药是指临床反复使用、安全有效、剂型固定，并采取合理工艺制备成质量稳定、可控，经批准依法生产的成方中药制剂，常用剂型有丸剂、片剂、颗粒剂等。中成药具有现成可用、适应急需、存贮方便、能随身携带、省去了煎剂煎煮过程、消除了中药煎剂服用时特有的异味和不良刺激等优点。中成药按照使用途径分为内服中成药和外用中成药。

## 第二节　　怎样选用中成药

中成药具有使用方便、疗效可靠、毒副作用小等优点。目前，除中医师经常选用外，西医医师和患者也越来越多地选用。但是，有些人对中成药的药理和中医治病的特点不了解，往往使用不当，治而无效，甚至加重病情，因此要注意有选择地用药。

## 1. 不能光看药品名称

有一些中成药药名差不多，但其功效和适应证却大不一样。因此，在选购时，不能只靠对药品名称的理解去选用，更要了解药品的作用和适应证。比如，人们通常认为人参是补药，很容易把冠以人参名称的中成药都看成是补药。其实不少含有这味药的中成药，其主要功效不是为了"补"。譬如，"人参再造丸"是治疗以中风后半身不遂偏瘫为主的；"肥儿丸"虽没有人参的成分，也易使人误认为身体瘦弱的儿童经常服用可以胖起来，其实，它是由麦芽、神曲、山楂等消食药和使君子、槟榔等驱虫药配合而成的，主治小儿食积和虫积病症。如果把上述药品视作补药经常服用，不仅对身体无益，而且有害。

由于中成药没有统一的配方和命名标准，常有同名异药和异名同药（或类似药）的情况，因此切勿随便代用。如上海、杭州、西安、济南等地生产的"金匮肾气丸"，是根据张仲景所著《金匮要略》处方制造的，亦称"八味丸"，由山药、山茱萸、干地黄、茯苓、泽泻、牡丹皮、桂枝、附子8味药组成。而天津、唐山、沈阳、哈尔滨等地生产的"金匮肾气丸"，则是根据宋朝严用和"济生肾气丸"制成的，在"八味丸"的基础上增加了车前子、牛膝。这两种中成药虽然都取名金匮肾气丸，但功效和适应证却有所不同。前者是治虚劳腰痛、少腹拘急、小便不利的，后者主要是加强利水消肿下行之效。故应当根据患者的情况辨证用药。又如"珠黄散"，一种是按《绛囊撮要》方制成的治疗喉症的吹用药，由牛黄、冰片、珍珠等共研末而成，吹少许于患处，可治疗口疮、喉痛等症。另一种是内服药，由牛黄、珍珠、朱砂、大黄、黄连等制成，其功效是清热导滞、镇惊安神，主治小儿宿食积滞、脾胃不和、身热面赤等症。

也有一些中成药是异名同效，即虽然名称不同，但它们的功效差不多。如六神丸、六应丸、喉炎丸都是治疗咽炎的；银翘片、羚翘片等都是治疗风热感冒的。

## 2. 要辨证选药

常有这种情况，同患一病，同服一药，但患者服药后的效果却大不相同。这是什么原因呢？原来中医治病的特点是"辨证施治"。所谓辨证施治，就是要辨认不同的病证，用不同的药物进行针对性治疗。之所以效果大不相同，就是因为没有按辨证施治的原则用药。如同样是感冒，中医辨证有风寒、风热之分，就要用不同的药物。如风寒感冒颗粒由麻黄、葛根、紫苏叶、防风、桂枝、白芷、陈皮、苦杏仁、桔梗、甘草、干姜等组成，主要用于风寒感冒引起的恶寒、发热、头痛、全身酸痛、无汗、咳嗽、鼻塞、流清涕等，对于风热感冒则不适用。同样，银翘解毒片由金银花、连翘、薄荷、牛蒡子、桔梗、淡豆豉、甘草、荆芥、淡竹叶等组成，用于风热感冒引起的发热头痛、咳嗽口干、咽喉肿痛等，对于风寒感冒则不适用。

还有"朱砂安神丸"和"柏子养心丸"，都是养心安神、镇惊催眠药，朱砂安神丸具有清心火、镇惊安神的功效，适用于心阴不足、心火亢盛所引起的心神不安、怔忡失眠、多梦等症状。柏子养心丸有补气养血、镇惊安神的作用，适用于心气不足、心阳虚弱所引起的惊悸不安、失眠多梦等。两药一阴一阳、一寒一温，互相代用效果自然也不会好。

在辨证施治时还要注意患者的具体情况。如孕妇发生了跌打损伤，不能随便选用活血祛瘀、走窜力强和毒性大的药，如七厘散、跌打丸。随便使用，可造成流产。怀孕时，妇科的一些活血药也不能乱用。有心脏病病史的咳嗽患者，应选用不含麻黄碱或麻黄的中成药，以免引起心脏病复发。

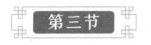 **第三节　中成药的使用方法**

治疗疾病时，除了要选对药物外，还应注意药物的使用方法，

以达到提高临床疗效的目的。因此，正确掌握中成药的使用方法，合理选择药引，注意服药禁忌，可以使药物发挥最大疗效，并且减少药物的毒副作用。

# 一、使用方法

中成药的非处方药（OTC）因不同的作用制成不同的剂型，通常分为内服、外用两大类。中成药的药品说明书上常有"送服""冲服""调服""涂抹患处""撒布患处"等使用方法，这些方法具体指的是什么，彼此又有什么不同，下面分别来介绍。

## 1. 内服中成药

（1）一般服用法　由于这些方法服药方便，应用最为广泛。

① 直接口服：这一类主要包括口服液、糖浆剂、合剂、酒剂等液体制剂。

② 温开水送服：从中医学理论来讲，中医认为凡是补阳、调气血、通经络的药都可用温开水服用。从药物剂型来讲，蜜丸、水丸、糊丸、浓缩丸、滴丸、散剂、片剂、胶囊剂等固体制剂，可采用温开水送服。温开水送服药，药物容易崩解，吸收快，起效迅速。

③ 温开水冲服：中成药中的茶剂、袋泡剂等可用沸水泡汁，频服代茶饮；颗粒剂、膏滋剂、流浸膏剂也须用温开水冲泡溶化稀释后饮用，加水量根据个人情况而定。

④ 含化：六神丸、草珊瑚含片、金嗓子等治疗急慢性咽炎、扁桃体炎的中成药常需含化，即将药物含于口中，缓缓溶解，再慢慢咽下。

⑤ 烊化：胶质、黏性大而且易溶的药物（如阿胶、鹿角胶）在服用时常需要烊化，即将药物用开水或黄酒加温溶化后服用。

（2）用药引送服　药引又叫引经药，它具有引药入经、直达病所、照顾兼证、扶助正气、调和药性、矫臭矫味、便于服用、提高疗效的作用。古代许多医籍对药引都有详细记载。如《资蒙医经》

中说："酒入药为引者，取其活血行经；姜入药为引者，取其发表注凝；小枣入药引者，取其消散开胃；大枣入药引者，取其补血健脾；龙眼入药为引者，取其宁心利水；灯心入药为引者，取其得睡神归；葱白入药为引者，取其发散诸邪勿住；莲实入药为引者，取其清心养胃和脾。"所以，用药引冲服中成药具有非常重要的意义。临床上选用药引，主要根据中成药的功能主治、药性特点，结合病情变化、病程长短、病变位置、体质差异、发病季节和药引的自身功能而定。但必须以提高药效、减少药物毒副作用、照顾兼病兼证、顾护正气、便于服用为前提，以治愈疾病为目的。

① 用姜汤送服：生姜具有发表散寒、温中止呕、化痰止咳的作用。多用于送服治疗风寒感冒、胃寒呕吐、脘腹冷痛、风寒咳嗽等病症的中成药。用姜汤送服祛风散寒以助药效。

② 用酒配药服：服药用酒以黄酒为主，酒性大热，味甘、辛，能活血通络，祛风散寒止痛，行药势，矫臭矫味。主要用于送服治疗风湿痹痛、筋脉拘挛、脘腹冷痛、寒疝腹痛、胸痹心痛、血寒经闭、产后瘀阻、癥瘕积聚、跌打损伤等病症的中成药。

③ 用盐水送服：盐味咸，性寒，能引药入肾，补虚，强筋骨，凉血明目，解毒防腐。主要用于送服治疗肾阴不足、筋骨痿软、血热吐衄、目赤翳障等病症的中成药。一定要注意，老龄、高血压、心血管病、浮肿患者不宜用盐水送服药，可选用温开水送服。

④ 用醋送服：醋味酸、苦，性温，具有引药入肝、理气止痛、行水消肿、解毒、矫臭矫味的功效。主要用于送服治疗肝气不舒、胸胁胀痛、月经不调、经闭癥瘕、产后血晕、吐衄便血、牙痛等病症的中成药。胃及十二指肠溃疡患者不宜用醋送服，可选用温开水送服。

⑤ 用蜂蜜送服：蜂蜜能补中缓急，润肺止咳，润肠通便。主要用于送服治疗脾胃虚弱、脘腹作痛、肺燥干咳、阴虚劳咳、肠燥便秘等病症的中成药。糖尿病患者不能用蜂蜜送服。

⑥ 用大枣煎汤送服：大枣具有补中益气、养血安神、缓和药性的功效。主要用于送服治疗脾胃虚弱、食少便溏、血虚萎黄、妇人脏燥等病症的中成药。此外还可送服泻肺平喘、峻下逐水的峻烈中成药。

## 2. 外用中成药

一般的外用中成药未经药理、临床试验许可，一律不能口服。外用中成药大多含有一定的毒性、刺激性药物，仅限于局部使用，通过保护作用或透皮吸收，发挥局部治疗作用。常用的使用方法有以下几种。

（1）涂抹患处　适用于油膏剂、水剂、酊剂的外用。使用时将患处洗净，然后均匀地在患处涂一薄层药物。如治疗跌打损伤的红花油等宜用此法。

（2）撒布患处　适用于散剂的外用。使用时将药粉均匀地撒布在患处，用敷料纱布固定。如应用祛腐生肌散、珍珠散等宜用此法。

（3）调敷患处　外用散剂和其他外用剂型，用适当的液体（如白酒、茶水、食醋、食用植物油等）调制成糊状，敷布于患处，用敷料纱布包扎。其中，白酒常用于调敷活血化瘀止痛的中成药，以增强药物散瘀消肿的效果；茶水常用于调敷消肿解毒的中成药；食醋常用于调敷消肿、解热止痛的中成药，有增强收敛、燥湿的作用；食用植物油或花椒油常用于调敷燥湿止痒的中成药，如对于急性湿疹，可用植物油或花椒油调敷九胜散于患处，食用植物油亦可调敷治疗水、火烫伤的中成药。

# 二、服药禁忌

## 1. 服药期间饮食禁忌

主要指服药期间对某些食物的禁忌，又称食忌，即通常所说的忌口。在服药期间，一般应忌食生冷、油腻、鱼腥、有刺激性的食物。另外，根据病情不同，饮食禁忌也有区别。如热性病患者，应忌食辛辣、油腻、煎炸性食物；寒性病患者，应忌食生冷食物、清凉饮料等；肝阳上亢、头晕目眩、烦躁易怒等患者，应忌食胡椒、辣椒、大蒜、白酒等辛热助阳之品；脾胃虚弱者，忌食油炸黏腻、寒冷固硬、不易消化的食物；冠心病患者，忌食肥肉、动物内脏及烟、酒等；肾病水肿者，忌食盐、碱过多和酸、辣太过的食物；皮肤病、疮疡患者，应忌食鱼、虾、蟹等发物及辛辣刺激性食物。

## 2. 服药期间饮茶禁忌

有些人认为用茶叶水送服药物，对药效影响不大，实际上以茶水服药不可取。因为茶叶中含有鞣质，易与药物发生化学反应而影响药物吸收，进而影响药物疗效。同时，茶叶中含有的咖啡因具有神经兴奋作用，所以一些安神类中成药禁止用茶叶水冲服，服药期间禁止饮茶。

中成药的内服制剂剂型多，药性各异，功效主治、患者病情各不相同。所以，具体的服用方法要根据患者体质、患者病情、疾病证候、药物剂型、药物性质灵活掌握，以降低药物的毒副作用，提高药物疗效，保证患者用药安全、有效。

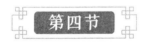

# 第四节　使用中成药的常见问题

中成药剂型多样化，如片剂、颗粒剂、合剂、注射剂等。现在人们大多因觉得服用中药汤剂不方便，故使用中成药的人越来越多，但人们并不能完全正确地使用中成药。以下是使用中成药的一些常见问题。

## 1. 选用中成药未辨证论治

选用中成药需要辨证施治，现在中成药种类繁多，同类的、主治相近的也有很多，从这些品种中选用最合理的品种的首要条件是应正确运用中医学理论辨证论治。用药要与治法相一致，治法要与辨证相一致。例如感冒应分清风寒、风热，辨别普通感冒还是体虚感冒。

## 2. 中成药的联合使用未注意成分叠加和配伍禁忌

首先，应注意中成药成分的叠加。使用中成药，对于病情单纯的，仅用一种中成药即可。但对于病情复杂的，由于中成药成分固定，难以适应，因此需要根据病情联合用药，以达到治疗目的。功效相似的中成药联用，可能会增加某一味或几味药的剂量。尤其是含有有毒成分的中成药联合应用时，应注意有毒成分的叠加，以免引起不良反应。例如，治疗风寒湿痹证的大活络胶囊与温补肾阳的金匮肾气丸分别含有草乌、附子，二者若联用，会增加有毒药物的用量，加大患者产生不良反应的概率。

此外，需注意中成药的配伍禁忌。中药配伍禁忌有"十八反""十九畏"。对于饮片处方，如果含有"十八反""十九畏"的药物，是比较容易发现的。但对于中成药，只有熟悉中成药制剂的处方内容，才有可能发现此类的配伍禁忌。例如，治疗风寒湿痹证的大活络胶囊含有草乌，而止咳化痰的蛇胆川贝枇杷膏含有川贝、半夏，依据配伍禁忌原则，二者不能联用。所以，如果在需要联合用药时最好向药师咨询。

## 3. 中西药的联合使用不合理

中西药合理联用可提高疗效，降低化学药物的用量和减少毒副反应，缩短疗程和促进身体恢复等。但不合理联用中西药，会产生种种问题。例如，含有钙元素的中成药（含有钙元素的中药有石膏、龙骨、牡蛎、石决明等）与西药联合应用时，应注意其间的相互作用，应用不当会产生药理、物理或化学的不良反应，使药物的作用下降或产生毒副作用。如四环素族抗生素、异烟肼等能与钙进行络合反应，生成难溶性的络合物，使疗效降低，故不宜与含有钙元素的中成药联合应用。含酶类的西药（胃蛋白酶、多酶片、乳酶生、淀粉酶等）也不宜与含有钙元素的中成药联合应用。

另外，中西药联用时，也会出现成分的重复，因为有些中成药含有西药成分。例如中成药感冒清片含有对乙酰氨基酚，而西药泰诺林片也含有该成分。二者若同时用，加大了对乙酰氨基酚的用量，因此有可能增加药物的不良反应。所以中西药联合使用时，也最好向医生或者药师咨询。

### 4. 中成药的药品说明书不完整或不详尽

药品说明书是指由药品生产企业印制并提供的，包括药理学、毒理学、药效学、医学等药品安全性、有效性重要科学依据和结论的，用以指导临床正确使用药品的技术资料，是药品的重要信息，也是医生、药师和患者选用药品的依据。但中成药的说明书有些内容不完整，比如，有的成分是保密的，这让医生、药师和患者都无法得知其具体成分。有的说明书中药物相互作用一项内容常描述为"如与其他药物同时使用可能会发生药物相互作用，详情请咨询医师或药师。"不良反应、禁忌、注意事项项目一般描述为"尚不明确"。药品说明书与药物的合理使用有着密不可分的关系，而说明书部分内容不完整或不详尽则不能发挥指导临床合理用药的作用。本书对一些常用药物的不良反应和禁忌有粗略的说明，读者可以参考本书所列举的药物使用注意事项。

### 5. 中成药剂量过大

目前，由于人们认为中药无副作用或副作用较小，因此，在实际使用时，存在患者自行加量的行为，尤其是 OTC，甚至剂量加倍。《神农本草经》按药物有毒与无毒、延年益寿与祛邪治病的不同，将中药分为上、中、下三品。这也就说明中药并非无毒，应根据自己的病情合理使用。

只有正确应用药物，才能使其发挥临床价值。合理地使用中成药，可避免不良反应，节约医疗资源。

　　现在很多家庭自备的小药箱里都有不少中成药，碰上感冒、咽痛、消化不良等小病小痛，就会自己选用一些中成药简单处理。在这个过程，唯一可参考的就是药品说明书。

　　当然，不管中成药还是西药，用药前仔细阅读药品说明书，了解功效、禁忌、不良反应等都是必需的。不过，对于常自用的中成药的药品说明书，有些内容要特别注意。

### 1. 看功效，看"适用"

　　看中成药的药品说明书的时候，很多人都会选择先看功效，譬如一粒含何首乌成分的胶囊，会立刻注意到药品说明书上写着的"适用于失眠、脱发、白发"，看看是不是和自己的情况吻合，如果是，就用它了。

　　这其实有个误区。药品说明书上有一个更重要的地方需要我们盯紧，就是这些功效前面的那一句"适用于……引起的失眠、脱发、白发"，这个"适用于……"便是重点。如我们熟悉的逍遥丸，药品说明书上面写着"用于肝气不舒所致月经不调，胸胁胀痛，头晕目眩，食欲减退"，这个"肝气不舒"就是重点。

　　再如一些治感冒的中成药说明书写着"适用于……引起的发热、咳嗽、咽痛、口干"等。感冒症状大同小异，风寒感冒及风热感冒都可能出现发热，但"……引起的"选对了，才会有明显效果。留意这部分内容，实际上就是选择匹配的对证治疗药物。这也说明，自用中成药者需要对寒热虚实等中医理论有基本认识。

### 2. 看用法

　　药品说明书中的用法很重要，之所以特别提这个问题，是因为不少中成药既可内服，也可外用。如很多家庭常备的藿香正气水，内服常用于外感风寒、内伤湿滞、夏伤暑湿所致的头痛昏重、脘腹胀痛、呕吐泄泻等，但也可外用于湿疹、皮肤瘙痒等。

这些不同用法，多数药品说明书上有说明，但也不排除一些经验用药。有些常用中成药的家庭有时就会忽略这个问题。总的说来，有这么一条规律，内服药多可以外用，但外用药除非有特别说明，否则不可内服。

### 3. 看西药成分

一些人感冒、消化不好时，为了迅速缓解病情，可能会中西药合用；也有些人因为有高血压、糖尿病等慢性病而需要常规服用西药，但不少中成药也含有西药成分，有时就会造成某成分过量或者药物之间互相影响。如治咳嗽的通宣理肺丸含有麻黄碱，会使血管收缩、血压升高，与降压药合用，就会减弱降压药的作用。

另外，服用中成药时忌口方面一般会有比较多的要求，这也是要注意的内容。

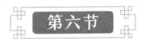

## 第六节　使用中成药的注意事项

如今，中成药在人们防病治病中的应用越来越广泛，怎样安全、有效地使用中成药成为人们关心的话题，为此笔者就中成药的合理使用提几点建议，供大家参考。

### 1. 对症使用

使用中成药必须以中医理论为指导，辨证施治。如不分寒热虚实，用药不对症，不但没有疗效，还可能适得其反。

### 2. 仔细阅读药品说明书

取药后，应仔细阅读药品说明书，因为中成药在用法、用量、服用时间、服用次数等方面均有讲究。如在服用时间方面，滋补药六味地黄丸、十全大补丸宜饭前空腹服用；健脾消食药香砂养胃丸、山楂丸宜饭后 15 分钟服用；镇静安神药养血安神丸宜睡前 30 分钟服用。这些均是值得注意的内容，不得马虎。

### 3. 不宜合用的中西药

为提高治病效果，中西药合用现象很普遍，然而不合理地配伍使用，会导致不良后果。下面列举几类不能合用的常用中西药。

① 酸性中成药如山楂丸（片）、乌梅安胃丸、保和丸、五味子丸等，不宜与碱性西药如碳酸氢钠、氨茶碱、氢氧化铝等同用，否则酸碱中和会降低疗效。

② 含丹参的中成药如丹参片，不宜与西药复方氢氧化铝片同用，因为丹参片中的主要成分是丹参酮、丹参酚，能与复方氢氧化铝片中的氢氧化铝生成络合物，而不能被胃肠道吸收，从而降低疗效。丹参注射液不能与维生素 C 注射液合用，因两药合用可发生还原反应。

③ 黄连上清丸不宜与乳酶生合用，因黄连能明显抑制乳酶生中乳酸菌的活力，使其失去助消化的能力。

④ 含大黄的中成药如麻仁丸、牛黄解毒片等，不能与西药多酶片同用，因为大黄的主要成分大黄酚可抑制酶类的消化作用。

⑤ 含碘的昆布丸不宜与异烟肼合用，因为昆布（包括海带）含有丰富的碘，在胃内酸性条件下，碘与异烟肼发生氧化还原反应，使其失去抗结核分枝杆菌的作用。

⑥ 含麻黄碱的通宣理肺丸不宜与降压药、强心药合用，因为麻黄碱是拟肾上腺素药，能使小动脉和小静脉收缩，血压升高，与降压药同用，会减弱降压药的治疗作用。麻黄碱与强心药同用，会引起心律失常。

⑦ 含汞的中成药如朱砂安神丸、七厘散、紫雪丹等，不宜与西药溴化钠、溴化钾、碘化钠等同用。因为合用后会在肠道内生成刺激性较强的溴化汞或碘化汞，导致药源性肠炎。

⑧ 含有蟾酥的中成药如六神丸、麝香保心丸等，不宜与奎尼

丁、普鲁卡因胺等治疗心律失常的西药同用，用后会产生拮抗作用，增加二药的毒性作用。

### 4. 变质中成药的简易识别

① 片剂：合格的片剂表面质地坚硬，不易碎裂，不变色，如果药片表面不光滑、松散、变色，就不能使用。

② 颗粒剂：合格的颗粒剂干燥、不结块、无虫、无霉；变质的颗粒剂一般无颗粒碰撞声。

③ 蜜丸：合格的蜜丸外用厚实的蜡壳密裹，蜡壳无损，药丸色泽油润光亮、无虫口、无虫絮、无霉变异味、无酸性气味。

④ 糖浆：变质的糖浆表面有白膜，摇动后糖浆内的药物分布不均匀。

⑤ 水泛丸：是一种质地坚硬干透，如绿豆大小的无糖丸。用手摇动其包装袋或瓶可听到尖锐的碰撞声。变质的水泛丸上有白点、虫蛀痕迹。

⑥ 散剂：合格的散剂应是质地松软、细腻、均匀，如有结块、霉斑均为变质。

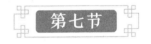

## 第七节　中成药的常用剂型

### 1. 丸剂

丸剂是指药材细粉或药材提取物加适宜的黏合剂或其他辅料制成的球形或类球形制剂，分为蜜丸、水蜜丸、水丸、糊丸、浓缩丸、蜡丸和微丸等类型。

蜜丸：药材细粉以蜂蜜为黏合剂制成，是中医临床应用最广泛的一种。丸重在 0.5 克以上（含 0.5 克）称为大蜜丸，丸重在 0.5 克以下为小蜜丸。蜂蜜富有营养，并有润肺止咳、润肠通便的功能，同时还有质地柔润、吸收缓慢、作用缓和的特点。滋补类药物、小儿用药、贵重及含易挥发性成分的药物常制成蜜丸。多用于治疗慢性病和虚损性疾病，如六味地黄丸、人参鹿茸丸等。

水蜜丸：药材细粉以水和蜂蜜为黏合剂按适当比例混匀制成。水蜜丸的特点与蜜丸相似，作用缓慢、持久，但因用蜜较蜜丸少，故含水量低、易保存和服用。多用于补益类药物。

水丸：药材细粉以水或醋、药汁、黄酒等为黏合剂制成。因特殊需要，水丸还可包衣。泛制水丸体积小，表面致密光滑，便于吞服，不易吸潮。

糊丸：药材细粉以米糊或面糊为黏合剂制成。糊丸质地坚硬，在体内崩解慢，内服既可延长药效，又能减少某些毒性成分的释放或减缓刺激性成分对胃肠的刺激。刺激性较大或有毒药物宜制成糊丸。

浓缩丸：全部药材或部分药材的煎液或提取液，与适宜的辅料或药物细粉加适宜的黏合剂制成。根据黏合剂的不同，又分为浓缩蜜丸、浓缩水丸、浓缩水蜜丸。浓缩丸体积小，药物有效成分含量高，易于服用，在体内溶化吸收比较缓慢。浓缩丸适用于慢性疾病等多种疾病。

蜡丸：药材细粉以蜂蜡为黏合剂制成。蜡丸是中成药的长效剂型之一，溶化极其缓慢，可延长药效，防止药物中毒或对胃起强烈的刺激作用。处方中含较多的剧毒或强刺激性药物，或要求在肠道吸收的中成药，都可制成蜡丸。为中成药传统剂型，品种已不常见。

微丸：药材细粉以水或酒泛丸，或以百草霜为衣，采用现代技术制成。微丸直径小于 2.5 毫米，体积小，应用剂量小，服用方便，吸收平稳。微丸适宜于刺激性药物，贵重或细料药材多制备成微丸。

## 2. 散剂

散剂是一种或多种药材混合制成的粉末状制剂，分内服散剂和外用散剂，是我国古代剂型之一。散剂治疗范围广，服用后分散快，奏效迅速，且具有制作方便、携带方便、节省药材等优点。有效成分不溶或难溶于水，或不耐高温，或有剧毒不易掌握用量，或者为贵重细料药物均适宜制成散剂。

### 3. 颗粒剂

颗粒剂是药材提取物与适宜的辅料或与药材细粉制成的颗粒状制剂，是在汤剂、散剂和糖浆剂的基础上发展起来的新剂型。有颗粒状和块状两种，分为可溶性、混悬性、泡腾性及含蔗糖、无蔗糖等不同类型。颗粒剂体积小，重量轻，服用简单，口感好，作用迅速，多用于有补益、止咳、清热等作用的药物。

### 4. 煎膏剂（膏滋）

煎膏剂是药材用水煎煮、去渣浓缩后，加炼蜜或糖制成的半固体制剂，又称膏滋。具有吸收快、浓度高、体积小、便于保存、可备较长时间服用的特点，有滋补调理的作用，用于治疗慢性病和久病体虚者。

### 5. 丹剂

丹剂是水银、硝石、雄黄等矿物药经过炼制、升华、融合等技术处理制成的无机化合物，如红升丹、白降丹等，为传统剂型。大多含水银成分，常用以配制丸散供外用，具有消肿生肌、消炎解毒的作用。部分丸剂、散剂、锭剂品种多以朱砂为衣，因其色赤习称丹，不属于经典丹剂范畴。

### 6. 片剂

片剂是药材细粉或提取物与适宜的辅料或药材细粉压制而成的片状制剂，分浸膏片、半浸膏片和全粉片等，是常用的现代剂型之一。片剂体积小，用量准确，易崩解生效快，且具有生产效率高、成本低、服用及储运方便的优点。片剂适用于各种疾病。

片剂以口服普通片为主，另有含片、咀嚼片、泡腾片、阴道片、阴道泡腾片和肠溶片等。

含片：系指含于口腔中，药物缓慢溶出产生作用的片剂。

咀嚼片：系指于口腔中咀嚼或吮服使片溶化后吞服的片剂。

泡腾片：系指含有碳酸氢钠和有机酸，遇水可产生气体而呈泡腾状的片剂。

阴道片与阴道泡腾片：系指置于阴道内使用的片剂。

肠溶片：系指用肠溶性包衣材料进行包衣的片剂。

### 7. 锭剂

锭剂是药材细粉与适量黏合剂（如蜂蜜、糯米粉）或利用药材本身的黏性制成规定形状的固体制剂。可供内服或外用，内服作用与糊丸接近，外用多用水或醋磨汁后涂敷患处。锭剂大多作噙化之用。

### 8. 胶剂

胶剂是以动物的皮、骨、甲、角等用水煎取胶质，经浓缩凝固而成的固体内服制剂。胶剂中富含蛋白质、氨基酸等营养成分，作为补益药，适用于老年人、久病未愈者或身体虚弱者，可单服，也可制成丸散或加入汤剂中使用。胶剂在国内外被广泛使用。

### 9. 硬胶囊剂

硬胶囊剂是将适量的药材提取物加药粉或辅料制成均匀的粉末或颗粒，填充于硬胶囊中而制成的剂型。主要是口服。硬胶囊外观整洁美观，易于吞服，可掩盖药物的不良嗅味，崩解快，吸收好。适用于对光敏感、不稳定或遇湿、热不稳定的药物，或有特异气味的药物，或需要定时定位释放的药物。儿童用药、对胃黏膜刺激性强的药物不宜制成胶囊剂。

### 10. 软胶囊剂

软胶囊剂是将油类或对明胶等囊材无溶解作用的液体药物或混悬液封闭于囊材内制成的剂型。特点与硬胶囊相似。硬胶囊和软胶囊经过适宜方法处理或用其他药用高分子材料加工，使囊壳不溶于胃液，但在肠液中崩解释放活性成分，为肠溶胶囊。

### 11. 糖浆剂

糖浆剂是含有药物、药材提取物和芳香物质的浓缩蔗糖水溶液。它是在传统的汤剂、煎膏剂的基础上，吸取西药糖浆的优点而发展起来的一种中成药剂型。因含有糖，可以掩盖某些药物的不适气味，便于服用，适用于小儿及虚弱患者服用，尤多见于小儿用药，但不宜用于糖尿病患者。

### 12. 合剂

合剂是药材用水或其他溶剂，采用适宜方法提取，经浓缩制成的内服液体制剂。单剂量包装的合剂又称口服液。合剂既能保持汤剂的特点，又能避免汤剂临时煎煮的麻烦，便于携带、储存和服用。口服液的浓度更高，常加入矫味剂，因此用量小，口感好，作用快，质量稳定，携带方便，易保存。

### 13. 酒剂

酒剂又称药酒，是药材用黄酒或白酒为溶媒浸提制成的澄清液体制剂。酒剂服用量少，吸收迅速，见效快，多用于治疗风寒湿痹及跌打损伤等。

### 14. 酊剂

酊剂是药物用规定浓度的乙醇浸出或溶解制成的澄清液体制剂，也可以用流浸膏稀释制成。分内服和外用两种。酊剂制备无需加热，成分较纯净，有效成分含量高，剂量准确，吸收迅速，适宜于制备含有挥发性成分或不耐热成分的制剂。

### 15. 露剂

露剂又称药露，是含芳香挥发性成分的中药材经水蒸气蒸馏制得的饱和或近饱和的澄明水溶液制剂，是我国传统剂型之一。临床多供内服。露剂能够保存药材固有的香味，便于服用和吸收，多具有解表清暑、清热解毒的功效。

### 16. 注射剂

注射剂又称针剂，是提取中药材的有效成分，经精制加工制备而成的可供注入人体内的灭菌溶液或乳状液，或可供临用前配制溶液的灭菌粉末或浓缩液制剂，为中成药现代新剂型。注射剂可用于皮下注射、肌内注射、静脉注射或静脉滴注，剂量准确，起效迅速，不受消化液和食物的影响，生物利用度高，便于急救使用。不宜在家庭中使用。

## 17. 气雾剂、喷雾剂

气雾剂是药物和抛射剂同装封于带有阀门的耐压容器中，使用时借助抛射剂的压力，定量或非定量地将内容物喷出的制剂。不含抛射剂，借助手动泵的压力将内容物以雾状等形式喷出的制剂为喷雾剂，又称气溶胶。气雾剂给药剂量小，起效迅速，稳定性强，副作用小。

## 18. 膏药

膏药又名黑膏药，是根据药方，将药材经食用植物油提取，再加红丹炼制而成的外用制剂，为中成药传统剂型。膏药有通纳药量多、药效释放持久等特点，多用于跌打损伤、风湿痹痛、疮疡痈肿等疾病。

## 19. 膜剂

膜剂是药物与成膜材料经加工制成的薄膜状制剂，为中成药现代新剂型。膜剂可经口服，舌下含服，眼结膜囊、阴道内及体内植入，皮肤和黏膜创伤、烧伤或发炎表面覆盖等多种途径给药，给药剂量小，使用方便。

## 20. 栓剂

栓剂也称坐药或塞药，是药材提取物或药粉与适宜基质制成的供腔道给药的固体制剂，是中成药的古老剂型。栓剂比口服给药吸收快，生物利用度高。

## 21. 滴丸

药物以适宜基质用滴丸法制成。滴丸易服用，在体内溶化快，奏效迅速。具有挥发性或不易成型的药物、速效药物，可制成滴丸。

## 22. 贴膏剂

贴膏剂系指药材提取物、药材或（和）化学药物与适宜的基质和基材制成的供皮肤贴敷，可产生局部或全身作用的一类片状外用制剂，包括巴布膏剂和贴剂等。

巴布膏剂：系指药材提取物、药材或化学药物与适宜的亲水性基质混匀后，涂布于背衬材料上制成的贴膏剂。常用基质有聚丙烯酸钠、羧甲基纤维素钠、明胶、甘油和微粉硅胶等。

贴剂：系指药材提取物或（和）化学药物与适宜的高分子材料制成的一种薄片状贴膏剂。主要由背衬层、药物贮库层、粘胶层以及防粘层组成。

## 23. 其他

中成药剂型在我国正式生产使用的已有 40 多种，除上述介绍的外，其他剂型还有软膏剂、油剂、滴眼剂、搽剂、浸膏剂、流浸膏剂、袋泡剂等。

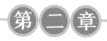

# 第二章

# 中成药的内科用药

## 第一节 感冒

感冒是常见疾病，常常在受凉或淋雨后发病。俗话说："感冒是百病之源。"感冒虽然有自愈性，但也可能会引发细菌、病毒感染等，如不及时医治，会产生一系列问题，如咽炎、鼻炎、气管炎、肺炎、病毒性心肌炎、肾炎、风湿性关节炎、中耳炎等。如果在感冒时适当地选择一些药物治疗，就能减少或避免感冒带来的问题了。

对于感冒，首先要明确感冒是如何发生的，当人体在受凉、淋雨、过度疲劳等情况下，全身或呼吸道局部防御功能降低，身体内本身的或从外界侵入的病毒、细菌可迅速繁殖，引起感冒。

中医认为，感冒是因外邪（风寒、风热等）侵袭人体所引起的以头痛、鼻塞、流鼻涕、打喷嚏、恶寒、发热、脉浮等为主要临床表现的病症。根据不同的临床表现，主要分为三种类型。

### 1. 风寒感冒

主要是受风寒后发病，畏寒怕冷是最常见的临床表现；此外，一般发热较轻，全身酸痛，鼻塞严重，流清涕，严重者鼻涕如清水般，或有咳嗽、痰多稀薄等症状。这种类型的感冒多见于冬春寒冷季节，治疗需要用温性的药物去散解身体的风寒，所以多选用一些辛温解表的中成药。

## 2. 风热感冒

主要是受风热邪气较重，热在体内，所以表现为发热明显，体温常常升高至38℃，甚至39℃以上，轻微怕冷，但是一般不需要加衣服；此外，有咽红、咽干、咽痛、头痛、鼻塞、流黄浊涕、口干渴、咳嗽、痰黄稠等热象。这种类型的感冒多见于夏季，治疗需要用凉性的药物去散解身体的风热，所以多选用一些辛凉解表的中成药。

## 3. 虚人感冒

虚人感冒，是指身体虚弱的人（如一些老年人、长期患有某些慢性疾病的人、产妇等）得了感冒。这类人群感冒后，治疗时需要考虑虚弱的一面，不能一味地运用峻猛药物发散，在散风寒、风热的同时还需要一些补益的药物，提高自身免疫力去对抗疾病。

### 自我鉴别

感冒鉴别，首先要区分是寒是热，风寒感冒怕冷明显，痰清稀；而风热感冒发热明显，痰黏稠色黄（或者绿色）；其次，咽喉肿痛（重点在红肿上）、口渴者为风热感冒，缺少这几个症状者便是风寒感冒。至于虚人感冒，重点关注久病者、产妇、年老体弱者等人群。

---

## ❈ 用于风寒感冒的中成药 ❈

以下几种常见中成药都能用于风寒感冒，但是因为各自的药物组成不一样，所以，在治疗时有各自的最佳适应证。

| 药品名称 | 最佳适应证 |
| --- | --- |
| 风寒感冒颗粒 | 风寒感冒而见恶寒发热明显者 |

| 药品名称 | 最佳适应证 |
|---|---|
| 午时茶颗粒 | 风寒感冒而见消化系统方面不适,如不想进食、恶心呕吐、腹泻等 |
| 感冒清热颗粒 | 风寒感冒而见发热头痛明显者 |
| 通宣理肺丸 | 风寒感冒而见咳嗽明显者 |
| 感冒软胶囊 | 风寒感冒而见头痛发热、咽喉肿痛者(有化热趋势) |
| 荆防颗粒(合剂) | 风寒感冒而见全身酸痛明显者 |

使用注意:

① 忌烟、酒及辛辣、生冷、油腻食物。

② 不宜在服药期间同时服用滋补性中成药。

③ 风热感冒者不适用,其表现为发热重、微恶风、有汗、口渴、鼻流浊涕、咽喉红肿热痛、咳吐黄痰。

④ 有高血压、心脏病、肝病、糖尿病、肾病等慢性病严重者,孕妇或正在接受其他治疗的患者,均应在医师指导下服用。

⑤ 服药3天后症状无改善,或出现发热、咳嗽加重,并有其他严重症状如胸闷、心悸等时应去医院就诊。

⑥ 服药期间,饮食宜清淡。宜多饮白开水,汗出勿令太过。

## 风寒感冒颗粒

【组成成分】麻黄、葛根、紫苏叶、防风、桂枝、白芷、陈皮、苦杏仁、桔梗、甘草、干姜等。

【药物性状】本品为棕褐色的颗粒;气芳香,味香,微苦。

【主要功效】解表发汗,疏风散寒。

【主要作用】用于风寒感冒、恶寒、发热头痛、全身酸痛、无汗、咳嗽、鼻塞、流清涕等。

【剂型规格】颗粒剂,每袋装8克。

【服用方法】温开水冲服。一次1袋,一日3次。7岁以上儿童服成人 1/2 量，3～7 岁服成人 1/3 量。

【用药提醒】本品含蔗糖，糖尿病患者忌服。

## 午时茶颗粒

【组成成分】苍术、柴胡、羌活、防风、白芷、川芎、广藿香、前胡、连翘、陈皮、山楂、枳实、麦芽（炒）、甘草、六神曲（炒）、桔梗、紫苏叶、厚朴、红茶等。

【药物性状】本品为棕色的颗粒；气微香，味甜、微苦。

【主要功效】祛风解表，化湿和中。

【主要作用】用于外感风寒、内伤食积证，症见恶寒发热、头痛身楚、胸脘满闷、恶心呕吐、腹痛腹泻等。

【剂型规格】颗粒剂，每袋装 6 克。

【服用方法】温开水冲服。一次 6 克，一日 1～2 次。

【用药提醒】少数患者会出现恶心、头痛、眩晕及头昏症状。另外，对本品过敏者禁用，过敏体质者慎用。

## 感冒清热颗粒

【组成成分】荆芥穗、薄荷、防风、柴胡、紫苏叶、葛根、桔梗、苦杏仁、白芷、苦地丁、芦根。辅料为蔗糖、糊精等。

【药物性状】本品为棕黄色的颗粒，味甜、微苦；或为棕褐色的颗粒，味微苦（无蔗糖或含乳糖）。

【主要功效】疏风散寒，解表清热。

【主要作用】用于风寒感冒，头痛发热，恶寒身痛，鼻流清涕，咳嗽咽干。

【剂型规格】颗粒剂，每袋装 12 克、6 克（无蔗糖）、3 克（含乳糖）。

【服用方法】温开水冲服。一次 1 袋，一日 2 次。

## 通宣理肺丸

【组成成分】紫苏叶、前胡、桔梗、苦杏仁、麻黄、陈皮、半夏（制）、茯苓、枳壳（炒）、黄芩、甘草等。

【药物性状】本品为黑棕色至黑褐色的水蜜丸或大蜜丸；味微甜、略苦。

【主要功效】解表散寒，宣肺止嗽。

【主要作用】用于风寒束表、肺气不宣所致的感冒咳嗽，症见发热、恶寒、咳嗽、鼻塞流涕、头痛、无汗、肢体酸痛等。

【剂型规格】丸剂：水蜜丸每 100 丸重 10 克；大蜜丸每丸重 6 克。

【服用方法】口服。水蜜丸一次 6 克，大蜜丸一次 2 丸，一日 2～3 次。

【用药提醒】①支气管扩张、肺脓疡、肺源性心脏病、肺结核患者出现咳嗽时应去医院就诊；②风热或痰热咳嗽、阴虚干咳者不适用；③对本品过敏者禁用，过敏体质者慎用；④运动员慎用。

## 感冒软胶囊

【组成成分】麻黄、桂枝、荆芥穗、黄芩、苦杏仁、羌活、川芎、防风、白芷、石菖蒲、葛根、薄荷、当归、桔梗等。

【药物性状】本品为软胶囊，内容物为深棕色黏稠状液体；气香，味苦、辛。

【主要功效】散风解热。

【主要作用】用于外感风寒引起的头痛发热，鼻塞流涕，恶寒无汗，骨节酸痛，咽喉肿痛。

【剂型规格】每粒装 0.425 克（相当于总药材 1.8 克）。

【服用方法】口服。一次 2～4 粒，一日 2 次。

【用药提醒】对本品过敏者禁用，过敏体质者慎用。

## 荆防颗粒（合剂）

【组成成分】荆芥、防风、羌活、独活、柴胡、前胡、川芎、枳壳、茯苓、桔梗、甘草等。

【药物性状】本品为棕色的颗粒/合剂；气香，味甜、微苦。

【主要功效】发汗解表，散风祛湿。

【主要作用】用于风寒感冒，头痛身痛，恶寒无汗，鼻塞流涕，咳嗽。

【剂型规格】颗粒剂，每袋装 15 克；合剂，每瓶装 100 毫升。

【服用方法】温开水冲服。颗粒剂，一次 15 克，一日 3 次；合剂，一次 10～20 毫升，一日 3 次口服，用时摇匀。

以上列举的是临床上常用的，但是因为各地域或者各药店的采购不一样，所以有些地方或者药店不一定药品齐全，这时候可根据自己的症状选择相对接近适应证的中成药。

| 药品名称 | 主要功效 | 适应证 |
|---|---|---|
| 外感风寒颗粒 | 解表散寒,退热止咳 | 风寒感冒而见全身酸痛、鼻塞流涕者 |
| 伤风感冒冲剂 | 祛风、散寒、发汗 | 伤风流涕,恶寒无汗者 |
| 感冒疏风片 | 辛温解表,宣肺和中 | 风寒感冒而见发热咳嗽、骨节酸痛者 |
| 参苏宣肺丸 | 解表散寒,宣肺化痰 | 风寒感冒而见咳嗽痰多、胸闷不舒者 |
| 风寒感冒宁颗粒 | 解表散寒 | 风寒感冒而见恶寒发热、鼻塞流涕者 |
| 桂枝合剂 | 解肌发表,调和营卫 | 外感风邪,汗出恶风,头痛发热者 |
| 万应茶 | 疏风解表,健脾和胃,祛痰利湿 | 外感风寒,食积腹胀者 |

## ❀ 用于风热感冒的中成药 ❀

以下几种常见中成药都能用于风热感冒，但是因为各自的药物组成不一样，所以，在治疗时有各自的最佳适应证。

| 药品名称 | 最佳适应证 |
|---|---|
| 桑菊感冒片 | 风热感冒初起 |

| 药品名称 | 最佳适应证 |
|---|---|
| 银翘解毒片 | 风热感冒,咽喉肿痛明显者 |
| 止嗽定喘口服液 | 表寒里热证感冒,咳嗽明显、咳痰量多者 |
| 风热感冒颗粒 | 风热感冒,发热、咽痛、出汗明显者 |
| 银柴颗粒 | 风热感冒,发热、咳嗽明显者 |
| 双黄连口服液 | 风热感冒,咽痛、发热明显者 |
| 板蓝根颗粒 | 病毒性感冒,咽喉肿痛、口咽干燥明显者 |
| 夏桑菊颗粒 | 风热感冒轻症,伴目赤头痛、高血压、头晕耳鸣者 |

使用注意:

① 忌烟、酒及辛辣、生冷、油腻食物。

② 不宜在服药期间同时服用滋补性中成药。

③ 风寒感冒者不适用,其表现为恶寒重、发热轻、无汗、口不渴、鼻流清涕。

④ 有高血压、心脏病、肝病、糖尿病、肾病等慢性病严重者,孕妇或正在接受其他治疗的患者,均应在医师指导下服用;儿童必须在成人的监护下使用,请将药品放在儿童不能接触的地方。

⑤ 服药3天后症状无改善,或出现发热、咳嗽加重,鼻流黄涕,并有其他严重症状如胸闷、心悸等时应去医院就诊。

⑥ 服药期间,饮食宜清淡。

⑦ 对本类药品过敏者禁用,过敏体质者应在医师指导下使用。

## 桑菊感冒片

【组成成分】桑叶、菊花、薄荷素油、苦杏仁、桔梗、芦根、连翘、甘草。辅料为蔗糖、硬脂酸镁等。

【药物性状】本品为浅棕色至棕褐色的片;气微香,味微苦。

【主要功效】疏风清热,宣肺止咳。

【主要作用】用于风热感冒初起,症见头痛、咳嗽、口干、咽痛。

【剂型规格】片剂，每片重 0.6 克。

【服用方法】口服。一次 4～8 片，一日 2～3 次。

## 银翘解毒片

【组成成分】金银花、连翘、薄荷、牛蒡子、桔梗、淡豆豉、甘草、荆芥、淡竹叶。辅料为淀粉、羧甲基淀粉钠、硬脂酸镁、滑石粉、薄膜包衣预混剂等。

【药物性状】本为浅棕色至棕褐色的薄膜衣片；气芳香，味苦、辛。

【主要功效】疏风解表，清热解毒。

【主要作用】用于风热感冒，症见发热头痛、咳嗽口干、咽喉肿痛。

【剂型规格】片剂，每片重 0.52 克。

【服用方法】口服。一次 4 片，一日 2～3 次。

## 止嗽定喘口服液

【组成成分】麻黄、苦杏仁、甘草、石膏。

【药物性状】本品为棕黄色的液体；气微香，味甜、微酸、涩。

【主要功效】辛凉宣泄，清肺平喘。

【主要作用】用于表寒里热证，症见身热口渴、咳嗽痰盛、喘促气逆、胸膈满闷等；急性支气管炎见上述证候者。

【剂型规格】口服液，每支装 10 毫升。

【服用方法】口服。一次 10 毫升，一日 2～3 次。

## 风热感冒颗粒

【组成成分】板蓝根、连翘、薄荷、荆芥穗、桑叶、芦根、牛蒡子、菊花、苦杏仁、桑枝、六神曲等。

【药物性状】本品为棕褐色颗粒；气芳香，味甘、微苦。

【主要功效】疏风清热，利咽解毒。

【主要作用】用于风热感冒，发热、有汗、鼻塞、头痛、咽痛、咳嗽、痰多等。

【剂型规格】颗粒剂，每袋装 10 克。

【服用方法】开水冲服。一次 1 袋，一日 2 次。

## 银柴颗粒

【组成成分】忍冬藤、芦根、薄荷、柴胡、枇杷叶等。

【药物性状】本品为棕褐色的颗粒；气香，味微甜、略苦。

【主要功效】清热，解表，止咳。

【主要作用】用于风热感冒，症见发热、咳嗽。

【剂型规格】颗粒剂，每袋装 12 克。

【服用方法】开水冲服。一次 1 袋，一日 3～4 次。

## 双黄连口服液

【组成成分】金银花、黄芩、连翘。辅料为蔗糖、香精等。

【药物性状】本品为棕红色的澄清液体；味甜、微苦。

【主要功效】疏风解表，清热解毒。

【主要作用】用于风热感冒，症见发热、咽痛、咳嗽。

【剂型规格】口服液，每支装 10 毫升。

【服用方法】口服。一次 20 毫升，一日 3 次。

## 板蓝根颗粒

【组成成分】板蓝根。辅料为蔗糖、糊精等。

【药物性状】本品为浅棕色或棕褐色的颗粒；味甜，微苦。

【主要功效】清热解毒，凉血利咽。

【主要作用】用于病毒性感冒，症见咽喉肿痛、口咽干燥明显者；急性扁桃体炎、腮腺炎见上述证候者。

【剂型规格】颗粒剂，每袋装 10 克（相当于饮片 14 克）。

【服用方法】开水冲服。一次半袋至 1 袋（含蔗糖），一日 3～4 次。

【用药提醒】扁桃体有化脓或发热体温超过 38.5℃ 的患者应去医院就诊。

# 夏桑菊颗粒

【组成成分】夏枯草、野菊花、桑叶。

【药物性状】本品为黄棕色至棕褐色的颗粒；味甜。

【主要功效】清肝明目，疏风散热，除湿痹，解疮毒。

【主要作用】用于风热感冒，目赤头痛，高血压，头晕耳鸣，咽喉肿痛，疔疮肿毒等症，并可作清凉饮料。

【剂型规格】颗粒剂，每袋装 10 克。

【服用方法】开水冲服。一次 10～20 克，一日 3 次。

用于风热感冒的中成药相对较多，生活中常用的还有以下几种，在这里就不再详细介绍。在使用的时候患者要自己辨别，必要时在医师指导下使用。

| 药品名称 | 主要功效 | 适应证 |
|---|---|---|
| 柴胡口服液 | 解表退热 | 感冒发热 |
| 伤风咳茶 | 解表发热，清肺止咳 | 伤风发热，咳嗽鼻塞 |
| 抗感颗粒（胶囊） | 清热解毒 | 外感风热，症见发热、头痛、鼻塞、喷嚏、咽痛等 |
| 抗感冒颗粒 | 疏风解表，清热解毒 | 风热感冒，症见发热恶风、鼻塞头痛、咽喉肿痛 |
| 消炎退热冲剂 | 清热解毒，凉血消肿 | 风热感冒，症见发热、咽喉肿痛、疮疔肿痛 |
| 热毒清片 | 清热解毒，消肿散结 | 热毒引起的咽喉发炎、上呼吸道感染等症 |
| 疏风散热胶囊 | 清热解毒，疏风散热 | 风热感冒，症见发热头痛、咳嗽口干、咽喉疼痛 |
| 感冒灵片 | 解热镇痛 | 风热感冒，症见头痛发热明显者 |
| 复方大青叶颗粒 | 清热解毒，解表散风 | 风热感冒及流感 |

# ❀ 用于虚人感冒的中成药 ❀

以下几种常见中成药都能用于虚人感冒，但是因为各自的药物组成不一样，所以，在治疗时有各自的最佳适应证。

| 药品名称 | 最佳适应证 |
| --- | --- |
| 参苏丸 | 平素体虚,外受风寒感冒者 |
| 荆防败毒丸 | 体虚感冒夹全身酸痛明显者 |
| 人参败毒胶囊 | 气虚外感风寒湿邪所致感冒者 |
| 体虚感冒合剂 | 平素体虚者的预防及感冒轻症的治疗 |

## 参苏丸

【组成成分】党参、紫苏叶、葛根、前胡、茯苓、半夏（制）、陈皮、枳壳（炒）、桔梗、木香、甘草。

【药物性状】本品为棕褐色的水丸；气微，味微苦。

【主要功效】益气解表，疏风散寒，祛痰止咳。

【主要作用】用于身体虚弱、感受风寒所致感冒，症见恶寒发热、头痛鼻塞、咳嗽痰多、胸闷呕逆、乏力气短。

【剂型规格】丸剂，每 10 丸重 0.6 克。

【服用方法】口服。一次 6～9 克，一日 2～3 次。

【用药提醒】风热感冒者不适用；发热体温超过 38.5℃ 的患者，应去医院就诊。

## 荆防败毒丸

【组成成分】荆芥、防风、薄荷、枳壳、茯苓、桔梗、前胡、独活、党参、川芎、柴胡、羌活、甘草。

【药物性状】本品为黄褐色的水丸；气微清凉，味微苦。

【主要功效】清热散风，发表解肌。

【主要作用】用于伤风感冒，症见恶寒发热、头痛咳嗽、周身酸痛等。体虚感冒夹湿者适宜。

【剂型规格】丸剂，每 10 粒重 1 克。

【服用方法】口服。一次 9 克，一日 2 次。

## 人参败毒胶囊

【组成成分】人参、独活、羌活、川芎、柴胡、枳壳、桔梗、前胡、茯苓、甘草、生姜、薄荷。

【药物性状】本品为胶囊剂，内容物为黄棕色至棕褐色粉末；气清香，味苦、微辛。

【主要功效】益气解表，散寒祛湿。

【主要作用】用于气虚外感风寒湿邪所致感冒，症见恶寒、发热、无汗、口不渴、头痛、肢体酸痛沉重、乏力、咳嗽、鼻塞流清涕。

【剂型规格】胶囊剂，每粒装 0.3 克。

【服用方法】口服。一次 3 粒，一日 3 次。

【用药提醒】不适用于风热感冒；偶见口干、恶心及轻度鼻出血等不良反应。

## 体虚感冒合剂

【组成成分】板蓝根、黄芪、黄芩、金银花、白术、玄参、麦冬等。辅料为蔗糖等。

【药物性状】本品为棕红色的澄清液体；有特异香气，味苦、微甜。

【主要功效】益气养阴，解表散邪。

【主要作用】用于体虚感冒，症见乏力、鼻塞流涕等。

【剂型规格】合剂，每瓶装 100 毫升。

【服用方法】口服。一次 10～20 毫升，一日 3 次。预防用一次 10 毫升，一日 2 次。

## 第二节　暑湿

中医所讲的暑湿类疾病，指的是感受暑湿之邪所引起的外感病，多发于夏季或夏秋之交，现代医学里夏季多发的中暑、胃肠炎、胃肠型感冒等属于此范畴。许多人得过这类疾病，大部分患者对此类疾病没有明确的概念，患病时大多主动去医院就诊，这是一个正确的选择。但是作为患者，也要对此类疾病的机理和治疗做一定的了解，以遇到此类疾病的时候做到"心中有数"，而在遇到此类疾病的轻症的时候，可以做对症的处理。

中医认为暑湿的发生是暑邪和湿邪相夹为患，以清暑利湿为总的治疗原则，但在辨证时还有暑邪为重和湿邪为重的区别，治疗要有所侧重才能取得较好的疗效。暑邪属于热邪范畴，所以暑邪为重的就称为"暑热证"，湿邪为重的就称为"暑湿证"。两者各自的表现如下：

（1）暑热证　头昏、头胀、咽干咽痛、口渴，或有发热、全身不适、胸闷；舌红，苔黄少津，脉细数。

（2）暑湿证　头晕、胸闷、恶心、吐泻、腹痛，或伴有寒热；舌质淡，舌苔腻，脉濡。

### 自我鉴别

暑热证和暑湿证的鉴别主要看全身表现，发热、咽干咽痛比较明显的就是暑热证；胸闷、身体沉重无力感比较明显的就是暑湿证。还可以自己观察一下舌头，舌头看起来比较红，舌上面有一层黄色舌苔、看起来比较干燥的就是暑热证；而舌头颜色比较淡，舌头表面比较湿润、舌苔厚的就是暑湿证。

# ❁ 用于暑热证的中成药 ❁

以下几种常见中成药都能用于暑热证，但是因为各自的药物组成不一样，所以，在治疗时有各自的最佳适应证。

| 药品名称 | 最佳适应证 |
| --- | --- |
| 六一散 | 盛夏见发热、口渴、泄泻、小便黄少比较明显者 |
| 清暑益气丸 | 平时身体较弱、头晕、身热、四肢困倦、汗多者 |
| 清凉油 | 头痛头晕、头昏无力及蚊虫叮咬者 |
| 龙虎人丹 | 中暑头晕、恶心呕吐、腹泻明显者及晕车、晕船者 |
| 清暑解毒颗粒 | 夏季身上易出疖肿、痱子者及头痛、咽干咽痛明显者 |

使用注意：

① 忌烟、酒及辛辣、生冷、油腻食物；服药期间，饮食宜清淡。

② 不宜在服药期间同时服用滋补性中成药。

③ 平时有睡觉时出汗、口干口渴、身体乏力、腰膝酸软等明显症状者不宜使用；阴虚体质者不宜使用。

④ 病后体弱者及孕妇慎用；儿童、老人应在医师指导下使用。

⑤ 患有高血压、心脏病、糖尿病、肝病、肾病等慢性病的患者，均应在医师指导下使用。

⑥ 中暑出现神志不清、昏迷、高热等症状严重者，均应去医院接受治疗。

⑦ 服药3天后症状无改善，或出现发热、咳嗽加重，并有其他严重症状如胸闷、心悸等时应去医院就诊。

⑧ 对本类药品过敏者禁用，过敏体质者应在医师指导下使用。

## 六一散

【组成成分】滑石粉、甘草。

【药物性状】本品为浅黄白色的粉末；具甘草甜味，手捻有润滑感。

【主要功效】清暑利湿。

【主要作用】用于感受暑湿所致的发热、身倦、口渴、泄泻、小便黄少；外用治痱子。

【剂型规格】散剂；规格因厂家有不同。

【使用方法】调服或包煎服。一次 6～9 克，一日 1～2 次；外用，扑撒患处。

【用药提醒】孕妇忌服；外用时用毕洗手，切勿接触眼睛，皮肤破溃处禁用。

## 清暑益气丸

【组成成分】人参、黄芪（蜜炙）、白术（麸炒）、苍术（米泔炙）、麦冬、泽泻、五味子（醋炙）、当归、黄柏、葛根、青皮（醋炙）、陈皮、六神曲（麸炒）、升麻、甘草。

【药物性状】本品为黄褐色至棕褐色的大蜜丸；气微香，味甜。

【主要功效】清暑利湿，补气生津。

【主要作用】用于治疗素体气弱，伤于暑湿。症见身热头痛，口渴自汗，四肢困倦，不思饮食，胸闷身重，大便溏泄，小便短赤，苔腻脉虚等。

【剂型规格】丸剂，每丸重 9 克。

【服用方法】口服。一次 1～2 丸，一日 2 次。

## 清凉油

【组成成分】薄荷脑、薄荷油、樟脑油、樟脑、桉油、丁香油、肉桂油、氨水等。

【药物性状】本品为类白色或淡黄色软膏；气芳香，对皮肤表面有清凉刺激感。

【主要功效】清凉散热，醒脑提神，止痒止痛。

【主要作用】用于感冒头痛、中暑、晕车、蚊虫蜇咬等。

【剂型规格】每盒装 3 克。

【使用方法】外用。需要时涂于太阳穴或患处，一日 2～3 次。

【用药提醒】本品为外用药，不可内服；眼睛、外阴等黏膜及皮肤破溃处禁用。

## 龙虎人丹

【组成成分】薄荷脑、冰片、丁香、砂仁、八角茴香、肉桂、胡椒、木香、干姜、儿茶、甘草。辅料为糯米粉、苯甲酸钠、红氧化铁、糊精、滑石粉、甲基硅油、石墨粉剂、乙醇。

【药物性状】本品为铁红色包衣糊丸；具特异香气，味甘、凉。

【主要功效】开窍醒神，祛暑化浊，和中止呕。

【主要作用】用于中暑头晕，恶心呕吐，腹泻及晕车、晕船。

【剂型规格】丸剂，每丸重 0.04 克。

【服用方法】口服或含服。一次 4～8 粒。

【用药提醒】婴幼儿及孕妇禁用。

## 清暑解毒颗粒

【组成成分】芦根、薄荷、金银花、甘草、淡竹叶、滑石粉、夏枯草等。

【药物性状】本品为黄棕色的颗粒；气香，味酸、甜。

【主要功效】清暑解毒，生津止渴，并能防治痱热疖。

【主要作用】用于夏季暑热，高温作业。

【剂型规格】颗粒剂，每袋装 25 克。

【服用方法】开水冲服或含服。一次 1 袋，一日 4～5 次。

用于暑热证的中成药相对较多，生活中常用的还有以下几种，在这里就不再详细介绍。在使用的时候患者要加以辨别，必要时在医师指导下使用。

| 药品名称 | 主要功效 | 适应证 |
| --- | --- | --- |
| 清热祛暑颗粒 | 清热祛暑,益气生津 | 感受暑湿之后四肢疲倦、食欲不振、身热口干明显者 |

| 药品名称 | 主要功效 | 适应证 |
|---|---|---|
| 碧玉散 | 清暑热,平肝火 | 心烦口渴明显,急躁易怒,小便短赤 |
| 清血八味胶囊 | 清血热 | 头痛、偏头痛、三叉神经节及皮肤发热、口渴目赤明显者 |
| 正金油 | 祛风,局部止痛、止痒 | 中暑头晕,伤风鼻塞,蚊虫叮咬 |
| 广东凉茶(颗粒) | 清热解毒,祛湿生津 | 感冒,发热,喉痛,食物积滞 |

# 用于暑湿证的中成药

以下几种常见中成药都能用于暑湿证,但是因为各自的药物组成不一样,所以,在治疗时有各自的最佳适应证。

| 药品名称 | 最佳适应证 |
|---|---|
| 藿香正气水 | 胃肠型感冒,呕吐泄泻,头痛昏重 |
| 四正丸 | 头晕身重,发热怕冷,恶心呕吐,食欲差,腹胀 |
| 生茂午时茶 | 感冒发热,腹痛呕吐,头痛头晕 |
| 清热去湿茶 | 感冒发热,咽喉肿痛,口干舌燥,皮肤疮疖,小便赤痛 |
| 祛暑丸 | 中暑受寒后发热怕冷,头痛身倦,胸腹胀满,呕吐泄泻 |

用于暑湿证的中成药使用注意同暑热证。

## 藿香正气水

【组成成分】苍术、陈皮、厚朴（姜制）、白芷、茯苓、大腹皮、生半夏、甘草浸膏、广藿香油、紫苏叶油等。

【药物性状】本品为深棕色的澄清液体（久贮略有浑浊）；味辛、苦。

【主要功效】解表化湿,理气和中。

【主要作用】用于外感风寒、内伤湿滞或夏伤暑湿所致的感冒，症见头痛昏重、胸膈痞闷、脘腹胀痛、呕吐泄泻；胃肠型感冒见上述证候者。

【剂型规格】酊剂，每支装 10 毫升。

【服用方法】口服。一次 5～10 毫升，一日 2 次，用时摇匀。

【用药提醒】①吐泻严重者应及时去医院就诊；②本品含乙醇（酒精）40％～50％，服药后不得驾驶车、船，从事高空作业、机械作业及操作精密仪器。

## 四正丸

【组成成分】广藿香、香薷、紫苏叶、白芷、檀香、木瓜、法半夏、厚朴（姜炙）、大腹皮、陈皮、白术（麸炒）、桔梗、茯苓、槟榔、枳壳（麸炒）、山楂（炒）、六神曲（麸炒）、麦芽（炒）、白扁豆（去皮）、甘草。辅料为赋形剂蜂蜜。

【药物性状】本品为棕褐色的大蜜丸；气香，味甜、微苦。

【主要功效】祛暑解表，化湿止泻。

【主要作用】用于内伤湿滞、外感风寒引起的头晕身重、恶寒发热、恶心呕吐、饮食无味、腹胀泄泻。

【剂型规格】丸剂，每丸重 6 克。

【服用方法】姜汤或温开水送服。一次 2 丸，一日 2 次。

【用药提醒】①发热体温超过 38.5℃的患者，应去医院就诊；②吐泻严重者应及时去医院就诊。

## 生茂午时茶

【组成成分】广藿香、青蒿、白芷、甘草、川芎、山楂、独活、紫苏叶、厚朴、砂仁、大腹皮、麦芽、黄芩、枳壳、陈皮、扁豆、石菖蒲、前胡、荷叶、羌活、干姜、防风、法半夏、香薷、葛根、桔梗、茯苓、苍术、岗梅、柴胡等。

【药物性状】本品为深棕色长方形的茶块或粗粉；气香，味微苦而甘。

【主要功效】消暑止渴，开胃进食。

【主要作用】用于感冒发热，腹痛呕吐，头痛头晕，湿热积滞。

【剂型规格】锭剂，每块重11克；粉剂，每包重2.5克（约相当于原生药11克）。

【服用方法】煎服，一次1～2块（茶块）；或泡服，一次1～2包（袋泡茶）。

## 清热去湿茶

【组成成分】鱼腥草、火炭母、岗梅、金沙藤、野菊花、倒扣草、山猪菜。

【药物性状】本品为原药材的片、段茶剂；水煎液味苦。

【主要功效】清热解毒，利水去湿，活血消肿，生津止渴。

【主要作用】用于感冒发热，咽喉肿痛，口干舌燥，皮肤疮疖，湿热腹泻，小便赤痛。

【剂型规格】散剂，每袋装51克。

【服用方法】水煎服。一次1袋，一日1～2次，重症2袋，小儿酌减。

## 祛暑丸

【组成成分】茯苓、甘草、檀香、广藿香、香薷、丁香、紫苏叶、木瓜。

【药物性状】本品为黑色的大蜜丸；气香，味甜。

【主要功效】清暑祛湿，和胃止泻。

【主要作用】用于中暑外感，恶寒发热，头痛身倦，腹胀吐泻。

【剂型规格】丸剂，每丸重9克。

【服用方法】口服。空腹温开水送下，成人一次服1丸，一日2次，儿童酌减。

生活中常用于暑湿证的中成药还有以下几种，在这里就不再详细介绍。在使用的时候患者要自己辨别，必要时在医师指导下使用。

| 药品名称 | 主要功效 | 适应证 |
|---|---|---|
| 温六散 | 祛暑散寒,除呕止泻 | 中暑受寒,呕吐泄泻明显者 |
| 复方香薷水 | 解表化湿,醒脾和胃 | 感受风寒,发热头痛、脘腹痞满胀痛、恶心欲吐、肠鸣腹泻者 |
| 建曲 | 解表和中 | 寒热头痛,食滞阻中,呕吐胀满 |
| 甘露茶 | 消暑散热,行气消食 | 感冒头痛,发热,食滞 |
| 六合定中丸 | 祛暑除湿,和胃消食 | 暑湿感冒,恶寒发热、恶心呕吐明显者 |

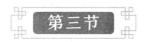

# 第三节 咳嗽

咳嗽是呼吸系统疾病的常见症状之一,可伴有咳痰或干咳无痰。咳嗽是人体清除呼吸道内的分泌物或异物的保护性呼吸反射动作。虽然有其有利的一面,但剧烈长期咳嗽可导致其他症状的出现,如咯血等。

中医认为咳嗽是感受外界邪气或内邪伤肺引起的,根据咳嗽的病因分为外感咳嗽和内伤咳嗽。由感受外界邪气引起的咳嗽为外感咳嗽;由肺脏本身病变或其他器官病变累及肺脏导致的咳嗽为内伤咳嗽。此外,自然界的邪气复杂多变,根据不同的邪气性质将外感咳嗽主要分为风寒咳嗽、风热咳嗽和风燥咳嗽。内伤咳嗽主要分为痰湿咳嗽、痰热咳嗽和阴虚咳嗽。

上呼吸道感染、急慢性支气管炎、支气管扩张、肺炎等疾病出现以咳嗽为主要症状时,可以参照中医的咳嗽治疗方法。值得注意的是,咳嗽虽然有外感咳嗽和内伤咳嗽之分,但两者之间没有严格的界限,两者常常相互影响。外感咳嗽,如果不予以重视,任其发展则有可能发展为内伤咳嗽。反之,内伤咳嗽得到及时治疗将好转，但若感受外界邪气将加重。

## 1. 外感咳嗽

风寒咳嗽：主要是外感风寒，常常在风寒感冒的基础上出现，表现为咳嗽声低重，咽喉痒，咳痰色白清稀，伴随有鼻塞、流清涕、头痛等症状。治疗宜用辛温的药物发散体内蓄积的风寒邪气，可以选用疏风散热、宣肺止咳的中成药。

风热咳嗽：主要是外感风热，常常在风热感冒的基础上出现，表现为咳嗽频繁，咽喉肿痛，痰黏稠或黏黄，伴随汗出、流黄涕、口渴等临床症状。治疗宜用辛凉的药物清解体内风热，可以选用疏风清热、宣肺止咳的中成药。

风燥咳嗽：主要是秋初气候干燥伤及肺气，表现为干咳，或连续咳嗽，无痰或少量黏痰、不容易咳出，伴随鼻唇口咽干燥、咽喉痒等临床症状，治疗宜用甘凉的药物滋润肺脏，可以选用疏风清热、润燥止咳的中成药。

## 2. 内伤咳嗽

痰湿咳嗽：主要是过度进食生冷、肥腻、辛辣食物或饮酒过度损伤脾胃，脾胃吸收运化功能失常，痰湿内生蕴结于肺，表现为咳嗽痰多，咳嗽声音低沉，常常于晨起时咳嗽加重，痰咳出后缓解，伴随胸闷、胃部不适欲呕等临床症状。治疗宜用辛温的药物健脾燥湿，可以选用燥湿化痰、理气止咳的中成药。

痰热咳嗽：主要是长期痰湿咳嗽未能得到有效的治疗，痰湿蕴结于体内过久化热，表现为咳嗽急促，痰黏稠，伴随胸闷、咳嗽时连及胁肋疼痛、口干等临床症状。治疗宜用凉性的药物清除体内痰热之邪气，可以选用清热化痰、肃肺止咳的中成药。

阴虚咳嗽：主要是肺部本身的病变或其他器官的病变长期不愈迁延损伤，表现为干咳，咳嗽声音短而急促，痰少色白质黏，或痰中带血，甚至咳嗽声音嘶哑，伴随有定时发热、手足心热、夜间睡觉时出汗等临床症状，多见于肺结核患者。治疗宜用滋阴的药物扶助人体正气，可以选用养阴润肺、润肺止咳的中成药。

## 自我鉴别

　　咳嗽鉴别，首先根据起病快慢、病程长短等区分外感咳嗽和内伤咳嗽。外感咳嗽多为新病，起病比较快，病程短，初期伴有鼻塞、头痛等表证；内伤咳嗽多为久病，起病比较慢，往往有较长的咳嗽病史，常常合并其他疾病。

　　其次外感咳嗽和内伤咳嗽可根据不同的病邪特点予以辨证。外感咳嗽之风寒咳嗽常表现为咳嗽，痰白清稀，鼻塞流清涕；风热咳嗽表现为咳嗽，痰黄黏稠，鼻塞流黄涕；风燥咳嗽常表现为干咳，无痰或痰少，不容易咳出，口干舌燥。内伤咳嗽之痰湿咳嗽常表现为咳嗽，痰多，咳嗽声音低沉，痰咳出后缓解；痰热咳嗽常表现为咳嗽急促，痰黏稠；阴虚咳嗽常表现为干咳，或痰中带血丝，夜间出汗，手足心热。

　　以下几种常见中成药都能用于咳嗽，但是因为各自的药物组成不一样，所以，在治疗时有各自的最佳适应证。

| 药品名称 | 最佳适应证 |
| --- | --- |
| 川贝止咳糖浆、杏苏止咳颗粒 | 风寒咳嗽之声音低沉,痰白清稀 |
| 急支糖浆、二母宁嗽丸 | 风热咳嗽之咽喉肿痛,痰黄黏稠 |
| 罗汉果玉竹颗粒、蛇胆川贝枇杷膏 | 风燥咳嗽之干咳或少痰而黏,口鼻舌干燥 |
| 苏子降气丸 | 痰湿咳嗽之咳嗽喘息、胸闷 |
| 橘红片、贝母梨膏、清气化痰丸 | 痰热咳嗽之咳嗽急促,痰黏稠 |
| 强力枇杷膏、百合固金丸 | 阴虚咳嗽之咳嗽短促,甚至音哑或痰中带血 |

使用注意：

① 忌烟、酒及辛辣食物。

② 有支气管扩张、肺脓疡、肺结核、肺源性心脏病的患者及孕妇，应在医师指导下服用。

③ 服用 3 天后症状无改善，应去医院就诊。

④ 按照用法用量服用，小儿、年老体虚者应在医师指导下服用。

⑤ 长期服用，应向医师咨询。

⑥ 药品性状发生改变时禁止服用。

⑦ 儿童必须在成人的监护下使用。

⑧ 请将药品放在儿童不能接触的地方。

⑨ 糖浆剂和富含糖类的其他制剂，糖尿病患者慎用。

⑩ 如正在服用其他药品，使用前请咨询医师或药师。

## 川贝止咳糖浆

【组成成分】川贝母、杏仁水、款冬花、紫苏叶、紫菀、前胡、桔梗、陈皮、甘草等。

【药物性状】本品为棕色的黏稠液体；气香，味甜。

【主要功效】宣肺气，散风寒，镇咳祛痰。

【主要作用】用于风寒感冒，咳嗽气逆，痰多色白，伴有鼻流清涕、口渴、头痛、恶风。

【剂型规格】糖浆剂，每瓶装 100 毫升。

【服用方法】口服。一次 10～20 毫升，一日 3 次。

## 杏苏止咳颗粒

【组成成分】苦杏仁、陈皮、紫苏叶、桔梗、前胡、甘草等。

【药物性状】本品为浅黄棕色至黄棕色的颗粒；气芳香，味甜、微苦。

【主要功效】宣肺气，散风寒，镇咳祛痰。

【主要作用】用于风寒感冒，咳嗽气逆。

【剂型规格】颗粒剂，每袋装 12 克。

【服用方法】开水冲服。一次 12 克，一日 3 次。

# 急支糖浆

【组成成分】鱼腥草、金荞麦、四季青、麻黄、紫菀、前胡、枳壳、甘草等。

【药物性状】本品为棕黑色的黏稠液体；味甜、微苦。

【主要功效】清热化痰，宣肺止咳。

【主要作用】用于外感风热所致的咳嗽，症见发热、恶寒、胸膈满闷、咳嗽咽痛；急性支气管炎、慢性支气管炎急性发作见上述证候者。

【剂型规格】糖浆剂，每瓶装 100 毫升。

【服用方法】口服。一次 20～30 毫升，一日 3～4 次。

# 二母宁嗽丸

【组成成分】川贝母、知母、石膏、炒栀子、黄芩、蜜桑白皮、炒瓜蒌子、茯苓、陈皮、麸炒枳实、五味子（蒸）、炙甘草等。

【药物性状】本品为棕褐色的大蜜丸；气微香，味甜、微苦。

【主要功效】清肺润燥，化痰止咳。

【主要作用】用于风热犯肺之咳嗽痰黄、不易咳出，胸闷气促，咽喉疼痛。

【剂型规格】丸剂，每丸重 9 克。

【服用方法】口服。一次 1 丸，一日 2 次。

# 罗汉果玉竹颗粒

【组成成分】罗汉果、玉竹等。

【药物性状】本品为黄棕色的颗粒或长方块；气微香，味甜、微苦。

【主要功效】养阴润肺，止咳生津。

【主要作用】用于肺燥咳嗽，咽喉干痛。

【剂型规格】颗粒剂，每袋装 12 克。

【服用方法】开水冲服。一次 12 克，一日 3 次。

## 蛇胆川贝枇杷膏

【组成成分】蛇胆汁、川贝母、枇杷叶、桔梗、半夏、薄荷脑等。

【药物性状】本品为棕红色至棕色的半流动液体；气香，味甜、微辛凉。

【主要功效】润肺止咳，祛痰定喘。

【主要作用】用于燥邪犯肺引起的咳嗽咳痰、胸闷气喘、鼻燥、咽干喉痒。

【剂型规格】膏剂，每瓶装 100 毫升。

【服用方法】口服。一次 15 毫升，一日 3 次。

## 苏子降气丸

【组成成分】炒紫苏子、厚朴、前胡、甘草、姜半夏、陈皮、沉香、当归等。

【药物性状】本品为淡黄色或黄褐色的水丸；气微香，味甜。

【主要功效】降气化痰，温肾纳气。

【主要作用】用于上盛下虚，气逆痰壅所致的咳嗽喘息、胸闷痞塞。

【剂型规格】丸剂，每 13 粒重 1 克。

【服用方法】口服。一次 6 克，一日 1～2 次。

## 橘红片

【组成成分】化橘红、陈皮、法半夏、茯苓、甘草、桔梗、苦杏仁、炒紫苏子、紫菀、款冬花、瓜蒌皮、浙贝母、地黄、麦冬、石膏等。

【药物性状】本品为浅黄棕色至黄褐色的片；气香，味微甘、苦。

【主要功效】清肺，化痰，止咳。

【主要作用】用于痰热咳嗽之咳嗽痰多，色黄黏稠，胸闷口干。

【剂型规格】片剂，每片重 0.6 克。

【服用方法】口服。一次 6 片，一日 2 次。

## 贝母梨膏

【组成成分】川贝母、梨膏等。

【药物性状】本品为深棕色稠厚半流体；味甜、微酸涩。

【主要功效】润肺，止咳，化痰。

【主要作用】用于痰热咳嗽之咳嗽痰多，咳痰不爽，咽喉干痛。

【剂型规格】膏剂，每瓶装 100 克。

【服用方法】口服。一次 15～20 克，一日 2～3 次。

## 清气化痰丸

【组成成分】陈皮、苦杏仁、枳实、酒黄芩、瓜蒌仁霜、茯苓、胆南星、制半夏等。

【药物性状】本品为灰黄色的水丸；气微，味苦。

【主要功效】清热化痰，理气止咳。

【主要作用】用于痰热咳嗽之咳嗽气喘，痰黄稠黏，胸膈痞闷。

【剂型规格】水丸，每袋装 18 克。

【服用方法】口服。一次 6～9 克，一日 2 次。

## 强力枇杷膏

【组成成分】枇杷叶、罂粟壳、百部、白前、桑白皮、桔梗、薄荷脑等。

【药物性状】本品为黄棕色稠厚的半流体；气香，味甜。

【主要功效】养阴敛肺，镇咳祛痰。

【主要作用】用于久咳劳嗽阴虚引起的咳喘痰饮。

【剂型规格】膏剂，每瓶装 100 毫升。

【服用方法】口服。一次 20 毫升，一日 3 次。

## 百合固金丸

【组成成分】百合、地黄、熟地黄、麦冬、玄参、川贝母、当归、白芍、桔梗、甘草等。

【药物性状】本品为黑褐色的大蜜丸；味微甜。

【主要功效】养阴润肺，化痰止咳。

【主要作用】用于肺肾阴虚，干咳少痰，咽干喉痛。

【剂型规格】丸剂，每丸重 9 克。

【服用方法】口服。一次 1 丸，一日 2 次。

以上列举的是临床上常用的，但是因为各地域或者各药店的采购不一样，所以有些地方或者药店不一定药品齐全，这时候可根据自己的症状选择相对接近适应证的中成药。

| 药品名称 | 主要功效 | 适应证 |
|---|---|---|
| 止嗽丸 | 降气化痰,止咳定喘 | 风寒犯肺之咳嗽咽痒,痰不易咳出 |
| 小青龙合剂 | 解表化饮,止咳平喘 | 风寒咳嗽痰稀,恶寒发热,无汗 |
| 风热咳嗽胶囊 | 祛风解热,止咳化痰 | 风热咳嗽,鼻流稠涕,发热头晕 |
| 止咳枇杷颗粒 | 清肺、止咳、化痰 | 风热咳嗽多痰 |
| 咳宁颗粒 | 止咳祛痰,平喘,扶正固本 | 风燥咳嗽 |
| 川贝半夏液 | 润肺止咳 | 燥咳 |
| 二陈丸 | 燥湿化痰,理气和胃 | 痰湿咳嗽之痰多,胸脘胀闷,恶心呕吐 |
| 竹沥膏 | 清热化痰,止咳平喘 | 痰热咳嗽之痰黄黏稠,口舌干燥 |
| 牛黄蛇胆川贝散 | 清热,化痰,止咳 | 痰热咳嗽 |
| 养阴清肺膏 | 养阴润肺,清肺利咽 | 阴虚久咳,干咳少痰,咽干疼痛 |
| 贝母二冬膏 | 润肺,化痰,止咳 | 阴虚肺燥,咳嗽咽干,痰少而黏 |

## 第四节　　哮喘

哮喘是一种常见病、多发病。哮喘是影响人们身心健康的重要疾病，控制不佳会对患者日常生活及工作产生影响，可导致误工、误学，活动、运动受限，生命质量下降，带来经济上的负担并对家人的生活产生负面影响。哮喘患者若出现严重急性发作，应及时送往医院进行治疗，若救治不及时可能致命。值得庆幸的是，当今规范且先进的治疗手段使哮喘患者的病情得到非常好的控制，工作和生活几乎不受疾病的影响。每年5月的第一个周二为世界哮喘日，旨在提醒公众对哮喘的认识，提高哮喘防治水平。

中医将哮喘分为哮证和喘证。哮证是一种发作性的喉间痰鸣气喘，喘证是以呼吸困难，甚至张口抬肩，鼻翼扇动，不能平卧为特征。中医认为哮证必兼喘证，但喘证不一定兼有哮证。由于两者常常并见，所以临床上以"哮喘"并称。我们通常所说的支气管哮喘、喘息性支气管炎以及其他急性肺部过敏性疾病都可以出现哮喘。

中医认为哮喘的发生是由于感受外界六淫邪气或饮食、情志、劳累、久病等导致痰浊阻滞肺部，或肾脏虚损等引起。根据不同症状，常见的哮喘可以分为三种类型。

### 1. 寒性哮喘

由于风寒邪气侵袭肺脏引起，表现为咳喘气促，痰多色白质稀或呈泡沫状，伴随头痛、怕冷等症状。治疗宜用温性的药物发散体内风寒之邪，可以选用宣肺散寒、化痰平喘的中成药。

### 2. 热性哮喘

由于风热邪气或痰热郁结于肺脏，肺脏升降功能失常引起，表现为咳喘气涌，痰多色黄黏稠或夹有血丝，伴随面红、口干、身热等症状。治疗宜用凉性的药物清除入里之热邪，可以选用清热宣肺、化痰定喘的中成药。

### 3. 虚性哮喘

由于从小体质不强，或病后体质虚弱等导致气逆而喘，表现为喘促气短，喉间轻度哮鸣音（喉间轰隆作响），劳累后加重，气不够用，伴随消瘦、怕冷等症状。治疗宜用甘温的药物温暖脏腑，扶助人体正气抵御外界邪气，可以选用补益肺肾、纳气平喘的中成药。

**自我鉴别**

哮喘的鉴别主要根据病邪的性质以及不同临床表现予以区分。寒性哮喘多见咳喘气促，痰多色白或呈泡沫状，头痛、怕冷等症状；热性哮喘多见咳喘气涌，痰多色黄或带血丝，口干、面红等症状；虚性哮喘多见咳喘气短，喉间轻度哮鸣音，劳累后加重，气不够用等症状。

以下几种常见中成药都能用于哮喘，但是因为各自的药物组成不一样，所以，在治疗时有各自的最佳适应证。

| 药品名称 | 最佳适应证 |
|---|---|
| 咳喘宁片、寒喘丸 | 寒性哮喘之咳喘气促，痰白或呈泡沫状 |
| 止嗽定喘丸、安嗽糖浆 | 热性哮喘之咳喘气涌，痰黄或夹血丝 |
| 固肾定喘丸、固本咳喘片 | 虚性哮喘之咳喘气短，喉间轰鸣作响 |

哮喘用药使用注意同咳嗽。

## 咳喘宁片

【组成成分】麻黄、苦杏仁、石膏、桔梗、百部、罂粟壳、甘草。

【药物性状】本品为褐色片；味苦。

【主要功效】宣通肺气，止咳平喘。

【主要作用】用于支气管炎咳喘，老年痰喘。

【剂型规格】片剂，每片重 0.6 克。

【服用方法】口服。一次 2～4 片，一日 2 次。

## 寒喘丸

【组成成分】清半夏、大枣（去核）、麻黄、射干、细辛、款冬花、紫菀、五味子（酒制）、干姜。

【药物性状】本品为棕褐色的水丸；味辛、苦。

【主要功效】止咳定喘，发散风寒。

【主要作用】用于咳嗽痰盛，哮喘不止，咽喉不利，夜卧不宁。

【剂型规格】丸剂，每袋装 6 克。

【服用方法】口服。一次 3～6 克，一日 2 次，小儿酌减。

## 止嗽定喘丸

【组成成分】麻黄、苦杏仁、石膏、甘草。

【药物性状】本品为黄褐色至棕褐色的水丸；味甜、微苦。

【主要功效】清肺热，平喘咳。

【主要作用】用于发热口渴，咳嗽痰黄，喘促，胸闷。

【剂型规格】丸剂，每 100 丸重 6 克。

【服用方法】口服。一次 6 克，一日 2 次。

## 安嗽糖浆

【组成成分】浙贝母、甘草流浸膏、百部、桔梗、前胡、姜半夏、陈皮、薄荷脑、盐酸麻黄碱、氯化铵等。

【药物性状】本品为红棕色的黏稠液体；气香，味甜、微咸。

【主要功效】润肺化痰，止咳平喘。

【主要作用】用于痰热阻肺，喘息气短，咳嗽痰黏，口渴咽干。

【剂型规格】糖浆剂，每 1 毫升含氯化铵 20 毫克。

【服用方法】口服。一次 10～15 毫升，一日 3 次。

## 固肾定喘丸

**【组成成分】**熟地黄、附子（黑顺片）、牡丹皮、牛膝、盐补骨脂、砂仁、车前子、茯苓、盐益智、肉桂、山药、泽泻、金樱子肉。

**【药物性状】**本品为黑色的包衣水蜜丸，除去包衣后显棕褐色；气芳香，味苦。

**【主要功效】**温肾纳气，健脾化痰。

**【主要作用】**用于肺脾气虚、肾不纳气所致的咳嗽、气喘、动则尤甚；慢性支气管炎、肺气肿、支气管哮喘见上述证候者。

**【剂型规格】**丸剂，每瓶装 30 克。

**【服用方法】**口服。一次 1.5～2.0 克，一日 2～3 次。

## 固本咳喘片

**【组成成分】**党参、白术（麸炒）、茯苓、麦冬、醋五味子、炙甘草、盐补骨脂等。

**【药物性状】**本品为薄膜衣片，除去包衣后显棕褐色；味甜、微酸、微苦、涩。

**【主要功效】**益气固表，健脾补肾。

**【主要作用】**用于脾虚痰盛、肾气不固所致的咳嗽、痰多、喘息气促、动则喘剧；慢性支气管炎、肺气肿、支气管哮喘见上述证候者。

**【剂型规格】**片剂，每片重 0.4 克。

**【服用方法】**口服。一次 3 片，一日 3 次。

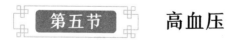

第五节　　　高血压

近年来心脑血管疾病导致的死亡已成为全球人口死亡主要原因之一，而其中很多都是由高血压引起的。无论是发达国家还是发展中国家，高血压患者的疾病管理都是重大问题。由于高血压发病较慢，大多数人没有明显的症状和特别的不适，有时只是有轻微的头痛、眩晕等表现，常常被忽视，如果血压控制不好，甚至可能出现并发症，所以，必须在高血压早期就使用一些药物来进行降压治疗。

而诊断高血压的前提是要准确地测出高血压患者的实际血压水平。由于血压具有波动性，因此患者应至少两次在非同日静息状态下测得血压升高，方可诊断为高血压。在测量之前要静坐 5 分钟以上，在测量之前半小时内不吃东西，不饮酒，不吸烟，不喝咖啡，不吃带咖啡因的食物或药物。如果坐着测量，应该选择有靠背的座椅，上臂应与心脏平齐，测量时要保持安静。收缩压（SBP）≥140mmHg 和（或）舒张压（DBP）≥90mmHg 即诊断为高血压。

中医认为，高血压是气血上冲所造成的以眩晕、头痛、耳鸣、疲劳、心悸、气短等为主要临床表现的病症。高血压的发病与体质因素、情志因素和生活失调有密切的关系。根据其不同的临床表现可分为以下几种类型。

### 1. 肝阳上亢型

主要是由于素体阳气过旺或者过于焦虑，损伤肝阴，或者肾阴不足，导致肝阳上亢，表现为头晕目眩、视物模糊、站立不稳、耳鸣、口苦，另外表现为急躁易怒、心悸健忘、劳累后或生气后加重等症状。多见于情绪易于激动或精神长期高度紧张的人群，所以多选用一些平肝潜阳、清热息风的中成药。

### 2. 肝肾阴虚型

先天禀赋不足，肝肾素亏者，易得高血压。另外中年以后，肾精减亏，耗伤肾精，阴亏阳亢等都能导致高血压的发生。表现为头痛头昏，动则眼冒金星，性情急躁易怒，失眠多梦，腰膝酸软，另外表现为手脚心发热、心烦、夜尿多等症状。多见于有高血压家族史的人或中老年人，所以多选用一些滋补肝肾的中成药。

### 3. 痰浊中阻型

主要是平时饮食过于肥腻，损伤脾胃，导致湿浊蒙蔽清窍，临床表现为头重如裹，胸闷恶心，另外表现为食少、嗜睡等症状。多见于喜爱油腻食物或肥胖的人群，所以多选用一些祛湿化痰、健脾和胃的中成药。

**自我鉴别**

肝阳上亢型一般有眩晕多兼头胀痛，耳鸣，口苦等；肝肾阴虚型多见头痛头昏，动则眼冒金星，口干，腰膝酸软，耳鸣声音低细如蝉蚊鸣叫等；痰浊中阻型多见头重如裹，胸闷恶心等。

## ❀ 用于肝阳上亢型高血压的中成药 ❀

以下几种常见中成药都能用于肝阳上亢型高血压，但是因为各自的药物组成不一样，所以，在治疗时有各自的最佳适应证。

| 药品名称 | 最佳适应证 |
|---|---|
| 牛黄降压丸 | 肝阳上亢型高血压而见头晕目眩、烦躁不安明显者 |
| 天麻钩藤颗粒 | 肝阳上亢型高血压而见耳鸣、眼花、震颤明显者 |
| 脑立清胶囊 | 肝阳上亢型高血压而见耳鸣口苦、心烦难寐者 |
| 复方羚角降压片 | 肝阳上亢型高血压而见头晕胀痛明显者 |
| 复方天麻颗粒 | 肝阳上亢型高血压而见眩晕、失眠健忘明显者 |
| 复方罗布麻颗粒 | 肝阳上亢型高血压而见头晕且痛、烦躁易怒、多梦者 |
| 复方首乌地黄丸 | 肝阳上亢型高血压而见腰膝酸软、头痛眩晕者 |
| 天母降压片 | 肝阳上亢型高血压而见心悸、心烦明显者 |

使用注意：

① 孕妇忌服。

② 服药期间要保持情绪乐观，切忌生气恼怒。

③ 有肝脏疾病、肾脏病的患者应在医师指导下服用。

④ 按照用法用量服用，长期服用应向医师咨询。

⑤ 药品性状发生改变时禁止服用。

⑥ 儿童必须在成人的监护下使用。

⑦ 请将药品放在儿童不能接触的地方。

⑧ 如正在服用其他药品，使用前请咨询医师或药师。

## 牛黄降压丸

【组成成分】羚羊角、珍珠、人工牛黄、冰片、郁金、黄芪、水牛角浓缩粉、白芍、决明子、党参、薄荷、川芎、黄芩提取物、甘松等。

【药物性状】本品为深棕色的水蜜丸，或为浅棕绿色至深棕色的大蜜丸；气微香，味微甜、苦，有清凉感。

【主要功效】清心化痰，平肝安神。

【主要作用】用于心肝火旺、痰热壅盛所致的头晕目眩、头痛失眠、烦躁不安；高血压病见上述证候者。

【剂型规格】丸剂；水蜜丸每 20 丸重 1.3 克，大蜜丸每丸重 1.6 克。

【服用方法】口服。水蜜丸一次 20～40 丸，大蜜丸一次 1～2 丸，一日 1 次。

【用药提醒】①服药期间忌寒凉、油腻食物。②腹泻者忌服。

## 天麻钩藤颗粒

【组成成分】天麻、钩藤、石决明、栀子、黄芩、牛膝、盐杜仲、益母草、桑寄生、首乌藤、茯苓等。

【药物性状】本品为黄棕色至棕褐色的颗粒；味微苦、微甜，或味苦（无蔗糖）。

【主要功效】平肝息风，清热安神。

【主要作用】用于肝阳上亢引起的头痛、眩晕、耳鸣、眼花、震颤、失眠；高血压见上述证候者。

【剂型规格】颗粒剂，每袋装 5 克（无蔗糖），每袋装 10 克。

【服用方法】开水冲服。一次 1 袋，一日 3 次，或遵医嘱。

## 脑立清胶囊

【组成成分】磁石、赭石、珍珠母、清半夏、熟酒曲、酒曲、牛膝、薄荷脑、冰片、猪胆汁（或猪胆粉）。

【药物性状】本品为硬胶囊，内容物为红棕色的粉末；气清香，味清凉、微苦。

【主要功效】平肝潜阳，醒脑安神。

【主要作用】用于肝阳上亢引起的头晕目眩、耳鸣口苦、心烦难寐；高血压见上述证候者。

【剂型规格】胶囊剂，每粒装 0.33 克。

【服用方法】口服。一次 3 粒，一日 2 次。

【用药提醒】体弱虚寒者不宜服，其表现为气短乏力、倦怠食少、面色白、大便稀溏。

## 复方羚角降压片

【组成成分】羚羊角、夏枯草、黄芩、槲寄生。

【药物性状】本品为薄膜衣片，除去薄膜衣后显黄棕色至棕褐色；味苦。

【主要功效】平肝泄热。

【主要作用】用于肝火上炎、肝阳上亢所致的头晕、头胀、头痛、耳鸣；高血压病见上述证候者。

【剂型规格】片剂，每片重 0.35 克。

【服用方法】口服。一次 4 片，一日 2 次。

【用药提醒】对本品过敏者禁用，过敏体质者慎用。

## 复方天麻颗粒

【组成成分】天麻、五味子、麦冬等。

【药物性状】本品为淡黄色颗粒；气香，味甜、微苦、麻、涩。

【主要功效】滋阴潜阳，健脑安神。

【主要作用】用于高血压病肝阳上亢证，症见眩晕、头痛、失眠健忘等。

【剂型规格】颗粒剂，每袋装 15 克。

【服用方法】温水冲服。一次 15 克，早晚各一次。

## 复方罗布麻颗粒

【组成成分】罗布麻叶、菊花、山楂。

【药物性状】本品为浅黄棕色至棕色颗粒；气香，味甜、微酸。

【主要功效】清热，平肝，安神。

【主要作用】用于肝阳上亢型高血压而头晕且痛，烦躁易怒，多梦等。

【剂型规格】颗粒剂，每袋装 6 克。

【服用方法】温水冲服。一次 1～2 袋，一日 2 次。

【用药提醒】①不可大量使用，以免罗布麻中毒；②伴有糖尿病、痛风的高血压患者应慎用；③本品大剂量服用时有中枢镇静作用，驾驶车辆及高空作业者慎用。

## 复方首乌地黄丸

【组成成分】制何首乌、地黄、女贞子（酒制）、墨旱莲。

【药物性状】本品为黑色有光泽的浓缩丸；味苦，涩。

【主要功效】滋阴，平肝补肾。

【主要作用】用于腰膝酸软、头痛眩晕为主要表现的高血压。

【剂型规格】丸剂，每袋装 3 克。

【服用方法】口服。一次 3 克，一日 2 次。

## 天母降压片

【组成成分】天麻、珍珠母、钩藤、菊花、桑椹。

【药物性状】本品为薄膜衣片，除去包衣后显棕褐色；气微，味微甜。

【主要功效】平肝潜阳。

【主要作用】用于高血压病肝阳上亢证，症见眩晕、头痛、心悸、心烦、失眠等。

【剂型规格】片剂，片芯重 0.3 克。

【服用方法】口服。一日 3 次，一次 4 片。

## ✿ 用于肝肾阴虚型高血压的中成药 ✿

以下几种常见中成药都能用于肝肾阴虚型高血压，但是因为各自的药物组成不一样，所以，在治疗时有各自的最佳适应证。

| 药品名称 | 最佳适应证 |
| --- | --- |
| 首乌丸 | 肝肾阴虚型高血压而见耳鸣、头晕明显者 |
| 降压丸 | 肝肾阴虚型高血压而见头痛眩晕、目赤耳鸣者 |
| 大补阴丸 | 肝肾阴虚型高血压而见耳鸣、出汗明显者 |
| 杞菊地黄丸 | 肝肾阴虚型高血压而见眩晕耳鸣、眼花为主者 |

使用注意：

① 忌葱、薤白及诸血；忌辛辣、生冷、油腻食物。

② 不宜长期服用，服药 2 周症状无缓解，应去医院就诊。

③ 严格按用法用量服用，儿童应在医师指导下服用。

④ 对本类药品过敏者禁用，过敏体质者慎用。

⑤ 药品性状发生改变时禁止使用。

⑥ 儿童必须在成人监护下使用。

### 首乌丸

【组成成分】制何首乌，熟地黄，牛膝（酒炙），桑椹，女贞子（酒制），墨旱莲，桑叶（制），黑芝麻，菟丝子（酒蒸），金樱子，补骨脂（盐炒），豨莶草（制），金银花（制）等。

【药物性状】本品为黑色的浓缩水蜜丸；味甜、微苦。

【主要功效】补肝肾，强筋骨，乌须发。

【主要作用】用于肝肾两虚，头晕目花，耳鸣，腰酸肢麻等为主要症状的高血压；亦用于高脂血症。

【剂型规格】丸剂，每袋装 6 克。

【服用方法】口服。一次 6 克，一日 2 次。

【用药提醒】本品宜饭前服用，凡脾胃虚弱、呕吐泄泻、腹胀便溏、咳嗽痰多者慎用。

## 降压丸

【组成成分】珍珠母、龙胆、槐米、夏枯草、地黄、牛膝。

【药物性状】本品为棕褐色至黑褐色的浓缩丸；味苦、涩。

【主要功效】滋肾，清肝，泻火。

【主要作用】用于头痛眩晕、目赤耳鸣的高血压患者。

【剂型规格】丸剂，每 100 粒重 12 克。

【服用方法】口服。一次 6 克，一日 2～3 次。

【用药提醒】孕妇慎服。

## 大补阴丸

【组成成分】熟地黄、知母（盐炒）、黄柏（盐炒）、龟甲（制）、猪脊髓等。

【药物性状】本品为深棕黑色的水蜜丸，或为黑褐色的大蜜丸；味苦、微甜带涩。

【主要功效】滋阴降火。

【主要作用】用于肝肾阴虚导致的头晕耳鸣、潮热盗汗的高血压。

【剂型规格】丸剂；水蜜丸每袋装 6 克，大蜜丸每丸重 9 克。

【服用方法】口服。水蜜丸一次 6 克，一日 2～3 次；大蜜丸一次 1 丸，一日 2 次。

## 杞菊地黄丸

【组成成分】枸杞子、菊花、熟地黄、山茱萸（制）、牡丹皮、山药、茯苓、泽泻。

【药物性状】本品为棕黑色的水蜜丸，黑褐色的小蜜丸或大蜜丸；味甜、微酸。

【主要功效】滋肾养肝。

【主要作用】用于肝肾阴亏，眩晕耳鸣，羞明畏光，迎风流泪，视物昏花。

【剂型规格】丸剂；水蜜丸每100粒重10克，小蜜丸每袋装9克，大蜜丸每丸重9克。

【服用方法】口服。水蜜丸一次6克，小蜜丸一次9克，大蜜丸一次1丸，一日2次。

【用药提醒】感冒发热患者不宜服用杞菊地黄丸。

## ❀ 用于痰浊中阻型高血压的中成药 ❀

以下几种常见中成药都能用于痰浊中阻型高血压，但是因为各自的药物组成不一样，所以，在治疗时有各自的最佳适应证。

| 药品名称 | 最佳适应证 |
| --- | --- |
| 眩晕宁颗粒 | 痰浊中阻型高血压而见头痛如蒙物、胸闷作恶、呕吐明显者 |
| 万氏牛黄清心丸 | 痰浊中阻型高血压而见头痛如包裹重物、烦躁不安明显者 |

使用注意：

① 少吃生冷及油腻难消化的食物。

② 有心脏病、糖尿病、肝病、肾病等慢性病严重者应在医师指导下服用。

③ 服药7天症状无缓解，应去医院就诊。

④ 儿童、年老体弱者应在医师指导下服用。

⑤ 对本类药品过敏者禁用，过敏体质者慎用。

⑥ 药品性状发生改变时禁止使用。

⑦ 儿童必须在成人监护下使用。

⑧ 请将药品放在儿童不能接触的地方。

## 眩晕宁颗粒

【组成成分】泽泻、白术、茯苓、陈皮、半夏（制）、女贞子、墨旱莲、菊花、牛膝、甘草等。

【药物性状】本品为棕黄色至黄褐色的颗粒；味甜。

【主要功效】健脾利湿，益肝补肾。

【主要作用】用于痰浊中阻引起的头痛如蒙物、胸闷作恶、呕吐明显者。

【剂型规格】颗粒剂，每袋装 8 克。

【服用方法】温水冲服。一次 8 克，一日 3～4 次。

【用药提醒】本品应餐后服用；孕妇禁用；外感者及糖尿病患者禁服。

## 万氏牛黄清心丸

【组成成分】牛黄、朱砂、黄连、黄芩、栀子、郁金。

【药物性状】本品为红棕色至棕褐色的大蜜丸；气特异，味甜、微涩、苦。

【主要功效】清热解毒，镇惊安神。

【主要作用】用于烦躁不安、头重如包裹重物的高血压。

【剂型规格】丸剂，每丸重 1.5 克。

【服用方法】口服。一次 2 丸，一日 2～3 次。

用于高血压的中成药相对较多，生活中常用的还有以下几种，在这里就不再详细介绍。在使用的时候患者要自己辨别，必要时在医师指导下使用。

| 药品名称 | 主要功效 | 适应证 |
| --- | --- | --- |
| 全天麻胶囊 | 平肝,息风 | 肝阳上亢型高血压而见头痛、眩晕明显者 |

| 药品名称 | 主要功效 | 适应证 |
|---|---|---|
| 天舒胶囊 | 活血平肝，通络止痛 | 肝阳上亢型高血压而见头痛日久、痛有定处者 |
| 清脑降压片 | 平肝潜阳 | 肝阳上亢型高血压而见头昏头晕、失眠健忘者 |
| 天麻祛风补片 | 温肾养肝，祛风止痛 | 肝肾阴虚型高血压而见头昏、头晕、耳鸣明显者 |
| 清肝降压胶囊 | 清热平肝，补益肝肾 | 肝肾阴虚型高血压而见眩晕、易怒、便秘者 |
| 知柏地黄丸 | 滋阴降火 | 肝肾阴虚型高血压而见发热、睡时出汗、口干咽痛、耳鸣遗精明显者 |
| 滋肾宁神丸 | 滋补肝肾，宁心安神 | 肝肾阴虚型高血压而见失眠多梦、健忘、腰酸、神经衰弱者 |
| 高血压速降丸 | 清热息风，平肝降逆 | 肝肾阴虚型高血压而见头晕目眩、面红、头重脚轻者 |
| 山楂降压丸 | 清肝化痰 | 痰浊中阻型高血压而见头痛眩晕、耳鸣目胀者 |

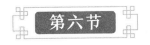

## 第六节　冠心病

　　冠状动脉粥样硬化性心脏病简称为冠心病，是一种缺血性心脏病。冠状动脉是向心脏提供血液的动脉，冠状动脉发生粥样硬化引起管腔狭窄或闭塞，可导致心肌缺血、缺氧或坏死而出现胸痛、胸闷等不适。本病多发生于40岁以上人群，男性多于女性，脑力劳动者居多。

　　冠心病的症状：冠心病一般情况下无明显症状，随着斑块的积累，管腔狭窄会使得血液无法顺畅流经，进而导致胸痛或不适，称为心绞痛，疾病严重者还会导致心力衰竭和心律失常。此外，其他可能出现的症状包括心悸、呼吸短促、头晕等。

中医认为，冠心病主要是由于年老体质变弱，正气亏虚，脏腑功能损伤，阴阳气血失调，加上情绪因素、饮食不合理、寒冷刺激等因素的影响，导致气血不顺畅，胸中阳气不振奋，体内生痰浊，使经络阻塞而生病。根据其不同的临床表现可分为以下几种类型。

## 1. 心血瘀阻型

主要是由于平时情绪波动较大，导致血管中气血运行不畅通而胸痛。临床表现为胸部刺痛，部位固定，晚上更严重，有时因恼怒而加重。因此临床上应选用活血、化瘀、止痛的中成药。

## 2. 阳气虚衰型

主要是由于年老肾气亏虚，或者久病导致阳气损伤，血液运行动力不足而胸痛。临床表现为胸痛胸闷，怕冷，腰酸乏力，面色、嘴唇、指甲发白或青紫。因此临床上应选用益气温阳、通络止痛的中成药。

## 3. 气阴两虚型

主要是由于胸痛时间较长，气虚不能运行血液，心脏血液供养不足而引起。临床表现为胸闷，隐隐作痛，时发时止，常感心脏不自主跳动，心烦，口干，神疲乏力，头晕等。因此临床上应选用益气养阴、活血通络的中成药。

**自我鉴别**

心血瘀阻型一般表现为胸部固定部位刺痛，晚上加重，面色较暗；阳气虚衰型表现为胸痛胸闷、四肢发冷、面色发白；气阴两虚型表现为胸部隐隐作痛、心烦、乏力、口干等。

## ❀ 用于心血瘀阻型冠心病的中成药 ❀

以下几种常见中成药都能用于心血瘀阻型冠心病，但是因为各自的药物组成不一样，所以，在治疗时有各自的最佳适应证。

| 药品名称 | 最佳适应证 |
| --- | --- |
| 复方丹参滴丸 | 心血瘀阻型冠心病而见胸中憋闷、疼痛者 |
| 银杏叶片 | 心血瘀阻型冠心病而见胸中憋闷、疼痛者 |
| 心脑康胶囊 | 心血瘀阻型冠心病心绞痛，胸闷气短明显者 |
| 速效救心丸 | 心血瘀阻型冠心病而见胸中憋闷、疼痛，左肩酸沉等先兆症状者 |
| 冠心丹参片 | 心血瘀阻型冠心病而见胸闷、胸痛、心悸气短明显者 |
| 精制冠心片 | 心血瘀阻型冠心病而见胸中刺痛明显者 |
| 丹七片 | 心血瘀阻型冠心病而见心胸疼痛、眩晕头痛明显者 |
| 心血宁片 | 心血瘀阻型冠心病而见胸闷、疼痛、眩晕者 |
| 心脉通片 | 心血瘀阻型冠心病而见胸闷心痛、心悸明显者 |

使用注意：

① 孕妇忌服。

② 服药期间要保持情绪乐观，忌生气恼怒。

③ 按照用法用量服用，长期服用应向医师咨询。

④ 药品性状发生改变时禁止服用。

⑤ 请将药品放在儿童不能接触的地方。

⑥ 如正在服用其他药品，使用前请咨询医师或药师。

## 复方丹参滴丸

【组成成分】丹参、三七、冰片。

【药物性状】本品为棕色的薄膜衣滴丸；气香，味微苦。

【主要功效】活血化瘀，理气止痛。

【主要作用】用于冠心病胸中憋闷、疼痛者。

【剂型规格】滴丸，每丸重 27 毫克。

【服用方法】吞服或舌下含服。一次 10 丸，一日 3 次，4 周为一个疗程；或遵医嘱。

【用药提醒】偶见胃肠道不适，停药后症状消失。

# 银杏叶片

【组成成分】银杏叶提取物。

【药物性状】本品为薄膜衣片，除去包衣后显浅棕黄色至棕褐色；味微苦。

【主要功效】活血化瘀通络。

【主要作用】用于冠心病胸中憋闷、疼痛者。

【剂型规格】片剂，每片含总黄酮醇苷 9.6 毫克、萜类内酯 2.4 毫克。

【服用方法】口服。一次 2 片，一日 3 次。

【用药提醒】心力衰竭、孕妇及过敏体质慎用。

# 心脑康胶囊

【组成成分】丹参、赤芍、九节菖蒲、地龙、川芎、红花、远志（蜜炙）、牛膝、鹿心粉、酸枣仁（炒）、制何首乌、枸杞子、葛根、泽泻、郁金、甘草。

【药物性状】本品为胶囊剂，内容物为棕黄色至深棕色的颗粒和粉末；味苦。

【主要功效】活血化瘀，通窍止痛。

【主要作用】用于冠心病心绞痛，胸闷气短明显者。

【剂型规格】胶囊剂，每粒装 0.25 克。

【服用方法】口服。一次 4 粒，一日 3 次。

# 速效救心丸

【组成成分】川芎、冰片。

【药物性状】本品为棕黄色的滴丸；气凉，味微苦。

【主要功效】行气活血，祛瘀止痛，增加冠脉血流量，缓解心绞痛。

【主要作用】用于冠心病胸中憋闷、疼痛，左肩酸沉等先兆症状者。

【剂型规格】丸剂，每丸重 40 毫克。

【服用方法】舌下含服。一次 4～6 丸，一日 3 次；急性发作时，一次 10～15 丸。

## 冠心丹参片

【组成成分】丹参、三七、降香油。

【药物性状】本品为糖衣片，除去糖衣后显棕褐色；气微香、味甘、微苦。

【主要功效】活血化瘀，理气止痛。

【主要作用】用于冠心病见胸闷、胸痛、心悸气短者。

【剂型规格】片剂，每片含丹参 0.2 克、三七 0.2 克、降香油 0.00175 毫升。

【服用方法】口服。一次 3 片，一日 3 次。

【用药提醒】①月经期及出血性疾病患者慎用；②服药期间忌食肥甘及饮酒。

## 精制冠心片

【组成成分】丹参、赤芍、川芎、红花、降香。

【药物性状】本品为糖衣片，除去糖衣后显棕褐色；气微香，味微苦、辛。

【主要功效】活血化瘀。

【主要作用】用于心血瘀阻型冠心病而见胸中刺痛明显者。

【剂型规格】片剂，每片重 0.32g。

【服用方法】口服。一次 6～8 片，一日 3 次。

## 丹七片

【组成成分】丹参、三七。

【药物性状】本品为素片或糖衣片，除去糖衣后显浅黄棕色；气微，味微苦、甜。

【主要功效】活血化瘀，通脉止痛。

【主要作用】用于血瘀气滞、心胸疼痛、眩晕头痛明显者。

【剂型规格】片剂，每片重 0.3 克。

【服用方法】口服。一次 3～5 片，一日 3 次。

## 心血宁片

【组成成分】葛根提取物、山楂提取物。

【药物性状】本品为糖衣片，除去糖衣后显棕褐色至黑棕色；味苦、微涩。

【主要功效】活血化瘀，通络止痛。

【主要作用】用于心血瘀阻型冠心病见胸闷、疼痛、眩晕者。

【剂型规格】片剂，每片重 0.21 克。

【服用方法】口服。一次 4 片，一日 3 次；或遵医嘱。

## 心脉通片

【组成成分】当归、决明子、钩藤、牛膝、丹参、葛根、槐花、毛冬青、夏枯草、三七。

【药物性状】本品为糖衣片，除去糖衣后呈棕褐色；味微苦、涩。

【主要功效】活血化瘀，通脉养心，降压降脂。

【主要作用】用于胸中憋闷、刺痛、头晕急躁者。

【剂型规格】片剂，每片重 0.6 克。

【服用方法】口服。一次 4 片，一日 3 次。

【用药提醒】身体虚弱者勿用。


用于心血瘀阻型冠心病的中成药相对较多，生活中常用的还有以下几种，在这里就不再详细介绍。在使用的时候患者要自己辨别，必要时在医师指导下使用。

| 药品名称 | 主要功效 | 适应证 |
| --- | --- | --- |
| 山玫胶囊 | 益气化瘀 | 心血瘀阻型冠心病而见胸痛胸闷、气短乏力者 |

| 药品名称 | 主要功效 | 适应证 |
|---|---|---|
| 冠心静片 | 活血化瘀,益气通脉,宣痹止痛 | 心血瘀阻型冠心病而见胸痛、心悸明显者 |
| 黄杨宁片 | 行气活血,通络止痛 | 心血瘀阻型冠心病而见胸部刺痛、脉结代者 |
| 通脉颗粒 | 活血通脉 | 心血瘀阻型冠心病而见胸部刺痛、心悸者 |
| 三七冠心宁胶囊 | 活血益气,宣畅心阳,疏通心脉,蠲除瘀阻 | 心血瘀阻型冠心病而见胸闷、心痛、气促者 |
| 心可舒片 | 活血化瘀,行气止痛 | 心血瘀阻型冠心病而见胸闷、心悸、头晕者 |
| 地奥心血康胶囊 | 活血化瘀,行气止痛,扩张冠脉血管,改善心肌缺血 | 心血瘀阻型冠心病而见胸部刺痛、眩晕、心悸者 |
| 益脉康片 | 活血化瘀,改善微循环 | 心血瘀阻型冠心病而见胸痛固定不移、心悸明显者 |

## ❀ 用于阳气虚衰型冠心病的中成药 ❀

以下几种常见中成药都能用于阳气虚衰型冠心病,但是因为各自的药物组成不一样,所以,在治疗时有各自的最佳适应证。

| 药品名称 | 最佳适应证 |
|---|---|
| 心力丸 | 阳气虚衰型冠心病而见胸痛、胸闷气短者 |
| 活心丸 | 阳气虚衰型冠心病胸痛牵扯背部,面色发白,四肢发冷者 |

使用注意:

① 用药期间饮食宜清淡,忌食生冷、油腻、辛辣、难消化的食物,以免加重病情。

② 服药期间不要饮酒、吸烟，少喝浓茶或咖啡。多吃水果及富含纤维食物，保持大便通畅。

③ 心绞痛发作时应立即就地休息、停止活动。

④ 服药期间，注意休息，避免劳累，保证充足的睡眠。保持心情舒畅，忌过度思虑，避免恼怒、抑郁等不良情绪。

⑤ 从事适当的体育锻炼或体力活动，增强体质。

⑥ 药品性状发生改变时，请勿服用。

⑦ 如已超过包装上所印的有效期，或包装破损，或有损坏的痕迹，请不要服用。

⑧ 注意平时不要过食寒凉的食物。

## 心力丸

【组成成分】人参、附片、蟾酥、人工麝香、红花、冰片、灵芝、珍珠、人工牛黄。

【药物性状】本品为黑色的小丸，丸芯显棕褐色至褐色；气微香，味微苦、辛，有麻舌感。

【主要功效】温阳益气，活血化瘀。

【主要作用】用于阳气虚衰所致的胸痛、胸闷气短者。

【剂型规格】丸剂，每 10 丸重 0.4 克。

【服用方法】含服或嚼后服。一次 1～2 丸，一日 1～3 次。

## 活心丸

【组成成分】人参、灵芝、人工麝香、牛黄、熊胆、珍珠、附子、红花、蟾酥、冰片。

【药物性状】本品为黑色或金黄色的包衣水丸，除去包衣后显黑褐色；气香，味辛、麻。

【主要功效】益气活血，温经通脉。

【主要作用】用于胸痛牵扯背部，面色发白，四肢发冷明显者。

【剂型规格】水丸，每丸含提取物 20 毫克。

【服用方法】口服。一次 1～2 丸，一日 1～3 次。

【用药提醒】①本品可引起子宫平滑肌收缩，经期妇女及孕妇慎用；②本品含普拉睾酮，运动员禁用。

## ✿ 用于气阴两虚型冠心病的中成药 ✿

以下几种常见中成药都能用于气阴两虚型冠心病，但是因为各自的药物组成不一样，所以，在治疗时有各自的最佳适应证。

| 药品名称 | 最佳适应证 |
|---|---|
| 益心舒胶囊 | 气阴两虚型冠心病而见胸闷、胸痛、心悸者 |
| 七叶神安片 | 气阴两虚型冠心病而见气短、失眠、心悸明显者 |
| 正心泰胶囊 | 气阴两虚型冠心病而见胸闷、心悸、乏力、腰膝酸软者 |
| 心痛康胶囊 | 气阴两虚型冠心病而见胸痛、心悸气短、疲乏、口干者 |
| 益心通脉颗粒 | 气阴两虚型冠心病而见胸痛、疲乏无力、心悸多汗、口燥咽干者 |
| 参芍片 | 气阴两虚型冠心病而见胸痛、心悸气短者 |

使用注意：

① 用药期间饮食宜清淡，忌食生冷、油腻、辛辣、难消化的食物，以免加重病情。

② 服药期间不要饮酒、吸烟，少喝浓茶或咖啡。多吃水果及富含纤维食物，保持大便通。

③ 心绞痛发作时应立即就地休息、停止活动。

④ 服药期间，注意休息，避免劳累，保证充足的睡眠。保持心情舒畅，忌过度思虑，避免恼怒、抑郁等不良情绪。

⑤ 从事适当的体育锻炼或体力活动，增强体质。

⑥ 药品性状发生改变时，请勿服用。

⑦ 如已超过包装上所印的有效期，或包装破损，或有损坏的痕迹，请不要服用。

## 益心舒胶囊

【组成成分】人参、麦冬、五味子、黄芪、丹参、川芎、山楂。

【药物性状】本品为胶囊剂，内容物为黄棕色至棕褐色的粉末；气微香，味微苦。

【主要功效】益气复脉，活血化瘀，养阴生津。

【主要作用】用于气阴两虚型冠心病而见胸闷、胸痛、心悸者。

【剂型规格】胶囊剂，每粒装 0.4 克。

【服用方法】口服。一次 3 粒，一日 3 次。

【用药提醒】①孕妇及经期妇女禁用；②对本品及其成分过敏者禁用；③有出血倾向者禁用。

## 七叶神安片

【组成成分】三七叶总皂苷等。

【药物性状】本品为糖衣片或薄膜衣片，除去包衣后显浅黄色至棕黄色；味苦、微甜。

【主要功效】益气安神，活血止痛。

【主要作用】用于气阴两虚型冠心病而见气短、失眠、心悸明显者。

【剂型规格】片剂，每片含三七叶总皂苷 50 毫克。

【服用方法】口服。一次 1～2 片，一日 3 次；饭后服或遵医嘱。

## 正心泰胶囊

【组成成分】黄芪、葛根、丹参、槲寄生、山楂、川芎。

【药物性状】本品为胶囊剂，内容物为棕褐色的粉末；气微香，味微苦。

【主要功效】补气活血，化瘀通络。

【主要作用】用于气阴两虚型冠心病而见胸闷、心悸、乏力、腰膝酸软者。

【剂型规格】胶囊剂，每粒装 0.46 克。

【服用方法】口服。一次 4 粒，一日 3 次。

## 心痛康胶囊

【组成成分】白芍、红参、淫羊藿、北山楂。

【药物性状】本品为胶囊剂，内容物为棕褐色颗粒；气香甜，味苦。

【主要功效】益气活血，温阳养阴，散结止痛。

【主要作用】用于气阴两虚型冠心病而见胸痛、心悸气短、疲乏、口干者。

【剂型规格】胶囊剂，每粒装 0.3 克。

【服用方法】口服。一次 3～4 粒，一日 3 次。

【用药提醒】头目眩晕胀痛者慎用。

## 益心通脉颗粒

【组成成分】黄芪、人参、北沙参、玄参、丹参、川芎、郁金、炙甘草。

【药物性状】本品为棕色至棕褐色的颗粒；味甘、微苦。

【主要功效】益气养阴，活血通络。

【主要作用】用于气阴两虚型冠心病而见胸痛、疲乏无力、心悸多汗、口燥咽干者。

【剂型规格】颗粒剂，每袋装 10 克。

【服用方法】温开水冲服。一次 1 袋，一日 3 次。

【用药提醒】服药后出现胃部不适者，宜改为饭后服。

## 参芍片

【组成成分】人参茎叶总皂苷、白芍。

【药物性状】本品为糖衣片或薄膜衣片，除去包衣后显浅棕黄色至深棕色；味甜、苦。

【主要功效】活血化瘀，益气止痛。

【主要作用】用于气阴两虚型冠心病而见胸痛、心悸气短者。

【剂型规格】片剂，每素片重 0.3 克。

【服用方法】口服。一次 4 片，一日 2 次。

用于气阴两虚型冠心病的中成药相对较多，生活中常用的还有以下几种，在这里就不再详细介绍。在使用的时候患者要自己辨别，必要时在医师指导下使用。

| 药品名称 | 主要功效 | 适应证 |
| --- | --- | --- |
| 心通口服液 | 益气养阴,活血通络 | 气阴两虚型冠心病见头痛日久、痛有定处者 |
| 洛布桑胶囊 | 益气养阴,活血通脉 | 气阴两虚型冠心病见胸痛胸闷、心烦乏力者 |
| 冠心生脉口服液 | 益气生津,活血通脉 | 气阴两虚型冠心病见胸部闷痛、多汗乏力者 |
| 康尔心胶囊 | 益气养阴,活血止痛 | 气阴两虚型冠心病见胸部隐隐作痛、乏力、头晕目眩者 |

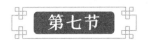

## 第七节　高脂血症

饮食结构的不合理导致患高脂血症的人越来越多，而高脂血症对身体的损害是逐渐的、全身性的。它能加速全身动脉硬化，因为全身的重要器官都要依靠动脉供血、供氧，一旦动脉被斑块堵塞，就会导致严重后果。大量研究资料表明，高脂血症是脑卒中、冠心病、心肌梗死、心脏猝死独立而重要的危险因素。此外，高脂血症也是导致高血压、糖耐量异常、糖尿病的一个重要危险因素。高脂血症还可导致脂肪肝、肝硬化、胆石症、胰腺炎、眼底出血、失明、周围血管疾病、跛行、高尿酸血症等。

中医无高脂血症的说法，但是近些年药理研究显示很多中药有降血脂的作用，且副作用小，特别是一些已经研制好的中成药，服用方便，疗效很好，所以中药降血脂越来越受到患者的欢迎。

以下几种常见中成药都能用于高脂血症，但是因为各自的药物组成不一样，所以，在治疗时有各自的最佳适应证。

| 药品名称 | 最佳适应证 |
| --- | --- |
| 山楂精降脂片 | 高脂血症而见冠心病、高血压者 |
| 绞股蓝总苷片（颗粒、胶囊） | 高脂血症而见心悸气短、自汗乏力者 |
| 泰脂安胶囊 | 高脂血症而见头晕痛胀者 |
| 血脂宁丸 | 高脂血症而见头昏胸闷、大便干燥者 |
| 丹田降脂丸 | 高脂血症而见脑动脉硬化、冠心病者 |
| 降脂灵片 | 高脂血症而见头晕、须发早白者 |
| 脉安颗粒 | 高脂血症而见动脉粥样硬化者 |
| 心脉通片 | 高脂血症而见高血压者 |

使用注意：

① 忌食生冷、油腻食物。

② 肝病、肾病等慢性病严重者应在医师指导下服用。

③ 服药后症状无改善，应去医院就诊。

④ 对本类药品过敏者禁用，过敏体质者慎用。

⑤ 药品性状发生改变时禁止使用。

⑥ 请将药品放在儿童不能接触的地方。

## 山楂精降脂片

【组成成分】山楂提取物。辅料为淀粉、蔗糖、硬脂酸镁、羧甲淀粉钠、微粉硅胶、糊精、糖衣色素（柠檬黄）。

【药物性状】本品为糖衣片，除去糖衣后显棕褐色；气特异，味涩。

【主要功效】消积化瘀。

【主要作用】用于治疗高脂血症，亦可作为冠心病和高血压的辅助治疗。

【剂型规格】片剂，每片重 0.06 克。

【服用方法】温开水送服。一次 1～2 片，一日 3 次。

【用药提醒】若有其他严重的慢性病，或在治疗期间又患有其他疾病，应去医院就诊，在医师指导下服药。

## 绞股蓝总苷片（颗粒、胶囊）

【组成成分】绞股蓝总苷等。

【药物性状】本品为糖衣片，除去糖衣后显淡黄色；味苦。

【主要功效】益气健脾，祛痰降脂。

【主要作用】用于高脂血症，症见心悸气短、胸闷肢麻、眩晕头痛、健忘耳鸣、自汗乏力、脘腹胀满等，或心脾气虚、痰阻血瘀者。另外，绞股蓝总苷片可预防动脉硬化，促进血液循环，改善老年人四肢冰冷、麻木、行动不便等症状；增强机体抵抗力及免疫力、抗疲劳、抗衰老；平衡神经系统、镇静安神、改善睡眠。

【剂型规格】片剂，每片 20 毫克。

【服用方法】温开水送服。一次 2～3 片，一日 3 次。

【用药提醒】伴有其他严重的慢性病，或在治疗期间又患有其他疾病，应去医院就诊，在医师指导下服药。

## 泰脂安胶囊

【组成成分】女贞叶乙醇提取物。

【药物性状】本品为胶囊剂，内容物为淡黄白色的粉末；气无，味淡。

【主要功效】滋养肝肾。

【主要作用】用于肝肾阴虚、阴虚阳亢证所致的原发性高脂血症，症见头晕痛胀，口干，烦躁易怒，肢麻，腰酸，舌红少苔，脉细。

【剂型规格】胶囊剂，每粒装 0.3 克（含熊果酸 35 毫克）。

【服用方法】温开水送服。一次 3 粒，一日 3 次。

【用药提醒】①服药后少数患者出现胃部胀满、嘈杂不适、食欲减退，饭后服用有助于减轻胃部不适症状；②个别患者服药后可能出现肾功能轻度异常改变；③少数患者服药后，出现头晕，乏力加重；④肾功能异常者慎用；⑤孕妇及哺乳期妇女慎用。

## 血脂宁丸

【组成成分】决明子、山楂、荷叶、制何首乌等。

【药物性状】本品为棕褐色的大蜜丸；味甜、酸。

【主要功效】化浊降脂，润肠通便。

【主要作用】用于痰浊阻滞型高脂血症，症见头昏胸闷、大便干燥。

【剂型规格】丸剂，每丸重9克。

【服用方法】温开水送服。一次2丸，一日2～3次。

【用药提醒】严重胃溃疡、胃酸分泌多者禁用或慎用。

## 丹田降脂丸

【组成成分】丹参、三七、川芎、泽泻、人参、当归、何首乌、黄精、肉桂、淫羊藿、五加皮。

【药物性状】本品为黑色的水蜜丸，除去包衣后显棕褐色；味甘、苦、微涩。

【主要功效】活血化瘀，健脾补肾，降低血清脂质，改善微循环。

【主要作用】用于高脂血症以及伴有脑动脉硬化、冠心病等。

【剂型规格】丸剂，每瓶装10克。

【服用方法】温开水送服。一次1～2克，一日2次。

【用药提醒】发热感冒患者慎用；少数人初服有口干症状，服药一段时间后可自行消失。

## 降脂灵片

【组成成分】制何首乌、枸杞子、黄精、山楂、决明子。

【药物性状】本品为糖衣片，除去糖衣后，显棕色至棕褐色；味微酸、涩。

【主要功效】补肝益肾，养血明目。

【主要作用】用于肝肾不足型高脂血症，症见头晕、目昏、须发早白。

【剂型规格】片剂，每片重 0.3 克。

【服用方法】温开水送服。一次 5 片，一日 3 次。

【用药提醒】脾虚、腹泻者慎用。

## 脉安颗粒

【组成成分】山楂、麦芽。

【药物性状】本品为棕黄色至棕色的颗粒；味甜、微酸。

【主要功效】治疗高脂蛋白血症。

【主要作用】用于降低血清胆固醇，防止动脉粥样硬化，对降低甘油三酯、β-脂蛋白也有一定作用。

【剂型规格】颗粒剂，每袋装 20 克。

【服用方法】温开水送服。一次 20 克，一日 2 次。

## 心脉通片

【组成成分】当归、决明子、钩藤、牛膝、丹参、葛根、槐花、毛冬青、夏枯草、三七。

【药物性状】本品为糖衣片，除去糖衣后呈棕褐色；味微苦、涩。

【主要功效】活血化瘀，通脉养心，降压降脂。

【主要作用】用于高血压、高脂血症。

【剂型规格】片剂，每片重 0.3 克。

【服用方法】温开水送服。一次 2 片，一日 3 次。

【用药提醒】偶有患者服药后感觉口干、腹胀、纳差，此乃处方偏寒所致，饭后服用可避免。

**高脂血症患者的注意事项：**

高脂血症患者宜选择胆固醇含量低的食物，如蔬菜等，特别是多吃含纤维素多的蔬菜，可以减少肠内胆固醇的吸取。不过，不能片面强调限制高脂肪的摄入，因为一些必需脂肪酸的摄入对身体是有益的。

① 适量地摄入含较多不饱和脂肪酸的食物，如各种植物油类，如花生油、豆油、菜籽油等均含有丰富的多不饱和脂肪酸。蛋黄、

动物内脏、鱼子和脑等，含胆固醇较高，应忌用或少用。

② 改变做菜方式。做菜少放油，尽量以蒸、煮、凉拌为主，少煎炸。

③ 限制甜食。糖可在肝脏中转化为内源性甘油三酯，使血浆中甘油三酯的浓度增高，所以应限制甜食的摄入。

④ 减轻体重。对体重超过正常标准的人，应在医生指导下逐步减重。

## 第八节　胃痛

古人云，十人九胃病，说明自古以来胃病都是很常见的一种疾病。而胃痛又是胃病最常见的症状之一。有些患者认为经常胃痛无所谓，这是不正确的想法。轻微的胃痛如果不及时治疗，就会转变为胃溃疡等严重的疾病，甚至危及生命。

中医认为胃痛是指上腹部近心窝处经常发生以疼痛为主的症状。导致胃痛的原因很多，表现形式也复杂。病因主要包括受寒、饮食伤胃、劳累过度、气滞、血瘀等。根据其不同的病因和症状表现可以分为以下 6 种证型。

### 1. 寒邪犯胃型

天气变冷等原因导致胃部受寒而突然疼痛。表现为胃部怕凉喜暖，受热或喝热水则疼痛减轻，受凉则疼痛加重，口不渴，喜喝热水。临床上多选用温胃止痛的中成药。

### 2. 饮食停滞型

过度进食或者经常饮酒、吸烟等，导致胃的消化功能受损，饮食等停滞在胃中而致胃痛。表现为胃部胀痛，打饱嗝，吐酸水或吐不消化的食物，吐后或者排气后胃痛减轻，或者大便不畅。临床上多选用健脾和胃、消食导滞的中成药。

### 3. 肝气犯胃型

由于恼怒或者抑郁等情绪原因伤肝犯胃而致胃痛。表现为胃部胀闷，胃痛连着胁肋疼痛，大便不畅，每次因生气或其他情绪因素而发作。临床上多选用理气消胀的中成药。

### 4. 脾胃虚寒型

胃病日久，导致脾胃功能受损，脾胃阳气虚弱。表现为胃部隐隐作痛，受寒或者饥饿疼痛加剧，进食或者受热、用手按住则疼痛减轻，疲倦乏力，四肢凉，进食少，大便稀溏。临床上多选用温中、健脾、和胃的中成药。

### 5. 胃阴亏虚型

胃中有火或者脾胃有热耗伤胃中阴液而致胃痛。表现为胃部隐隐作痛，容易饥饿，但是不想进食，口干不想喝水，咽干，大便干结或者大便不畅。临床上多选用滋阴养胃的中成药。

### 6. 肝胃郁热型

胃中有热或者过食辛辣、煎炒、燥热的食物或者肝热侵犯胃部导致胃部灼痛。表现为疼痛急迫，易饥，口干口苦，喜喝冷饮，烦躁易怒。临床上多选用泻火疏肝、和胃的中成药。

自我鉴别

胃痛与冠心病鉴别：冠心病心绞痛一般以左侧胸前区疼痛为主，既往多有高血压、高脂血症史，如果为第一次发作，以胃痛为主要症状的，服用治胃痛的药无效，而且疼痛加剧。对于老年人或者高血压患者，应到医院进一步检查确诊，排除急性心肌梗死。

胃痛与腹痛鉴别：胃痛偏于上腹部近心窝部。有时腹部的疾病先胃痛后腹痛，如阑尾炎等，因此要认真鉴别。

胃痛的自我鉴别：寒邪犯胃型多为胃部受寒而突然疼痛，胃部怕凉喜暖，喜喝热水。饮食停滞型为胃部胀痛，吐酸水或吐不消化的食物，吐后或者排气后胃痛减轻。肝气犯胃型为胃部胀闷，胃痛连着胁肋疼痛，大便不畅，每次因生气或其他情绪因素而发作。脾胃虚寒型为胃部隐隐作痛，受寒或者饥饿疼痛加剧，进食后缓解，常伴有疲倦乏力。胃阴亏虚型为胃部隐隐作痛，容易饥饿，但是不想进食，口干不想喝水，咽干，大便干结或者大便不畅。肝胃郁热型为胃部灼痛，疼痛急迫，易饥，口干口苦，喜喝冷饮，烦躁易怒。

## 用于寒邪犯胃型胃痛的中成药

以下几种常见中成药都能用于寒邪犯胃型胃痛，但是因为各自的药物组成不一样，所以，在治疗时有各自的最佳适应证。

| 药品名称 | 最佳适应证 |
|---|---|
| 十香止痛丸 | 寒邪犯胃型胃痛而见胃痛、胃寒明显者 |
| 舒腹贴膏 | 寒邪犯胃型胃痛而见恶心、呕吐、食欲不振者 |
| 肚痛丸 | 寒邪犯胃型胃痛而见胃冷痛、呕吐、吐酸水、胸胁胀闷者 |
| 八味肉桂胶囊 | 寒邪犯胃型胃痛而见胃部冷痛、食欲不振、消化不良者 |
| 良姜胃疡胶囊 | 寒邪犯胃型胃痛而见胃部冷痛、喜温喜按、泛酸嘈杂者 |
| 五味清浊丸 | 寒邪犯胃型胃痛而见胃部冷痛、腹胀、嗳气、食欲不振者 |

使用注意：

① 饮食宜清淡，忌食辛辣、生冷、油腻食物。

② 不宜在服药期间同时服用滋补性中药。

③ 孕妇慎服。

④ 胃热胃阴虚者不适用，其表现为唇燥口干、喜饮、大便干结。

⑤ 有高血压、心脏病、肝病、肾病等慢性病严重者应在医师

指导下使用。

⑥ 不能长期或反复使用，服药 3 天症状无缓解，应去医院就诊。

⑦ 对本类药品过敏者禁用，过敏体质者慎用。

⑧ 药品性状发生改变时禁止使用。

⑨ 请将药品放在儿童不能接触的地方。

## 十香止痛丸

【组成成分】香附（醋炙）、乌药、檀香、延胡索（醋炙）、香橼、薄黄、沉香、厚朴（姜汁炙）、零陵香、降香、丁香、五灵脂（醋炙）、木香、香排草、砂仁、乳香（醋炙）、高良姜、熟大黄等。

【药物性状】本品为深棕褐色的大蜜丸；气香，味微苦。

【主要功效】疏气解郁，散寒止痛。

【主要作用】用于寒邪犯胃型胃痛所致的胃痛、胃寒者。

【剂型规格】丸剂，每丸重 6 克。

【服用方法】口服。一次 1 丸，一日 2 次。

## 舒腹贴膏

【组成成分】姜膏、樟脑、薄荷脑等。

【药物性状】本品为乳黄色的片状橡皮膏；气芳香。

【主要功效】温中散寒，行气止痛。

【主要作用】用于寒邪犯胃型胃痛所致的胃痛、恶心、呕吐、食欲不振等。

【剂型规格】贴膏。5 厘米×6 厘米；4 厘米×5 厘米；4 厘米×6.5 厘米；6.5 厘米×10 厘米。

【使用方法】揭去贴面隔衬，根据病情按穴位贴敷：①胃痛恶心呕吐者，贴中脘、上脘、足三里、胃俞；②腹痛腹泻可贴神阙、下脘、天枢、足三里；③食欲不振、脾虚胃弱者常贴足三里。成人每次选贴 2～3 个穴位，2～4 小时换 1 次；儿童每次选贴 1～2 个穴位，每穴 1/4～2/4 张，每 2 小时换 1 次；或遵医嘱。

【用药提醒】①先将穴位处洗净，然后贴敷；②孕妇慎用；③皮肤病患者慎用或禁用；④如贴敷后有皮肤发红、局部痒者停用。

## 肚痛丸

【组成成分】干姜、豆蔻（去壳）、肉桂、枳实（麸炒）、木香、乌药、厚朴（姜制）、砂仁、荜茇、罂粟壳。

【药物性状】本品为黄褐色的水丸；气微，味微辣、略苦。

【主要功效】温中散寒，行气止痛。

【主要作用】用于寒邪犯胃型胃痛所致的胃冷痛、呕吐、吐酸水、胸胁胀闷。

【剂型规格】丸剂，每20粒重1克。

【服用方法】口服。一次60粒，一日2次。

【用药提醒】儿童、孕妇、哺乳期妇女禁用；糖尿病患者禁服。

## 八味肉桂胶囊

【组成成分】肉桂、木香、白芍、荜茇、小茴香、豆蔻、高良姜、甘草。

【药物性状】本品为胶囊剂，内容物为黄色至黄棕色的粉末；气香，味辛。

【主要功效】温中散寒，行气止痛。

【主要作用】用于寒邪犯胃型胃痛所致的胃部冷痛、食欲不振、消化不良。

【剂型规格】胶囊剂，每粒装0.4克。

【服用方法】口服。一次4粒，一日3次，饭后服用。

## 良姜胃疡胶囊

【组成成分】铁筷子、吴茱萸、地乌泡、高良姜、藿香。

【药物性状】本品为胶囊剂，内容物为浅黄棕色的粉末；气微，味苦。

【主要功效】温胃散寒，理气止痛。

【主要作用】用于寒邪犯胃型胃痛所致的胃部冷痛、喜温喜按、泛酸嘈杂。

【剂型规格】胶囊剂，每粒装 0.5 克。

【服用方法】口服。一次 3 粒，一日 3 次。

【用药提醒】服药期间忌食生冷。

### 五味清浊丸

【组成成分】石榴皮、红花、豆蔻、肉桂、荜茇。

【药物性状】本品为黄色或黄棕色的水丸；气香，味酸、辛、微涩。

【主要功效】开郁消食，暖胃。

【主要作用】用于寒邪犯胃型胃痛所致的胃部冷痛、腹胀、嗳气、食欲不振。

【剂型规格】丸剂，每 10 丸重 2 克。

【服用方法】口服。一次 10～15 丸（2～3 克），一日 1～3 次。

## ❀ 用于饮食停滞型胃痛的中成药 ❀

以下几种常见中成药都能用于饮食停滞型胃痛，但是因为各自的药物组成不一样，所以，在治疗时有各自的最佳适应证。

| 药品名称 | 最佳适应证 |
| --- | --- |
| 山楂内消丸 | 饮食停滞型胃痛而见胃痛、胃胀、嗳气吐酸、大便干结 |
| 加味四消丸 | 饮食停滞型胃痛而见胃脘作痛，二便不利 |
| 健脾丸 | 饮食停滞型胃痛而见胃痛、脘腹胀满、食少便溏 |
| 健胃片 | 饮食停滞型胃痛而见胃脘胀痛、嗳气口臭、大便不调 |
| 胃炎宁颗粒 | 饮食停滞型胃痛而见胃部胀痛、恶心呕吐 |
| 消食顺气片 | 饮食停滞型胃痛而见胃痛、气胀饱闷 |

使用注意：

① 饮食宜清淡，忌酒及辛辣、生冷、油腻食物。

② 儿童、孕妇、哺乳期妇女、年老体弱者应在医师指导下服用。

③ 服药 3 天症状无缓解，应去医院就诊。

④ 对本类药品过敏者禁用，过敏体质者慎用。

⑤ 药品性状发生改变时禁止使用。

⑥ 儿童必须在成人监护下使用。

⑦ 请将药品放在儿童不能接触的地方。

## 山楂内消丸

【组成成分】香附（醋制）、陈皮、山楂、麦芽（炒）、五灵脂（醋制）、清半夏、青皮（醋制）、莱菔子（炒）、砂仁、莪术（醋制）、三棱（醋制）。

【药物性状】本品为黄色的水丸；气香，味酸、微苦。

【主要功效】开胃化滞，破气消食。

【主要作用】用于饮食停滞型胃痛所致的胃痛、胃胀、嗳气吐酸、大便燥结。

【剂型规格】丸剂，每袋装 9 克。

【服用方法】口服。一次 9 克，一日 1～2 次。

## 加味四消丸

【组成成分】山楂（炒）、莪术（醋炙）、枳实、莱菔子（炒）、黄芩（酒炙）、槟榔、牵牛子（炒）、陈皮、枳壳（麸炒）、香附（醋炙）、青皮（醋炙）、栀子（姜炙）、大黄。

【药物性状】本品为棕褐色的水丸；气特异，味苦、微辛。

【主要功效】消导食、水、气、积。

【主要作用】用于气郁积滞、停食停水引起的胸膈满闷，腹胀积聚，胃脘作痛，二便不利。

【剂型规格】丸剂，每 100 粒重 6 克。

【服用方法】口服。一次6克，一日1次。

## 健脾丸

【组成成分】党参、白术（炒）、陈皮、枳实（炒）、山楂（炒）、麦芽（炒）等。

【药物性状】本品为棕褐色至黑褐色的小蜜丸或大蜜丸；味微甜、微苦。

【主要功效】健脾开胃。

【主要作用】用于饮食停滞型胃痛所致的胃痛、脘腹胀满、食少便溏。

【剂型规格】丸剂；小蜜丸每100粒重9克，大蜜丸每丸重9克。

【服用方法】口服。小蜜丸一次9克，大蜜丸一次1丸，一日2次。

## 健胃片

【组成成分】 山楂（炒）、六神曲（炒）、麦芽（炒）、槟榔（炒焦）、鸡内金（醋炒）、苍术（米泔制）、草豆蔻、陈皮、生姜、柴胡、白芍、川楝子、延胡索（醋制）、甘草浸膏。

【药物性状】本品为糖衣片或薄膜衣片，除去包衣后，显浅黄棕色至棕色；气香，味微苦、辛。

【主要功效】舒肝和胃，消食导滞，理气止痛。

【主要作用】用于肝胃不和，饮食停滞所致的胃痛、痞满，症见胃脘胀痛，嘈杂食少，嗳气口臭，大便不调。

【剂型规格】片剂，每片重0.32克。

【服用方法】口服。一次6片，一日3次。

## 胃炎宁颗粒

【组成成分】檀香、木香、细辛、肉桂、赤小豆、鸡内金、甘草、山楂、乌梅、薏苡仁等。

【药物性状】本品为棕色的颗粒；味酸甜、微苦。

【主要功效】温中醒脾，和胃降逆，芳香化浊，消导化食。

【主要作用】用于饮食停滞型胃痛所致的胃部胀痛、恶心呕吐。

【剂型规格】颗粒剂，每袋装 15 克。

【服用方法】口服。一次 15 克，一日 3 次。

## 消食顺气片

【组成成分】蜘蛛香、草果（去壳）、鸡内金、糯米等。

【药物性状】本品为糖衣片，除去糖衣后显棕色；味微苦、辛。

【主要功效】消食健胃。

【主要作用】用于饮食停滞型胃痛所致的胃痛、气胀饱闷。

【剂型规格】片剂，每片重 0.2 克。

【服用方法】口服。一次 4～6 片，一日 3 次。

## ❀ 用于肝气犯胃型胃痛的中成药 ❀

以下几种常见中成药都能用于肝气犯胃型胃痛，但是因为各自的药物组成不一样，所以，在治疗时有各自的最佳适应证。

| 药品名称 | 最佳适应证 |
| --- | --- |
| 加味左金丸 | 肝气犯胃型胃痛而见胸胁满痛、吐酸、食少、呕吐、大便不畅 |
| 香砂平胃颗粒 | 肝气犯胃型胃痛而见胃脘胀痛明显者 |
| 木香顺气丸 | 肝气犯胃型胃痛而见胸膈痞闷、脘腹胀痛、呕吐恶心、嗳气纳呆 |
| 沉香化气丸 | 肝气犯胃型胃痛而见脘腹胀痛、嗳气泛酸 |
| 元胡胃舒胶囊 | 肝气犯胃型胃痛而见痞满、纳差、反酸、恶心 |
| 舒肝顺气丸 | 肝气犯胃型胃痛而见两胁胀满、胃脘刺痛、呕逆嘈杂、嗳气泛酸 |
| 复方元胡止痛片 | 肝气犯胃型胃痛而见两胁胀满、胃脘胀痛 |
| 陈香露白露片 | 肝气犯胃型胃痛而见痞满、胃胀、反酸 |

使用注意：

① 忌食生冷食物。

② 重度胃痛者应在医师指导下服用。

③ 按照用法用量服用，糖尿病患者、小儿及年老体虚者应在医师指导下服用。

④ 药品性状发生改变时禁止服用。

⑤ 儿童必须在成人的监护下使用。

⑥ 请将药品放在儿童不能接触的地方。

⑦ 孕妇、阴虚者不宜服用。

## 加味左金丸

【组成成分】黄连（姜炙）、吴茱萸（甘草炙）、黄芩、柴胡、木香、香附（醋制）、郁金、白芍、青皮（醋制）、枳壳（去瓤麸炒）、陈皮、延胡索（醋制）、当归、甘草。

【药物性状】本品为黄棕色的水丸；气香，味苦、辛。

【主要功效】平肝降逆，疏郁止痛。

【主要作用】用于肝气犯胃型胃痛所致的胸胁满痛、心烦、吐酸、食少、呕吐，大便不畅。

【剂型规格】丸剂，每100丸重6克。

【服用方法】口服。一次6克，一日2次。

## 香砂平胃颗粒

【组成成分】苍术（炒）、陈皮、甘草、厚朴（姜炙）、香附（醋炙）、砂仁。辅料为蔗糖。

【药物性状】本品为棕黄色的颗粒；味甜、微苦。

【主要功效】健脾，温中，燥湿。

【主要作用】用于肝气犯胃型胃痛所致的胃脘胀痛。

【剂型规格】颗粒剂，每袋装10克。

【服用方法】开水冲服。一次1袋，一日2次。

【用药提醒】脾胃阴虚者慎用，其表现为食欲不振、口干舌燥、手足心热等。

# 木香顺气丸

【组成成分】木香、枳壳（炒）、陈皮、香附（醋制）、槟榔、苍术（炒）、砂仁、厚朴、甘草、青皮（炒）、生姜。

【药物性状】本品为棕褐色的水丸；气香，味苦。

【主要功效】行气化湿，健脾和胃。

【主要作用】用于肝气犯胃型胃痛所致的胸膈痞闷、脘腹胀痛、呕吐恶心、嗳气纳呆。

【剂型规格】丸剂，每100丸重6克。

【服用方法】口服。一次6～9克，一日2～3次。

# 沉香化气丸

【组成成分】沉香、木香、广藿香、香附（醋制）、砂仁、陈皮、莪术（醋制）、六神曲（炒）、麦芽（炒）、甘草。

【药物性状】本品为灰棕色至黄棕色的水丸；气香，味微甜、苦。

【主要功效】理气疏肝，消积和胃。

【主要作用】用于肝气犯胃型胃痛所致的脘腹胀痛、胸膈痞满、不思饮食、嗳气泛酸。

【剂型规格】丸剂，每瓶装30克。

【服用方法】口服。一次3～6克，一日2次。

# 元胡胃舒胶囊

【组成成分】阿魏、海螵蛸、鸡内金（炒）、决明子、木香、延胡索（醋制）、香附（醋制）等。

【药物性状】本品为胶囊剂，内容物为灰黄色至黄棕色的粉末；气特异，味微苦涩、辛。

【主要功效】舒肝和胃，制酸止痛。

【主要作用】用于肝气犯胃型胃痛所致的痞满、纳差、反酸、恶心、呕吐等。

【剂型规格】胶囊剂，每粒装 0.3 克。

【服用方法】口服。一次 2～4 粒，一日 3 次。

## 舒肝顺气丸

【组成成分】厚朴、川芎、香附（醋制）、白芍、柴胡、枳实（炒）、郁金、佛手、木香、陈皮、甘草、延胡索（醋炙）、马兰草、蜂蜜（炼）。

【药物性状】本品为棕黑色的大蜜丸；味微甜。

【主要功效】舒肝，理气，止痛。

【主要作用】用于肝气犯胃型胃痛所致的两胁胀满、胃脘刺痛、呕逆嘈杂、嗳气泛酸。

【剂型规格】丸剂，每丸重 9 克。

【服用方法】口服。一次 1 丸，一日 2～3 次。

## 复方元胡止痛片

【组成成分】延胡索（醋制）、香附（醋制）、川楝子、徐长卿等。

【药物性状】本品为灰黄色的片；味苦。

【主要功效】疏气止痛。

【主要作用】用于肝气犯胃型胃痛所致的两胁胀满、胃脘胀痛。

【剂型规格】片剂，每片重 0.3 克。

【服用方法】口服。一次 2～4 片，一日 3 次。

## 陈香露白露片

【组成成分】陈皮、川木香、大黄、石菖蒲、甘草、次硝酸铋、碳酸氢钠、碳酸镁、氧化镁等。

【药物性状】本品为淡黄棕色片；气香，味咸、甜。

【主要功效】健胃和中，理气止痛。

【主要作用】用于肝气犯胃型胃痛所致的痞满、胃胀、反酸、恶心、呕吐等。

【剂型规格】片剂，每片重 0.3 克（含次硝酸铋 0.066 克）。

【服用方法】口服。一次 5～8 片，一日 3 次。

# ❀ 用于脾胃虚寒型胃痛的中成药 ❀

以下几种常见中成药都能用于脾胃虚寒型胃痛，但是因为各自的药物组成不一样，所以，在治疗时有各自的最佳适应证。

| 药品名称 | 最佳适应证 |
|---|---|
| 香砂养胃丸 | 脾胃虚寒型胃痛而见不思饮食、呕吐酸水、胃脘满闷 |
| 温胃舒胶囊 | 脾胃虚寒型胃痛而见饮食生冷、受寒时疼痛明显者 |
| 小建中颗粒 | 脾胃虚寒型胃痛而见喜温喜按、嘈杂吞酸、食少心悸 |
| 良附丸 | 脾胃虚寒型胃痛而见脘痛吐酸、胸腹胀满 |
| 胃舒宁颗粒 | 脾胃虚寒型胃痛而见喜温喜按、泛吐酸水 |
| 香砂和胃丸 | 脾胃虚寒型胃痛而见食欲不振、脘腹胀痛、吞酸嘈杂、大便不调 |
| 香砂六君丸 | 脾胃虚寒型胃痛而见消化不良、嗳气食少等 |
| 香砂平胃散 | 脾胃虚寒型胃痛而见呕吐、消化不良者 |

使用注意：

① 忌食生冷、油腻食物。

② 胃痛症见胃部灼热、隐隐作痛、口干舌燥者不宜服用。

③ 按照用法用量服用，小儿及年老体虚患者应在医师指导下服用。

④ 宜用温开水送服。

⑤ 药品性状发生改变时禁止服用。

⑥ 儿童必须在成人的监护下使用。

⑦ 请将药品放在儿童不能接触的地方。

⑧ 对本类药品过敏者禁用，过敏体质者慎用。

⑨ 孕妇忌服。

# 香砂养胃丸

【组成成分】木香、砂仁、白术、陈皮、茯苓、半夏（制）、香附（醋制）、枳实（炒）、豆蔻（去壳）、厚朴（姜制）、广藿香、甘草、生姜、大枣。

【药物性状】本品为黑色的水丸，除去包衣后显棕褐色；气微，味辛、微苦。

【主要功效】温中和胃。

【主要作用】用于脾胃虚寒型胃痛所致的不思饮食、呕吐酸水、胃脘满闷、四肢倦怠。

【剂型规格】丸剂，每袋装9克。

【服用方法】口服。一次9克，一日2次。

# 温胃舒胶囊

【组成成分】党参、附子（黑顺片）、黄芪（炙）、肉桂、山药、肉苁蓉（酒蒸）、白术（清炒）、南山楂（炒）、乌梅、砂仁、陈皮、补骨脂。

【药物性状】本品为胶囊剂，内容物为棕黄色至棕褐色的细粉和颗粒；味微酸、苦。

【主要功效】温中养胃，行气止痛。

【主要作用】用于脾胃虚寒型胃痛所致的慢性胃炎、胃脘冷痛、饮食生冷、受寒痛甚。

【剂型规格】胶囊剂，每粒装0.4克。

【服用方法】口服。一次3粒，一日2次。

【用药提醒】胃大出血者禁用。

# 小建中颗粒

【组成成分】白芍、大枣、桂枝、炙甘草、生姜。

【药物性状】本品为浅棕色至棕黄色的颗粒；气香，味甜。

【主要功效】温中补虚，缓急止痛。

【主要作用】用于脾胃虚寒型胃痛所致的脘腹疼痛、喜温喜按、嘈杂吞酸、食少心悸。

【剂型规格】颗粒剂，每袋装 15 克。

【服用方法】口服。一次 15 克，一日 3 次。

## 良附丸

【组成成分】高良姜、香附（醋制）。

【药物性状】本品为棕黄色至黄褐色的水丸；气微香，味辣。

【主要功效】温胃理气。

【主要作用】用于脾胃虚寒型胃痛所致的脘痛吐酸、胸腹胀满。

【剂型规格】丸剂，每 100 粒重 6 克。

【服用方法】口服。一次 3～6 克，一日 2 次。

## 胃舒宁颗粒

【组成成分】海螵蛸、白芍、延胡索、白术、党参、甘草等。

【药物性状】本品为棕黄色颗粒；气芳香，味甜。

【主要功效】补气健脾，制酸止痛。

【主要作用】用于脾胃虚寒型胃痛所致的胃脘疼痛、喜温喜按、泛吐酸水。

【剂型规格】颗粒剂，每袋装 5 克。

【服用方法】开水冲服。一次 1 袋，一日 3 次。

## 香砂和胃丸

【组成成分】木香、砂仁、陈皮、厚朴（姜炙）、香附（醋炙）、枳壳（麸炒）、广藿香、山楂、六神曲（麸炒）、麦芽（炒）、莱菔子（炒）、苍术、白术（麸炒）、茯苓、半夏曲（麸炒）、甘草、党参。

【药物性状】本品为黄褐色的水丸；气香，味微苦、辛。

【主要功效】健脾开胃，行气化滞。

【主要作用】用于脾胃虚寒型胃痛所致的食欲不振、脘腹胀痛、吞酸嘈杂、大便不调。

【剂型规格】丸剂，每 100 粒重 6 克。

【服用方法】口服。一次 6 克，一日 2 次。

## 香砂六君丸

【组成成分】木香、砂仁、党参、炒白术、茯苓、炙甘草、陈皮、姜半夏、生姜、大枣。

【药物性状】本品为黄棕色的水丸；气微香，味微甜、辛。

【主要功效】益气健脾，和胃。

【主要作用】用于脾胃虚寒型胃痛所致的消化不良、嗳气食少、脘腹胀满、大便溏泄。

【剂型规格】丸剂，每瓶装 60 克。

【服用方法】口服。一次 6～9 克，一日 2～3 次。

## 香砂平胃散

【组成成分】苍术（炒）、厚朴（姜炙）、陈皮、砂仁、木香、甘草。

【药物性状】本品为灰黄色的粉末；气芳香，味辛、苦。

【主要功效】健脾，温中，燥湿。

【主要作用】用于脾胃虚寒型胃痛所致的胃脘痛、呕吐、消化不良。

【剂型规格】散剂，每袋装 6 克。

【服用方法】口服。一次 6 克，一日 1～2 次。

# ❀ 用于胃阴亏虚型胃痛的中成药 ❀

以下几种常见中成药都能用于胃阴亏虚型胃痛，但是因为各自的药物组成不一样，所以，在治疗时有各自的最佳适应证。

| 药品名称 | 最佳适应证 |
| --- | --- |
| 养胃舒胶囊 | 胃阴亏虚型胃痛而见胃脘灼热、隐隐作痛 |
| 阴虚胃痛颗粒 | 胃阴亏虚型胃痛而见胃脘隐隐灼痛、口干舌燥、纳呆、干呕 |

| 药品名称 | 最佳适应证 |
|---|---|
| 胃疼宁片 | 胃阴亏虚型胃痛而见胃脘隐隐灼痛、嗳气、吞酸 |
| 八味和胃口服液 | 胃阴亏虚型胃痛而见胃脘隐痛、胃脘嘈杂、口燥咽干、大便干结 |
| 胃乐胶囊 | 胃阴亏虚型胃痛而见胃胀闷疼痛、嗳气泛酸、恶心呕吐等 |

使用注意：

① 忌食辛辣刺激性食物。

② 忌情绪激动或生闷气。

③ 湿热胃痛证及重度胃痛者应在医师指导下服用。

④ 孕妇慎用。

⑤ 对本类药品过敏者禁用，过敏体质者慎用。

⑥ 药品性状发生改变时禁止使用。

⑦ 儿童必须在成人监护下使用。

## 养胃舒胶囊

【组成成分】党参、陈皮、黄精（蒸）、山药、玄参、乌梅、山楂（炒）、北沙参、干姜、菟丝子、白术（炒）等。

【药物性状】本品为胶囊剂，内容物为浅黄色或黄色的颗粒；味酸、微苦。

【主要功效】滋阴养胃。

【主要作用】用于胃阴亏虚型胃痛所致的胃脘灼热、隐隐作痛。

【剂型规格】胶囊剂，每粒装 0.4 克。

【服用方法】口服。一次 3 粒，一日 2 次。

## 阴虚胃痛颗粒

【组成成分】北沙参、麦冬、石斛、川楝子、玉竹、白芍、甘草（炙）等。

【药物性状】本品为淡黄棕色至黄棕色的颗粒；味甜、微苦。

【主要功效】养阴益胃，缓中止痛。

【主要作用】用于胃阴亏虚型胃痛所致的胃脘隐隐灼痛、口干舌燥、纳呆、干呕。

【剂型规格】颗粒剂，每袋装 10 克。

【服用方法】开水冲服。一次 10 克，一日 3 次。

## 胃疼宁片

【组成成分】山楂、蜂蜜、鸡蛋壳粉等。

【药物性状】本品为糖衣片，除去糖衣后显淡棕黄色至棕黄色；气香，味甘、辛、微苦。

【主要功效】温中，行气，制酸，止痛。

【主要作用】用于胃阴亏虚型胃痛所致的胃脘隐隐灼痛、嗳气、吞酸。

【剂型规格】片剂，每片重 0.25 克。

【服用方法】口服。一次 3 片，一日 3 次。

## 八味和胃口服液

【组成成分】五灵脂、延胡索（醋制）、竹茹、木香、五味子、沙参、甘草、麦冬等。

【药物性状】本品为深褐色的液体；味酸。

【主要功效】养阴和胃，理气止痛。

【主要作用】用于胃阴亏虚型胃痛所致的胃脘隐痛、胃脘嘈杂、口燥咽干、大便干结。

【剂型规格】口服液，每瓶装 100 毫升。

【服用方法】口服。一次 25 毫升，一日 2 次。

## 胃乐胶囊

【组成成分】白及、木香、甘草提取物、薄荷素油、颠茄流浸膏、橙皮酊、氧化镁、碳酸钙、氢氧化铝等。

【药物性状】本品为胶囊剂，内容物为灰黄棕色至黄棕色的粉末；气芳香，味微苦。

【主要功效】行气止痛。

【主要作用】用于胃阴亏虚型胃痛所致的胃胀闷疼痛、嗳气泛酸、恶心呕吐、食少、疲乏无力、大便不畅。

【剂型规格】胶囊剂，每粒装 0.4 克。

【服用方法】口服。一次 2～3 粒，一日 3 次。

【用药提醒】青光眼患者慎用。

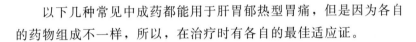

# 用于肝胃郁热型胃痛的中成药

以下几种常见中成药都能用于肝胃郁热型胃痛，但是因为各自的药物组成不一样，所以，在治疗时有各自的最佳适应证。

| 药品名称 | 最佳适应证 |
| --- | --- |
| 左金丸 | 肝胃郁热型胃痛而见脘胁疼痛、口苦嘈杂、呕吐酸水、不喜热饮 |
| 胃痛宁片 | 肝胃郁热型胃痛而见胃酸过多、脘闷嗳气、泛酸嘈杂、食欲不振、大便秘结、小便短赤 |
| 胃力康颗粒 | 肝胃郁热型胃痛而见嗳气、泛酸、烦躁易怒、口干口苦等 |
| 胃复舒胶囊 | 肝胃郁热型胃痛而见痞满疼痛、嗳气吞酸、食欲减退 |
| 胃欣舒胶囊 | 肝胃郁热型胃痛而见胃胀、胃酸过多 |

使用注意：

① 忌食生冷、油腻、不易消化的食物。

② 忌情绪激动或生闷气。

③ 不适用于脾胃阴虚，主要表现为口干、舌红少津、大便干。

④ 不宜久服，服药 3 天后症状不减轻或有加重者，应立即停药并到医院就诊。

⑤ 按照用法用量服用，小儿、年老体弱者应在医师指导下服用。

⑥ 药品性状发生改变时禁止服用。

⑦ 儿童必须在成人监护下使用。

⑧ 请将药品放在儿童不能接触的地方。

⑨ 孕妇忌服。

# 左金丸

【组成成分】黄连、吴茱萸。

【药物性状】本品为黄褐色的水丸；气特异，味苦、辛。

【主要功效】泻火，疏肝，和胃，止痛。

【主要作用】用于肝火犯胃，脘胁疼痛，口苦嘈杂，呕吐酸水，不喜热饮。常用于现代医学的胃炎、食管炎、胃溃疡等属肝火犯胃者。

【剂型规格】丸剂，每100粒重6克。

【服用方法】口服。一次3～6克，一日2次。

【用药提醒】①忌愤怒、忧郁，保持心情舒畅；②脾胃虚寒者不适用。

# 胃痛宁片

【组成成分】蒲公英提取物、氢氧化铝、甘草干浸膏、天仙子浸膏、龙胆粉、小茴香油。辅料为淀粉或糊精、糖、食用色素、滑石粉、桃胶、硬脂酸镁。

【药物性状】本品为薄膜衣片，除去薄膜衣片后显黄棕色至黄绿色；味苦、甘。

【主要功效】清热燥湿，理气和胃，制酸止痛。

【主要作用】用于肝胃郁热型胃痛所致的胃酸过多、脘闷嗳气、泛酸嘈杂、食欲不振、大便秘结、小便短赤。

【剂型规格】片剂，每片重0.25克。

【服用方法】口服。一次3片，一日2～3次。

【用药提醒】①肾功能不全患者长期应用可能会有铝蓄积中毒，出现精神症状；②阑尾炎或急腹症时，服用本品可使病情加重，可增加阑尾炎穿孔的危险，应禁用。

# 胃力康颗粒

【组成成分】柴胡（醋炙）、赤芍、枳壳（麸炒）、木香、丹参、延胡索、莪术、黄连、吴茱萸、大黄（酒炙）、党参、甘草。

【药物性状】本品为棕色颗粒；气香，味苦、微甜。

【主要功效】行气活血，泄热和胃。

【主要作用】用于肝胃郁热型胃痛所致的胃脘疼痛、胀闷、灼热、嗳气、泛酸、烦躁易怒、口干口苦等。

【剂型规格】颗粒剂，每袋装 10 克。

【服用方法】口服。一次 10 克，一日 3 次，6 周为一个疗程；或遵医嘱。

【用药提醒】偶见服药后便溏，一般不影响继续治疗。

## 胃复舒胶囊

【组成成分】蜘蛛香、半夏（姜制）、黄芩、干姜、蒲公英、枳壳、黄连、槟榔、荜澄茄、甘草。辅料为淀粉、滑石粉、硬脂酸镁。

【药物性状】本品为胶囊剂，内容物为黄棕色至黄褐色的颗粒或粉末；气特异，味苦。

【主要功效】理气消胀，清热和胃。

【主要作用】用于肝胃郁热型胃痛所致的痞满疼痛、嗳气吞酸、食欲减退。

【剂型规格】胶囊剂，每粒装 0.3 克。

【服用方法】口服。一次 4～6 粒，一日 3 次。

## 胃欣舒胶囊

【组成成分】大黄、海螵蛸、浙贝母、颠茄浸膏、甘草浸膏等。

【药物性状】本品为胶囊剂，内容物为黄棕色至棕褐色的颗粒和粉末；气清香，味微涩、略甜。

【主要功效】清热，制酸，止痛。

【主要作用】用于肝胃郁热型胃痛所致的胃胀、胃酸过多。

【剂型规格】胶囊剂，每粒装 0.4 克。

【服用方法】口服。一次 2 粒，一口 3 次。

用于胃痛的中成药相对较多，生活中常用的还有以下几种，在这里就不再详细介绍。在使用的时候患者要自己辨别，必要时在医师指导下使用。

| 药品名称 | 主要功效 | 适应证 |
| --- | --- | --- |
| 九龙胃药胶囊 | 温胃散寒，理气止痛 | 寒邪犯胃型胃痛而见胃脘痛明显者 |
| 八宝瑞生丸 | 散寒化湿，理气消食 | 寒邪犯胃型胃痛而见脘腹胀满、食积气滞 |
| 越鞠二陈丸 | 理气解郁，化痰和中 | 饮食停滞型胃痛而见胸腹闷胀、嗳气不断、吞酸呕吐、消化不良 |
| 健脾五味丸 | 健脾和胃，理气镇痛 | 饮食停滞型胃痛而见胃脘胀满、上腹疼痛明显者 |
| 舒气丸 | 消气破滞，理气止痛 | 肝气犯胃型胃痛而见胸闷脘痛、脘腹胀痛、呕恶便秘等 |
| 平安丸 | 疏肝理气，和胃止痛 | 肝气犯胃型胃痛而见胃痛、胁痛、吞酸倒饱、呃逆 |
| 丁桂温胃散 | 温胃散寒，行气止痛 | 脾胃虚寒型胃痛而见胃痛，遇寒加重 |
| 健胃止疼五味胶囊 | 祛寒健胃，止痛 | 脾胃虚寒型胃痛而见脘腹冷痛、食欲不振、寒性呕吐、腹泻 |
| 胃痛散 | 散寒止痛，舒气导滞 | 胃阴亏虚型胃痛而见倒饱嘈杂、呕吐酸水、不思饮食 |
| 阴虚胃痛片 | 养阴益胃，缓中止痛 | 胃阴亏虚型胃痛而见胃痛隐隐、口干舌燥、纳呆干呕 |
| 胃舒片 | 清热和胃，制酸止痛 | 肝胃郁热型胃痛而见泛酸嘈杂、胃脘疼痛、口苦口干、腹胀 |
| 四方胃片 | 调肝和胃，制酸止痛 | 肝胃郁热型胃痛而见胃脘疼痛、呕吐吞酸、食少便溏 |

消化不良

消化不良是指因食物积滞，难以消化所引起的胃肠功能失调而出现的症状，俗称"停食"。多因为饮食不节，或暴饮暴食，或过食生冷以及腐败不洁的食物，或因偏嗜辛辣酸苦等食物所致。

消化不良多发生于脾胃虚弱或病后消化功能尚未恢复的患者，主要表现为脘腹胀满，反酸，或有呕吐、腹泻，或大便干结，进食后症状加重等。中医主要分为两种证型。

### 1. 气滞食积型

主要表现为脘腹胀满不适，打嗝或嗳气后症状减轻，进食后症状加重，且食欲欠佳，严重时呕吐，呕吐出酸腐恶臭食物等，治疗当选用一些能行气化食的中成药。

### 2. 脾虚食积型

主要表现为脘腹满闷，食欲不振，进食后严重，且有神疲乏力，面色萎黄，大便稀溏或者大便困难但不坚硬等，治疗既要化食，又要健脾胃，因此，宜选用一些健脾消食的中成药治疗。

**自我鉴别**

对于消化不良的鉴别，主要辨别实证与虚实夹杂证。气滞食积型的主要鉴别点在于脘腹胀满不适，打嗝或嗳气后症状减轻；脾虚食积型的主要鉴别点在于除有食积的表现外，尚可见神疲乏力、面色萎黄等脾虚的症状。

## ❀ 用于气滞食积型消化不良的中成药 ❀

以下几种常见中成药都能用于气滞食积型消化不良，但是因为各自的药物组成不一样，所以，在治疗时有各自的最佳适应证。

| 药品名称 | 最佳适应证 |
|---|---|
| 山楂化滞丸 | 消化不良而见食少纳呆、大便秘结者 |
| 大山楂丸 | 消化不良而见食欲不振、脘腹胀闷者 |
| 山楂内消丸 | 消化不良而见倒饱吞酸、胸满气胀者 |
| 枳实导滞丸 | 消化不良而见脘腹胀痛、不思饮食者 |
| 保和丸 | 消化不良而见嗳腐吞酸、不欲饮食者 |
| 消食化痰丸 | 消化不良而见胸膈胀闷、咳嗽痰多者 |
| 焦楂化滞丸 | 消化不良而见胸闷胀饱、不欲饮食者 |
| 消积丸 | 消化不良而见口臭口苦、口腔溃疡者 |
| 复方鸡内金片 | 消化不良而见呕吐泄泻者 |
| 保济丸 | 消化不良而见发热头痛、恶心呕吐者 |
| 槟榔四消丸 | 消化不良而见嗳气吞酸、大便秘结者 |

使用注意：

① 饮食宜清淡，忌酒及辛辣、生冷、油腻食物。

② 心脏病、糖尿病、肾病等慢性病严重者应在医师指导下服用。

③ 严格按用法用量服用，小儿、哺乳期妇女、年老体弱患者，应在医师指导下服用。

④ 服药一个疗程后症状未改善，或出现其他严重症状时，应到医院就诊。

⑤ 对本类药品过敏者禁用，过敏体质者慎用。

⑥ 药品性状发生改变时禁止使用。

⑦ 儿童必须在成人监护下使用。

⑧ 请将药品放在儿童不能接触的地方。

⑨ 如正在使用其他药品，使用前请咨询医师或药师。

## 山楂化滞丸

【组成成分】山楂、麦芽、六神曲、槟榔、莱菔子、牵牛子。

【药物性状】本品为棕色的大蜜丸；味酸、甜。

【主要功效】消食导滞。

【主要作用】用于停食停滞，脘腹胀满，食少纳呆，大便秘结。

【剂型规格】丸剂，每丸重9克。

【服用方法】温开水送服。一次2丸，一日1～2次。

【用药提醒】孕妇忌服。

## 大山楂丸

【组成成分】山楂、六神曲（麸炒）、麦芽（炒）等。

【药物性状】本品为棕红色或褐色的大蜜丸；味酸、甜。

【主要功效】开胃消食。

【主要作用】用于食积内停所致的食欲不振，消化不良，脘腹胀闷。

【剂型规格】丸剂，每丸重9克。

【服用方法】温开水送服。一次1～2丸，一日1～3次；小儿酌减。

【用药提醒】①不宜在服药期间同时服用滋补性中药；②脾胃虚弱，无积滞而食欲不振者不适用。

## 山楂内消丸

【组成成分】山楂、麦芽（炒）、莱菔子（炒）、清半夏、陈皮、香附（醋制）、青皮（醋制）、砂仁、五灵脂（醋制）、三棱（醋制）、莪术（醋制）。

【药物性状】本品为黄色的水丸；气香，味酸、微苦。

【主要功效】开胃化滞，破气消食。

【主要作用】用于倒饱吞酸，胸满气胀，肚腹疼痛，大便燥结。

【剂型规格】丸剂，每袋装9克。

【服用方法】温开水送服。一次 9 克，一日 2 次；小儿酌减。

【用药提醒】孕妇忌服。

## 枳实导滞丸

【组成成分】大黄、枳实（炒）、六神曲（炒）、茯苓、黄芩、黄连（姜汁炙）、白术（炒）、泽泻。

【药物性状】本品为浅褐色至深褐色的水丸；气微香，味苦。

【主要功效】消积导滞，清利湿热。

【主要作用】用于饮食积滞、湿热内阻所致的脘腹胀痛、不思饮食、大便秘结、痢疾里急后重。

【剂型规格】丸剂，每瓶装 36 克。

【服用方法】温开水送服。一次 6～9 克，一日 2 次。

## 保和丸

【组成成分】山楂（焦）、六神曲（炒）、半夏（制）、茯苓、陈皮、连翘、莱菔子（炒）、麦芽（炒）等。

【药物性状】本品为灰棕色至褐色的水丸；气微香，味微酸、涩。或为棕色至褐色的大蜜丸；气微香，味微酸、涩、甜。

【主要功效】消食，导滞，和胃。

【主要作用】用于食积停滞，脘腹胀满，嗳腐吞酸，不欲饮食。

【剂型规格】丸剂；水丸每袋装 6 克，大蜜丸每丸重 9 克。

【服用方法】温开水送服。水丸一次 6～9 克，大蜜丸一次 1～2 丸，一日 2 次；小儿酌减。

【用药提醒】①体虚无积滞者不宜服用；②不适用于因肝病或心肾功能不全所致之饮食不消化、不欲饮食、脘腹胀满者；③身体虚弱者或老年人不宜长期服用。

## 消食化痰丸

【组成成分】半夏（制）、苦杏仁（炒）、橘红、山楂（炒）、葛根、莱菔子（炒）、天南星（制）、青皮（炒）、紫苏子（炒）、六神曲（炒）。

【药物性状】本品为棕褐色的水丸；气微香，味苦、微辛。

【主要功效】顺气降逆，消食化痰。

【主要作用】用于积食不化，胸膈胀闷，咳嗽痰多，饮食减少。

【剂型规格】丸剂，每10粒重0.5克。

【服用方法】温开水送服。一次9克，一日2次。

## 焦楂化滞丸

【组成成分】山楂（炒焦）、牵牛子（炒）、六神曲（麸炒）、麦芽（炒）、莱菔子（炒）。

【药物性状】本品为棕褐色的大蜜丸；气香，味酸甜、微麻。

【主要功效】消食宽中，理气消胀。

【主要作用】用于饮食停滞，肠胃不和，气滞不舒，胸闷胀饱。

【剂型规格】丸剂，每丸重9克。

【服用方法】温开水送服。一次1～2丸，一日2次；儿童减半。

【用药提醒】孕妇及脾胃虚弱者勿用。

## 消积丸

【组成成分】大黄、六神曲（炒）、青皮（醋炙）、莪术（醋炙）、牵牛子（炒）、麦芽（炒）、陈皮、香附（醋炙）、山楂、五灵脂（醋炒）、三棱（醋炙）。

【药物性状】本品为黄褐色的水丸；气微香，味苦、微酸。

【主要功效】消积行滞。

【主要作用】用于食积，肉积，水积，气积引起的口臭口苦、口腔溃疡、腹胀打嗝、恶心呕吐、厌食、胃肠炎及胃肠溃烂、便秘便臭等。

【剂型规格】丸剂，每袋装6克。

【服用方法】温开水送服。一次6克，一日2次。

【用药提醒】①老年体弱身体素虚，消瘦气短身倦乏力，便溏者不宜服用；②哺乳期妇女慎用；③不宜与含有人参成分的药物同用。

# 复方鸡内金片

【组成成分】鸡内金、六神曲。辅料为淀粉、明胶、硬脂酸镁、滑石粉、蔗糖、柠檬黄。

【药物性状】本品为糖衣片，除去糖衣后显棕黄色；味甜。

【主要功效】健脾开胃，消食化积。

【主要作用】用于脾胃不和引起的食积胀满、饮食停滞、呕吐泄泻。

【剂型规格】片剂，每片重 0.25 克。

【服用方法】温开水送服。一次 2～4 片，一日 3 次。

【用药提醒】孕妇忌服。

# 保济丸

【组成成分】钩藤、菊花、蒺藜、厚朴、木香、苍术、天花粉、广藿香、葛根、化橘红、白芷、薏苡仁、稻芽、薄荷、茯苓、广东神曲等。

【药物性状】本品为朱红色的水丸；气芳香，味微苦、辛。

【主要功效】解表，祛湿，和中。

【主要作用】用于暑湿感冒，症见发热头痛、腹痛腹泻、恶心呕吐、肠胃不适；亦可用于晕车晕船。

【剂型规格】丸剂，每瓶装 3.7 克。

【服用方法】温开水送服。一次 1.85～3.7 克，一日 3 次。

【用药提醒】①不宜在服药期间同时服用滋补性中药；②外感燥热者不宜服用。

# 槟榔四消丸

【组成成分】槟榔、大黄（酒炒）、牵牛子（炒）、猪牙皂（炒）、香附（醋制）、五灵脂（醋炙）。

【药物性状】本品为浅褐色至褐色的水丸；气微香，味苦、辛。

【主要功效】消食导滞，行气泻水。

【主要作用】用于食积痰饮，消化不良，脘腹胀满，嗳气吞酸，大便秘结。

【剂型规格】丸剂，每袋装 6 克。

【服用方法】温开水送服。一次 6 克，一日 2 次。

【用药提醒】孕妇忌服。

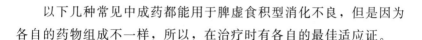

## 用于脾虚食积型消化不良的中成药

以下几种常见中成药都能用于脾虚食积型消化不良，但是因为各自的药物组成不一样，所以，在治疗时有各自的最佳适应证。

| 药品名称 | 最佳适应证 |
| --- | --- |
| 开胃山楂丸 | 消化不良而见脘腹胀满、食后疼痛者 |
| 健胃消食片 | 消化不良而见不思饮食、嗳腐酸臭、脘腹胀满者 |
| 开胃健脾丸 | 消化不良而见食欲不振、嗳气吞酸者 |
| 健脾丸 | 消化不良而见脘腹胀满、食少便溏者 |
| 启脾丸 | 消化不良而见腹胀便溏者 |
| 枳术丸 | 消化不良而见食少不化、脘腹痞满者 |

使用注意同气滞食积型消化不良。

### 开胃山楂丸

【组成成分】山楂、六神曲（炒）、槟榔、山药、白扁豆（炒）、鸡内金（炒）、枳壳（麸炒）、麦芽（炒）、砂仁。

【药物性状】本品为棕褐色的大蜜丸；气微，味酸、微甜。

【主要功效】行气健脾，消食导滞。

【主要作用】用于饮食积滞引起的脘腹胀满、食后疼痛，消化不良。

【剂型规格】丸剂，每丸重 9 克。

【服用方法】温开水送服。一次 1 丸，一日 1～2 次。

# 健胃消食片

【组成成分】太子参、陈皮、山药、麦芽（炒）、山楂。辅料为蔗糖、糊精。

【药物性状】本品为薄膜衣片，除去包衣后显浅棕黄色；气微香，味微甜、酸。

【主要功效】健胃消食。

【主要作用】用于脾胃虚弱所致的食积，症见不思饮食、嗳腐酸臭、脘腹胀满；消化不良见上述证候者。

【剂型规格】片剂，每片重 0.8 克（薄膜包衣）。

【服用方法】温开水送服。一次 3 片，一日 3 次，亦可咀嚼。

【用药提醒】①不能嚼碎片剂者，可将该药品磨成细颗粒冲服；②厌食症状在 1 周内未改善，并出现呕吐、腹痛症状者应及时向医师咨询。

# 开胃健脾丸

【组成成分】党参、白术、茯苓、山药、木香、黄连、煨肉豆蔻、炙甘草、陈皮、砂仁、山楂、六神曲（炒）、麦芽（炒）等。

【药物性状】本品为棕褐色至黑褐色的水蜜丸；味甘、微苦。

【主要功效】健脾和胃。

【主要作用】用于脾胃虚弱、中气不和所致的泄泻、痞满，症见食欲不振、嗳气吞酸、腹胀泄泻；消化不良见上述证候者。

【剂型规格】丸剂，每 10 丸重 1 克。

【服用方法】温开水送服。一次 6～9 克，一日 2 次。

【用药提醒】不适用于口干、舌少津，或有手足心热，食欲不振，脘腹作胀，大便干者。

# 健脾丸

【组成成分】党参、白术（炒）、陈皮、枳实（炒）、山楂（炒）、麦芽（炒）。

【药物性状】本品为棕褐色至黑褐色的小蜜丸或大蜜丸；味微

甜、微苦。

【主要功效】健脾开胃。

【主要作用】用于脾胃虚弱，脘腹胀满，食少便溏。

【剂型规格】丸剂；小蜜丸每袋装 9 克，大蜜丸每丸重 9 克。

【服用方法】温开水送服。小蜜丸一次 9 克，大蜜丸一次 1 丸，一日 2 次；小儿酌减。

## 启脾丸

【组成成分】人参、白术（炒）、茯苓、甘草、陈皮、山药、莲子（炒）、山楂（炒）、六神曲（炒）、麦芽（炒）、泽泻等。

【药物性状】本品为棕色的大蜜丸；味甜。

【主要功效】健脾和胃。

【主要作用】用于脾胃虚弱，消化不良，腹胀便溏。

【剂型规格】丸剂，每丸重 3 克。

【服用方法】温开水送服。一次 1 丸，一日 2～3 次；3 岁以内小儿酌减。

【用药提醒】①感冒时不宜服用；②长期厌食、体弱消瘦者及腹胀重、腹泻次数增多者应去医院就诊。

## 枳术丸

【组成成分】枳实（炒）、白术（麸炒）。

【药物性状】本品为褐色的水丸；气微香，味微苦。

【主要功效】健脾消食，行气化湿。

【主要作用】用于脾胃虚弱，食少不化，脘腹痞满。

【剂型规格】丸剂，每袋装 6 克。

【服用方法】温开水送服。一次 6 克，一日 2 次。

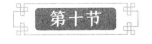

# 第十节　胆囊炎和胆结石

　　胆囊炎和胆结石是临床上常见的疾病。急性胆囊炎的症状，主要有右上腹痛、恶心、呕吐和发热等。急性胆囊炎会引起右上腹疼痛，一开始疼痛与胆绞痛非常相似，但急性胆囊炎引起的腹痛持续时间往往较长，深呼吸和改变体位常常能使疼痛加重，因此患者多喜欢向右侧静卧，以减轻腹痛。有些患者会有恶心和呕吐，但呕吐一般并不剧烈。大多数患者还伴有发热，体温通常在 38.0～38.5℃，高热和寒战并不多见。少数患者还有眼白和皮肤轻度发黄。当医生检查患者的腹部时，可以发现右上腹部有压痛，并有腹肌紧张，大约在 1/3 的患者中还能摸到肿大的胆囊。而大多数患者的胆囊炎是由胆结石引起的，长期的胆囊炎亦可以引起胆结石，因此，这两个病相互影响。

中医认为，急性胆囊炎和胆结石多为肝胆郁热、疏泄失常所致。当以清利肝胆、疏肝行气、调理气机为主。慢性胆囊炎和胆结石往往又兼有虚证，其中多以气虚为主，因此可以根据不同的虚证选用相应的补益药物再配合清肝利胆药物治疗。

以下几种常见中成药都能清肝利胆，用于胆囊炎和胆结石，但是因为各自的药物组成不一样，所以，在治疗时有各自的最佳适应证。

| 药品名称 | 最佳适应证 |
| --- | --- |
| 利胆排石片 | 胆囊炎和胆结石而见胁痛、大便不通者 |
| 消炎利胆片 | 胆囊炎和胆结石而见胁痛、口苦者 |
| 胆石片 | 胆囊炎和胆结石而见右上腹阵发性绞痛者 |
| 复方胆通片 | 急慢性胆囊炎、胆结石者 |
| 胆石通胶囊 | 胆囊炎和胆结石而见右胁疼痛、黄疸者 |
| 胆康片 | 急慢性胆囊炎、胆结石者 |
| 龙胆泻肝丸 | 胆囊炎而见口苦、小便涩痛者 |
| 胆舒胶囊 | 慢性胆囊炎、胆结石者 |

使用注意：

① 忌寒凉、酸涩、辛辣、油腻食物及海鲜。

② 不宜在服药期间同时服用其他滋补性中药。

③ 有高血压、心脏病、肝病、糖尿病、肾病等慢性病严重者应在医师指导下服用。

④ 服药一个疗程后症状无缓解，应去医院就诊。

⑤ 严格按照用法用量服用，年老体弱者应在医师指导下服用。

⑥ 对本类药品过敏者禁用，过敏体质者慎用。

⑦ 药品性状发生改变时禁止使用。

⑧ 请将药品放在儿童不能接触的地方。

## 利胆排石片

【组成成分】金钱草、茵陈、黄芩、木香、郁金、大黄、槟榔、枳实（麸炒）、芒硝（精制）、厚朴（姜制）。

【药物性状】本品为糖衣片，除去包衣后显棕褐色；味苦、咸。

【主要功效】清热利湿，利胆排石。

【主要作用】用于湿热蕴毒、腑气不通所致的胁痛、胆胀，症见胁肋胀痛、发热、尿黄、大便不通；胆囊炎、胆石症见上述证候者。

【剂型规格】片剂，每素片重 0.25 克。

【服用方法】用温开水送服。排石：一次 6～10 片，一日 2 次；炎症：一次 4～6 片，一日 2 次。

【用药提醒】①体弱、肝功能不良者慎用；②本品内所含郁金，畏丁香，忌与含丁香的药物同用；③孕妇禁用。

## 消炎利胆片

【组成成分】穿心莲、溪黄草、苦木。

【药物性状】本品为糖衣片，除去包衣后显灰绿色至褐绿色；味苦。

【主要功效】清热，祛湿，利胆。

【主要作用】用于肝胆湿热引起的胁痛、口苦；急性胆囊炎、胆管炎见上述证候者。

【剂型规格】片剂，片芯重 0.25 克，相当于饮片 2.6 克。

【服用方法】用温开水送服。一次 6 片，一日 3 次。

【用药提醒】①用药期间不宜同时服用温热性药物；②经期及哺乳期妇女慎用；③脾虚大便溏者慎用。

## 胆石片

【组成成分】牛胆水、火硝、鸡内金（炒）、枳壳、香附、木香、延胡索、黄连、白术、吴茱萸、高良姜、山楂等。

【药物性状】本品为浅黄棕色素片；气香，味苦。

【主要功效】舒肝利胆，行气止痛。

【主要作用】用于胆囊结石和肝内胆管结石气滞证，症见右上腹疼痛，或阵发性绞痛，痛引肩背，腹胀，胃脘痞满，厌食油腻等。

【剂型规格】片剂，每片重 0.5 克。

【服用方法】用温开水送服。一次 6 片，一日 3 次，3 个月为一个疗程。

【用药提醒】部分病例可有轻度腹泻及胃脘不适，一般可自行缓解。

## 复方胆通片

【组成成分】胆通、溪黄草、茵陈、穿心莲、大黄。

【药物性状】本品为糖衣片，除去糖衣后显棕褐色；味苦、涩。

【主要功效】清热利胆，解痉止痛。

【主要作用】用于急、慢性胆囊炎，胆管炎，胆囊、胆道结石合并感染，胆囊术后综合征，胆道功能性疾患等。

【剂型规格】片剂，每片重 0.35 克。

【服用方法】用温开水送服。一次 2 片，一日 3 次。

【用药提醒】脾胃虚寒者慎用。

## 胆石通胶囊

【组成成分】蒲公英、水线草、绵茵陈、广金钱草、溪黄草、枳壳、柴胡、大黄、黄芩、鹅胆干膏粉。

【药物性状】本品为硬胶囊，内容物为黄褐色至棕褐色的粉末；味略咸、微苦。

【主要功效】清热利湿，利胆排石。

【主要作用】用于肝胆湿热所致的胁痛、胆胀，症见右胁疼痛，痞满呕恶，尿黄口苦；胆石症、胆囊炎、胆道炎见上述证候者。

【剂型规格】胶囊剂，每粒装 0.65 克。

【服用方法】用温开水送服。成人一次 4～6 粒，一日 3 次，10 天为 1 个疗程，但服药期间石已排出即可停服。

【用药提醒】①孕妇慎服，严重消化性溃疡、心脏病及重症肌无力者忌用；②因泻下所致的脱水现象，可视情况饮用糖盐水或补液。

## 胆康片

【组成成分】柴胡、蒲公英、大黄、茵陈、人工牛黄、栀子、郁金、薄荷油。

【药物性状】本品为糖衣片，除去糖衣后显棕褐色；气香，味辛、微苦、涩。

【主要功效】舒肝利胆，清热解毒，消炎止痛。

【主要作用】用于急慢性胆囊炎、胆道结石等胆道疾患。

【剂型规格】片剂，每基片重 0.4 克。

【服用方法】用温开水送服。一次 4～5 片，一日 3 次，30 日为一个疗程。

【用药提醒】脾胃虚寒者慎用。

## 龙胆泻肝丸

【组成成分】龙胆、柴胡、黄芩、栀子（炒）、泽泻、关木通、车前子（盐炒）、当归（酒炒）、地黄、炙甘草。

【药物性状】本品为暗黄色的水丸；味苦。

【主要功效】清肝胆，利湿热。

【主要作用】用于肝胆湿热，头晕目赤，耳鸣耳聋，耳肿疼痛，胁痛口苦，尿赤涩痛，湿热带下。

【剂型规格】丸剂，每袋装 6 克。

【服用方法】用温开水送服。一次 3～6 克，一日 2 次。

【用药提醒】①龙胆泻肝丸属寒凉性药物，服用期间会导致胃凉或女性月经不调；②龙胆泻肝丸内含有的关木通会造成肾功能的损害，引发肾衰竭，情况严重者还可导致尿毒症；③孕妇、年老体弱者、大便溏软者慎用；④服本药时不宜同时服滋补性中成药。

## 胆舒胶囊

【组成成分】薄荷素油等。

【药物性状】本品为胶囊剂，内容物为白色油润颗粒；具薄荷的特异香气，味辛、凉。

【主要功效】舒肝解郁，利胆溶石。

【主要作用】主要用于慢性结石性胆囊炎、慢性胆囊炎及胆结石肝胆郁结、湿热胃滞证。

【剂型规格】胶囊剂，每粒装 0.45 克。

【服用方法】用温开水饭后送服。一次 1～2 粒，一日 3 次。

用于胆囊炎和胆结石的中成药相对较多，生活中常用的还有以下几种，在这里就不再详细介绍。在使用的时候患者要自己辨别，必要时在医师指导下使用。

| 药品名称 | 主要功效 | 适应证 |
| --- | --- | --- |
| 金胆片 | 利胆消炎 | 急慢性胆囊炎、胆石症以及胆道感染 |
| 金钱草颗粒 | 清利湿热，通淋，消肿 | 热淋，沙淋，尿涩作痛，黄疸尿赤，痈肿疔疮，毒蛇咬伤，肝胆结石，尿路结石 |

続表

| 药品名称 | 主要功效 | 适应证 |
|---|---|---|
| 乌军治胆片 | 疏肝解郁,利胆排石,泄热止痛 | 肝胆湿热所致的胁痛、胆胀,症见胁肋胀痛、发热、尿黄;胆囊炎、胆道感染或胆道术后见上述证候者 |

**胆囊炎和胆结石患者的注意事项:**

① 规律进食（一日三餐）是预防胆囊炎和胆结石的最好办法。

② 选择合理的饮食结构,改变高蛋白、高脂肪、高热量的饮食习惯。适当食用纤维素丰富的食物,如新鲜蔬菜、水果等,以改善胆固醇的排泄,预防胆囊炎和胆结石的形成。

③ 保持胆囊的收缩功能,防止胆汁长期淤滞。对长期禁食使用静脉内营养的患者,应定期使用胆囊收缩药物,如胆囊收缩素等预防胆囊炎和胆结石。

④ 积极治疗能引起胆囊炎和胆结石的一些原发病,如溶血性贫血和肝硬化,因为这些病易诱发胆囊胆色素类结石。

⑤ 要正确地选择治疗药物,对于慢性期有虚证表现者在选用以上清肝利胆药物外,还需要根据不同症状,选择相应的补益药物同时服用。

## 第十一节 乙型病毒性肝炎

乙型病毒性肝炎,简称乙肝,是一种由乙型肝炎病毒（HBV）感染机体后所引起的疾病。乙型肝炎病毒是一种嗜肝病毒,主要存在于肝细胞内并损害肝细胞,引起肝细胞炎症、坏死、纤维化和癌症。乙型病毒性肝炎分急性和慢性两种。急性乙型肝炎在成年人中90%可自愈,而慢性乙型肝炎表现不一,分为慢性乙肝病毒携带状态、慢性活动性乙型肝炎、乙肝肝硬化等。

本病属于中医"黄疸""胁痛"的范畴,中医认为,湿热毒邪是本病的主要致病因素，人体正气逐渐衰退是乙肝慢性化、迁延化的主要原因，病久者又常常兼有瘀血。根据症状不同，主要分为三种类型。

### 1. 湿热郁结型

主要表现为身目发黄，色泽鲜明，尿黄，恶心厌油，口苦，大便不畅，四肢倦怠乏力等，多见于急性乙型肝炎。治疗可选用一些清热化湿的中成药。

### 2. 肝郁脾虚型

主要表现为胁肋胀满疼痛，腹胀便稀，抑郁烦闷，全身乏力，饮食欠佳，面色萎黄，病程较久等。中医认为，脾胃是"后天之本"，且肝病多影响脾胃的功能，因此，治疗可选用一些疏肝健脾胃的中成药。

### 3. 瘀血阻络型

主要表现是胁肋刺痛，痛处固定，面色晦暗，肝脾肿大，或转化为肝硬化、肝癌。治疗可在扶正气的同时活血化瘀。

**自我鉴别**

对于乙肝证型的鉴别，主要辨别有没有虚证的表现。湿热郁结型主要鉴别点在于身目发黄，小便色黄，恶心厌油；肝郁脾虚型主要鉴别点在于腹胀便稀，面色萎黄，病程较久；瘀血阻络型主要鉴别点在于胁肋刺痛，痛处固定，肝脾肿大。临床上乙型肝炎患者，常常兼杂有各种证型，特别是对于慢性乙型肝炎患者，常常既有湿热，又有脾虚和血瘀的表现。

## ❀ 用于湿热郁结型乙肝的中成药 ❀

以下几种常见中成药都能用于湿热郁结型乙肝，但是因为各自的药物组成不一样，所以，在治疗时有各自的最佳适应证。

| 药品名称 | 最佳适应证 |
|---|---|
| 苦参素胶囊 | 湿热郁结型乙肝而见小便色黄者 |
| 茵栀黄颗粒 | 湿热郁结型乙肝而见身黄、目黄、小便黄赤者 |
| 青叶胆片 | 湿热郁结型乙肝而见黄疸尿赤、热淋涩痛者 |
| 五酯胶囊 | 湿热郁结型乙肝而见转氨酶升高者 |
| 灭澳灵片 | 湿热郁结型乙肝而见身黄、目黄、小便黄者 |

使用注意：

① 忌服辛辣、油腻及刺激性食物。

② 心脏病、糖尿病、肾病等慢性病严重者应在医师指导下服用。

③ 严格按用法用量服用，小儿、哺乳期妇女、年老体弱患者，应在医师指导下服用。

④ 服药 7 天后症状未改善，或出现其他严重症状时，应到医院就诊。

⑤ 对本类药品过敏者禁用，过敏体质者慎用。

⑥ 药品性状发生改变时禁止使用。

⑦ 儿童必须在成人监护下使用。

⑧ 请将药品放在儿童不能接触的地方。

⑨ 如正在使用其他药品，使用前请咨询医师或药师。

## 苦参素胶囊

【组成成分】氧化苦参碱。

【药物性状】本品为白色或类白色粉末和颗粒；无臭，味苦。

【主要功效】清热利湿。

【主要作用】用于慢性乙型病毒性肝炎的治疗。

【剂型规格】胶囊剂，每粒重 0.1 克。

【服用方法】温开水送服。成人一次 0.2 克（2 粒），一日 3 次，必要时可一次服 0.3 克（3 粒）。

【用药提醒】①常见的不良反应有恶心、呕吐、口苦、腹泻、上腹不适或疼痛，偶见皮疹、胸闷、发热，症状一般可自行缓解；②肝功能衰竭者慎用；③孕妇不宜使用，哺乳期妇女慎用。

## 茵栀黄颗粒

【组成成分】茵陈（绵茵陈）提取物、栀子提取物、黄芩提取物（以黄芩苷计）、金银花提取物。

【药物性状】本品为黄色至棕黄色颗粒；味甜、微苦。

【主要功效】清热解毒，利湿退黄。

【主要作用】用于肝胆湿热所致的黄疸，症见面目悉黄、胸胁胀痛、恶心呕吐、小便黄赤；急、慢性肝炎见上述证候者。

【剂型规格】颗粒剂，每袋装 3 克。

【服用方法】温开水冲服。一次 2 袋，一日 3 次，1 个月为一个疗程。

【用药提醒】妊娠及哺乳期妇女慎用。

## 青叶胆片

【组成成分】青叶胆。

【药物性状】本品为糖衣片，除去糖衣后显棕绿色；味苦。

【主要功效】清肝利胆，清热利湿。

【主要作用】用于黄疸尿赤，热淋涩痛。用于治疗急性传染性肝炎、急性肠炎。

【剂型规格】片剂，每瓶装 100 片。

【服用方法】温开水送服。一次 4～5 片，一日 4 次。

【用药提醒】属虚寒者慎用。

## 五酯胶囊

【组成成分】华中五味子。

【药物性状】本品为胶囊剂，内容物为淡棕黄色至棕色颗粒；具油脂性，味苦。

【主要功效】降低血清谷丙转氨酶。

【主要作用】用于慢性、迁延性肝炎谷丙转氨酶升高者。

【剂型规格】胶囊剂，每粒含五味子甲素11.25毫克。

【服用方法】温开水送服。一次2粒，一日3次；或遵医嘱。

## 灭澳灵片

【组成成分】板蓝根、刺五加、金银花、冬虫夏草。

【药物性状】本品为糖衣片，除去糖衣后显棕褐色；味微苦。

【主要功效】清热解毒，益肝补肾。

【主要作用】用于急慢性乙型肝炎及表面抗原健康携带者。

【剂型规格】片剂，每片重0.25克。

【服用方法】温开水送服。一次4片，一日3次。

## ✿ 用于肝郁脾虚型乙肝的中成药 ✿

以下几种常见中成药都能用于肝郁脾虚型乙肝，但是因为各自的药物组成不一样，所以，在治疗时有各自的最佳适应证。

| 药品名称 | 最佳适应证 |
| --- | --- |
| 维肝福泰片 | 肝郁脾虚型乙肝而见身体倦怠乏力者 |
| 柴胡舒肝丸 | 肝郁脾虚型乙肝而见食滞不清、呕吐酸水者 |
| 香砂六君丸 | 肝郁脾虚型乙肝而见进食后脘腹胀满、大便溏泄者 |
| 灵芝胶囊 | 肝郁脾虚型乙肝而见失眠健忘、身体虚弱者 |
| 云芝肝泰胶囊 | 肝郁脾虚型乙肝而见身体虚弱者 |

使用注意同湿热郁结型乙肝。

### 维肝福泰片

【组成成分】人参茎叶皂苷、五味子醇浸膏、树舌多糖粗粉、乌鸡浸膏。

【药物性状】本品为糖衣片，除去糖衣后显棕褐色；味苦。

【主要功效】滋补肝肾，益气养阴。

【主要作用】用于慢性乙型肝炎、迁延性肝炎、肝硬化及中毒性肝炎。

【剂型规格】片剂，每片重 0.4 克。

【服用方法】温开水送服。一次 2～3 片，一日 3 次。

## 柴胡舒肝丸

【组成成分】茯苓、白芍（酒炒）、陈皮、枳壳（麸炒）、甘草、桔梗、豆蔻、香附（醋制）、厚朴（姜制）、山楂（炒）、柴胡、紫苏梗、三棱（醋制）、莪术（醋制）、当归、防风、黄芩、木香、大黄（酒炒）、半夏（姜制）、六神曲（炒）、薄荷、槟榔（炒）、青皮（炒）、乌药等。

【药物性状】本品为黑褐色的小蜜丸或大蜜丸；味甜而苦。

【主要功效】舒肝理气，消胀止痛。

【主要作用】用于肝气不舒，胸胁痞闷，食滞不清，呕吐酸水。

【剂型规格】丸剂；小蜜丸每 100 丸重 20 克，大蜜丸每丸重 10 克。

【服用方法】温开水送服。小蜜丸一次 10 克，大蜜丸一次 1 丸，一日 2 次。

【用药提醒】孕妇及月经量多者忌服；身体虚弱者不宜服用。

## 香砂六君丸

【组成成分】木香、砂仁、党参、炒白术、茯苓、炙甘草、陈皮、姜半夏、生姜、大枣。

【药物性状】本品为黄棕色的水丸；气微香，味微甜、辛。

【主要功效】益气健脾，和胃。

【主要作用】用于脾虚气滞，消化不良，嗳气食少，脘腹胀满，大便溏泄。

【剂型规格】丸剂，每瓶装 60 克。

【服用方法】温开水送服。一次 6～9 克，一日 2～3 次。

【用药提醒】①不适用于口干、舌少津、大便干者；②不适用于急性胃肠炎，主要表现为恶心、呕吐、大便水泻频频、脘腹作痛。

## 灵芝胶囊

【组成成分】灵芝等。

【药物性状】本品为胶囊剂，内容物为棕褐色粉末；味苦、微涩。

【主要功效】宁心安神，健脾和胃。

【主要作用】用于失眠健忘，身体虚弱，神经衰弱。

【剂型规格】胶囊剂，每粒装 0.27 克。

【服用方法】温开水送服。一次 2 粒，一日 3 次。

## 云芝肝泰胶囊

【组成成分】云芝提取物。

【药物性状】本品为胶囊剂，内容物为黄褐色至黑褐色的粉末；气微，味淡。

【主要功效】免疫调节。

【主要作用】主要用于慢性活动性肝炎。

【剂型规格】胶囊剂，每粒装 0.28 克。

【服用方法】温开水送服。一次 4 粒，一日 3 次。

# ❀ 用于瘀血阻络型乙肝的中成药 ❀

以下几种常见中成药都能用于瘀血阻络型乙肝，但是因为各自的药物组成不一样，所以，在治疗时有各自的最佳适应证。

| 药品名称 | 最佳适应证 |
| --- | --- |
| 安络化纤丸 | 瘀血阻络型乙肝而见胁肋疼痛、肝硬化者 |
| 复方鳖甲软肝片 | 瘀血阻络型乙肝而见肝纤维化、肝硬化者 |
| 肝复乐片 | 瘀血阻络型乙肝出现肝硬化、肝癌而有气血亏虚的表现 |

使用注意同湿热郁结型乙肝。

# 安络化纤丸

【组成成分】地黄、三七、水蛭、僵蚕、地龙、白术、郁金、牛黄、瓦楞子、牡丹皮、大黄、生麦芽、鸡内金、水牛角浓缩粉。辅料为倍他环糊精。

【药物性状】本品为黑褐色的浓缩丸；气微，味苦。

【主要功效】健脾养肝，凉血活血，软坚散结。

【主要作用】用于慢性乙型肝炎，乙肝后早、中期肝硬化，表现为肝脾两虚、瘀热互结证候者，症见胁肋疼痛、脘腹胀满、神疲乏力、口干咽燥、纳食减少、便溏不爽、小便黄等。

【剂型规格】丸剂，每袋装 6 克。

【服用方法】温开水送服。一次 6 克，一日 2～3 次，3 个月为一个疗程。

【用药提醒】月经期停用，孕妇忌用。

# 复方鳖甲软肝片

【组成成分】鳖甲（制）、三七、赤芍、冬虫夏草、连翘、莪术、当归、党参、黄芪、紫河车、板蓝根。

【药物性状】本品为棕色至棕褐色的片；味微苦。

【主要功效】软坚散结，化瘀解毒，益气养血。

【主要作用】用于慢性乙型肝炎肝纤维化，以及早期肝硬化属瘀血阻络、气血亏虚兼热毒未尽证。症见胁肋隐痛或胁下痞块，面色晦暗，脘腹胀满，纳差便溏，神疲乏力，口干且苦，赤缕红丝等。

【剂型规格】片剂，每片重 0.5 克。

【服用方法】温开水送服。一次 4 片，一日 3 次，6 个月为一个疗程。

【用药提醒】孕妇禁用。

# 肝复乐片

【组成成分】党参、鳖甲（醋制）、重楼、白术（炒）、黄芪、陈皮、土鳖虫、大黄、桃仁、半枝莲、败酱草、茯苓、薏苡仁、郁金、苏木、牡蛎、茵陈、川木通、香附（制）、沉香、柴胡。

【药物性状】本品为白色薄膜衣片，除去包衣后显棕褐色；气香，味苦、微酸。

【主要功效】健脾理气，化瘀软坚，清热解毒。

【主要作用】用于以肝瘀脾虚为主证的原发性肝癌，症见上腹肿块，胁肋疼痛，神疲乏力，食少纳呆，脘腹胀满，心烦易怒，口苦咽干等。对于上述证候的乙型肝炎肝硬化患者的肝功能及肝纤维化血清学指标有改善作用。

【剂型规格】片剂，素片重 0.5 克（薄膜衣片）。

【服用方法】温开水送服。一次 6 片，一日 3 次。Ⅱ期原发性肝癌 2 个月为一个疗程；Ⅲ期原发性肝癌 1 个月为一个疗程。乙型肝炎肝硬化 3 个月为一个疗程。

【用药提醒】①少数患者开始服药出现腹泻，一般不影响继续治疗，多可自行缓解；②孕妇忌服；③有明显出血倾向者慎服。

**乙型病毒性型肝炎患者的注意事项：**

乙肝患者除了定期复查、正确用药治疗外，日常生活应格外注意。患者在生活上麻痹大意，不重视自我保健，不注意禁忌，会导致疾病迅速恶化。

① 禁忌饮食过量，特别是过多食用肉类和糖类。过多地食用肉类和糖类，会使多余的蛋白质和糖类转化为脂肪而储藏，肝脏是重要储藏点，久而久之形成脂肪肝，使肝脏负担加重，促使乙肝恶化。乙肝患者最好安排多样化的均衡饮食，尤其是要自我控制体重，少食动物脂肪、油炸食品、咸肉、全脂牛奶等。

② 禁酒。酒的主要成分是乙醇，乙醇在肝脏内可以转化为醛，它们对肝脏都有直接的损害作用，可使肝细胞发生变性和坏死。乙肝患者本身肝细胞已有损害，加上饮酒更加是雪上加霜，促使病情加重，向肝硬化甚至肝癌方向演变。

③ 禁忌过多的体力和脑力劳动。劳累过度消耗大量营养和氧

气，导致肝脏能量供应大幅度减少，削弱肝脏的抗病力。乙肝患者病情平稳时，主张适当运动，适当休息，劳逸结合，并要求掌握好运动的"度"，活动以不感到疲乏、恶心、腰痛为准。做到起居有常，生活规律，养成良好的生活习惯。病情波动期，最好卧床休息，静养康复。

④ 禁忌发怒、抑郁。中医认为"肝为将军之官"，性喜条达。长期郁愤可以导致肝气郁结，引起生理功能的紊乱。所以乙肝患者应保持心胸开阔，情绪乐观，这样才能减轻病痛，增强机体免疫功能，最终战胜疾病。

⑤ 禁忌过度纵欲。过度纵欲，引起大脑皮质长期处于兴奋状态，不仅使血液循环加快，呼吸急促，肌肉紧张，而且伤耗元气，损害肝肾，产生诸如疲倦、腰酸腿软、食欲不振、头晕耳鸣、失眠健忘等症状。对于肝脏功能基础本来较差的乙肝患者来说，纵欲无疑是一个"杀手"。所以乙肝病情不稳定时，一定要禁房事；处于病毒携带状态或病情稳定时期的患者，也应该主动控制性生活的频率。

⑥ 禁忌乱用药物。肝脏是人体重要的代谢器官，许多药物都要在肝脏内分解、转化、解毒。乱用药物必定会加重肝脏的代谢负担。另外，各种中西药物的成分复杂，药物之间的化学作用很可能导致肝脏损害加重。加上药物本身长期使用也会有一定的毒副作用，最终也会产生诸如脂肪肝、药源性肝纤维化甚至发展为肝硬化的严重情况。乙肝患者用药的原则是：少而精，以安全有效为准。

## 第十二节　腹泻

　　腹泻是指排便次数增多，粪便稀薄，甚至排出的是水样便。在日常生活中，过食冷饮，或者吃了不干净的食物，或者天气变冷，肚子受凉等，都有可能会引起腹泻。

中医认为腹泻（泄泻）是由于感受外邪，或饮食不当，或脾胃虚弱，肾阳不足等引起的排便次数增多，粪便稀溏甚至泻出水样便为主要临床表现的病证。根据不同的临床表现，主要分为三种类型。

## 1. 湿热型

主要是感受外界的湿热邪气，或者吃了不干净的食物，或者过食油腻生冷的食物等，导致脾胃功能受损而泄泻。临床表现主要为腹痛，泄泻急迫，泻下如水，或者泻后不舒服，粪便颜色黄褐而臭，兼见心烦口渴、小便色深、肛门灼热等。临床上多选用清热燥湿、行气止痛的中成药。

## 2. 脾胃虚弱型

主要是由于长期饮食不规律，过于劳累或者久病不愈等导致脾胃虚弱而泄泻。临床表现主要为大便稀溏，反复发作，稍有饮食不注意，大便次数就增多，粪便中见未消化的食物，兼见饮食减少、腹部胀满不舒服、疲倦乏力等。临床上多选用健脾益胃的中成药。

## 3. 脾肾阳虚型

主要是由于久病之后，肾阳受损或者年老体弱阳气不足等导致脾肾阳虚，不能帮助消化食物而致泄泻。临床表现主要为每到黎明之前就腹痛，肠鸣泄泻，粪便为未消化的食物，泻完后就舒服，兼见怕冷、腹部喜暖、腰膝酸软等。临床上多选用温中散寒、健脾益肾的中成药。

### 自我鉴别

急性泄泻，泻下腹痛，粪便黄褐而臭，肛门灼热明显的多为湿热型；大便清稀，反复发作，腹痛不明显，稍进油腻的食物大便次数就增多，疲倦乏力明显的多为脾胃虚弱型；发生在黎明之前，腹痛明显，肠鸣，粪便见未消化的食物，泻后舒服，腰膝酸软明显的多为脾肾阳虚型。

# 用于湿热型泄泻的中成药

以下几种常见中成药都能用于湿热型泄泻，但是因为各自的药物组成不一样，所以，在治疗时有各自的最佳适应证。

| 药品名称 | 最佳适应证 |
| --- | --- |
| 葛根芩连片 | 湿热型泄泻而见便黄而黏、肛门灼热、心烦口渴明显者 |
| 香连片 | 湿热型泄泻而见腹痛明显者 |
| 萸连片 | 湿热型泄泻而见胁部疼痛、吐酸水明显者 |
| 湿热片 | 湿热型泄泻而见腹痛、便中带血明显者 |
| 胃肠宁片 | 湿热型泄泻而见便黄、消化不良者 |
| 肠炎宁片 | 湿热型泄泻而见腹痛、便黄，细菌性痢疾 |
| 肠康片 | 湿热型泄泻而见腹痛者 |

使用注意：

① 孕妇慎用。

② 忌食辛辣、油腻食物。

③ 高血压、心脏病、肾脏病、水肿的患者，孕妇、哺乳期妇女或正在接受其他治疗的患者，应在医师指导下服用。

④ 按照用法用量服用，小儿及年老体虚者应在医师指导下服用。

⑤ 治疗因滥用抗生素造成的菌群紊乱疗效欠佳。

⑥ 对本类药品过敏者禁用，过敏体质者慎用。

⑦ 药品性状发生改变时禁止使用。

⑧ 儿童必须在成人监护下使用。

## 葛根芩连片

【组成成分】葛根、黄芩、黄连、炙甘草。

【药物性状】本品为黄棕色至棕色的片；气微，味苦。

【主要功效】解肌，清热，止泻。

【主要作用】用于湿热型泄泻而见腹痛、便黄而黏、肛门灼热、心烦口渴等。

【剂型规格】片剂，每片重 0.6 克。

【服用方法】口服。一次 3～4 片，一日 3 次。

【用药提醒】泄泻腹部凉痛者忌服。

## 香连片

【组成成分】黄连（吴茱萸制）、木香等。

【药物性状】本品为薄膜衣片，除去包衣后显黄褐色；气微，味苦。

【主要功效】清热燥湿，行气止痛。

【主要作用】用于大肠湿热所致的痢疾，症见大便脓血、里急后重、发热腹痛；肠炎、细菌性痢疾见上述证候者。

【剂型规格】片剂；薄膜衣小片每片重 0.1 克，薄膜衣大片每片重 0.3 克。

【服用方法】口服。一次 5 片（大片），一日 3 次；小儿一次 2～3 片（小片），一日 3 次。

## 黄连片

【组成成分】黄连（姜汁炒）、吴茱萸（盐炙）、木香

【药物性状】本品为黄色至棕黄色的片或糖衣片；味苦。

【主要功效】泻火止痛。

【主要作用】用于湿热型泄泻而见腹痛、胁部疼痛、吐酸水等。

【剂型规格】片剂，每片重 0.32 克。

【服用方法】口服。一次 5～8 片，一日 3 次。

## 湿热片

【组成成分】大黄、槐花（炒炭）、苍术（泡）、侧柏叶（炒炭）、羌活、金银花、制川乌、赤石脂（制）、苦杏仁、槟榔（炒）。

【药物性状】本品为糖衣片，除去糖衣后显棕褐色；味苦。

【主要功效】清热燥湿，涩肠止痢。

【主要作用】用于湿热型泄泻而见腹痛、便中带血等。

【剂型规格】片剂，每片重 0.25 克。

【服用方法】口服。一次 4 片，一日 2～3 次。

## 胃肠宁片

【组成成分】布渣叶、辣蓼、番石榴叶、火炭母、功劳木。辅料为硬脂酸镁。

【药物性状】本品为白色圆形糖衣片，除去糖衣后显棕褐黑色；味苦。

【主要功效】清热祛湿，健胃止泻。

【主要作用】用于湿热型泄泻而见腹痛、便黄、消化不良等。

【剂型规格】片剂，每片相当于总药材 4.2 克。

【服用方法】口服。一次 6 片，一日 3 次。

## 肠炎宁片

【组成成分】地锦草、金毛耳草、樟树根、香薷、枫香树叶。

【药物性状】本品为糖衣片，除去糖衣后显棕褐色；气芳香，味酸、微苦。

【主要功效】清热利湿，行气。

【主要作用】用于大肠湿热所致的泄泻、痢疾，症见大便泄泻，或大便脓血、里急后重、腹痛腹胀；急慢性胃肠炎、腹泻、细菌性痢疾、小儿消化不良见上述证候者。

【剂型规格】片剂，每片重 0.28 克。

【服用方法】口服。一次 4～6 片，一日 3～4 次；小儿酌减。

## 肠康片

【组成成分】盐酸小檗碱、木香、吴茱萸（制）。

【药物性状】本品为薄膜衣片，除去包衣后显棕黄色；气香，味苦。

【主要功效】清热燥湿，理气止痛。

【主要作用】用于湿热型泄泻而见腹痛者。

【剂型规格】片剂，每片含盐酸小檗碱 0.05 克。

【服用方法】口服。一次 2～4 片，一日 2 次。

【用药提醒】①偶有恶心、呕吐、皮疹和药热，停药后即消失；②对盐酸小檗碱过敏者和有溶血性贫血史者禁服。

用于湿热型泄泻的中成药相对较多，生活中常用的还有以下几种，在这里就不再详细介绍。在使用的时候患者要自己辨别，必要时在医师指导下使用。

| 药品名称 | 主要功效 | 适应证 |
| --- | --- | --- |
| 正露丸 | 化滞止泻 | 湿热型泄泻而见食欲不振、恶心呕吐、腹胀腹泻者 |
| 九味清热胶囊 | 清热解毒，辟秽消暑，和中止泻 | 湿热中阻所致的腹泻 |
| 止泻灵片 | 清热利湿，健脾，涩肠止泻 | 湿热型泄泻而见腹痛、消化不良者 |
| 腹可安片 | 清热利湿，收敛止痛 | 湿热型泄泻而见腹痛、呕吐明显者 |
| 复方苦参肠炎康片 | 清热燥湿止泻 | 湿热型泄泻见泄后不爽、腹痛、肛门灼热者 |
| 克泻灵片 | 清热燥湿，祛风解毒，止泻整肠 | 湿热型泄泻见泻下急迫、腹痛、粪便黄褐而臭、心烦口渴明显者 |
| 泻停封胶囊 | 清热解毒，燥湿止痢 | 湿热型泄泻见腹痛、口臭、嗳气明显者 |
| 克泻胶囊 | 清热利湿，消食止泻 | 湿热型泄泻见肛门灼热、粪便呈稀水样、腹满、呕吐者 |
| 复方黄连素片 | 清热燥湿、行气止痛,止痢止泻 | 湿热型泄泻见泄出黄色水样便、肛门灼热者 |

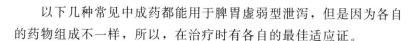

# 用于脾胃虚弱型泄泻的中成药

以下几种常见中成药都能用于脾胃虚弱型泄泻，但是因为各自的药物组成不一样，所以，在治疗时有各自的最佳适应证。

| 药品名称 | 最佳适应证 |
| --- | --- |
| 补脾益肠丸 | 脾胃虚弱型泄泻而见腹痛、肠鸣、腹胀明显者 |
| 香砂理中丸 | 脾胃虚弱型泄泻而见腹痛气滞、反胃明显者 |
| 香砂六君片 | 脾胃虚弱型泄泻见消化不良、嗳气食少、脘腹胀满者 |
| 资生丸 | 脾胃虚弱型泄泻见食欲不振、疲倦乏力、腹满者 |
| 养胃片 | 脾胃虚弱型泄泻见消化不良、腹满、腹痛、肠鸣者 |
| 理中丸 | 脾胃虚弱型泄泻见喜温喜按、呕吐、怕冷、食少者 |
| 肠胃宁片 | 脾胃虚弱型泄泻见腹痛、腹胀、胃部不适、小腹胀满者 |

使用注意：

① 服药期间忌食生冷、辛辣油腻之物。

② 感冒发热者慎用，孕妇慎用。

③ 有慢性结肠炎、溃疡性结肠炎便脓血等慢性病史者，患泄泻后应在医师指导下使用。

④ 小儿用法用量，请咨询医师或药师。

⑤ 过敏体质者慎用。

⑥ 药品性状发生改变时禁止服用。

⑦ 儿童必须在成人监护下使用。

⑧ 请将药品放在儿童不能接触的地方。

⑨ 如正在服用其他药品，使用前请咨询医师或药师。

## 补脾益肠丸

【组成成分】白芍、白术（土炒）、补骨脂（盐制）、赤石脂

（煅）、当归（土炒）、党参（米炒）、防风、干姜（炮）、甘草、黄芪、荔枝核、木香、肉桂、砂仁、延胡索（醋制）等。

【药物性状】本品为黑色的包衣水蜜丸；断面可见两层，外层为棕褐色至黑褐色，内层为黄棕色至红棕色；气香，味甘辛、微苦。

【主要功效】补中益气，健脾和胃，涩肠止泻。

【主要作用】用于脾虚泄泻，症见腹泻腹痛、腹胀、肠鸣等。

【剂型规格】丸剂，每瓶装 90 克。

【服用方法】口服。一次 6 克，一日 3 次；儿童酌减；重症加量或遵医嘱。30 天为一个疗程，一般连服 2～3 个疗程。

【用药提醒】泄泻时腹部热胀痛者忌服；肝肾功能受损者不宜用。

## 香砂理中丸

【组成成分】人参、白术（炒）、干姜（炮）、甘草（炙）、木香、砂仁（炒）。

【药物性状】本品为棕黑色的大蜜丸；气香，味苦、甜、微辛。

【主要功效】健脾和胃，温中行气。

【主要作用】用于脾虚泄泻，症见腹痛气滞、反胃等。

【剂型规格】丸剂，每丸重 9 克。

【服用方法】口服。一次 1 丸，一日 2 次。

## 香砂六君片

【组成成分】木香、砂仁、党参、白术（炒）、茯苓、甘草（蜜炙）、陈皮、半夏（姜制）、生姜、大枣。

【药物性状】本品为淡黄色片；气香，味微甘、微辛。

【主要功效】益气健脾，和胃。

【主要作用】用于脾虚泄泻，症见消化不良、嗳气食少、脘腹胀满、大便溏泄。

【剂型规格】片剂，每片重 0.46 克。

【服用方法】口服。一次 4~6 片，一日 2~3 次。

# 资生丸

【组成成分】党参（炒）、茯苓、甘草（制）、山药、白术（炒）、白扁豆（炒）、芡实、莲子、山楂（炭）、六神曲、麦芽（焦）、薏苡仁、陈皮、黄连、泽泻、豆蔻、广藿香、桔梗等。

【药物性状】本品为棕色的浓缩丸；味甘、酸、苦。

【主要功效】健脾开胃，消食止泻。

【主要作用】用于脾虚泄泻，症见食欲不振、疲倦乏力、腹满等。

【剂型规格】丸剂，每 10 丸相当于原药材 3 克。

【服用方法】口服。一次 10 丸，一日 3 次。

# 养胃片

【组成成分】木香、麦芽、茯苓、甘草、陈皮、砂仁、豆蔻、白术、苍术、香附、厚朴、党参、六神曲、半夏曲、藿香油。

【药物性状】本品为棕褐色的片；气香，味微苦。

【主要功效】健胃消食，助气止痛。

【主要作用】用于脾虚泄泻，症见消化不良、腹满、腹痛、肠鸣等。

【剂型规格】片剂，每片重 0.6 克。

【服用方法】口服。一次 4~8 片，一日 2 次。

# 理中丸

【组成成分】党参、炮姜、土白术、炙甘草等。

【药物性状】本品为黄棕色至棕褐色的大蜜丸；味甜而辣。

【主要功效】温中散寒，健胃。

【主要作用】用于脾虚泄泻，症见腹泻腹痛、喜温喜按、呕吐、怕冷、食少等。

【剂型规格】丸剂，每丸重 9 克。

【服用方法】口服。一次 1 丸，一日 2 次；小儿酌减。

# 肠胃宁片

【组成成分】党参、白术、黄芪、赤石脂、姜炭、木香、砂仁、补骨脂、葛根、防风、白芍、延胡索、当归、儿茶、罂粟壳、炙甘草。

【药物性状】本品为糖衣片，除去糖衣后显黑褐色；气香，味苦。

【主要功效】健脾益肾，温中止痛，涩肠止泻。

【主要作用】用于脾虚泄泻，症见腹痛、腹胀、胃部不适、小腹胀满等。

【剂型规格】片剂，每片重0.3克。

【服用方法】口服。一次4～5片，一日3次。

用于脾胃虚弱型泄泻的中成药相对较多，生活中常用的还有以下几种，在这里就不再详细介绍。在使用的时候患者要自己辨别，必要时在医师指导下使用。

| 药品名称 | 主要功效 | 适应证 |
|---|---|---|
| 香芷正气胶囊 | 醒脾化湿,温中止泻 | 脾胃虚弱型泄泻而见腹泻、恶心呕吐者 |
| 肠泰合剂 | 益气健脾,消食和胃 | 脾胃虚弱型泄泻而见疲倦懒言、食少腹胀者 |
| 胃肠灵胶囊 | 温中祛寒,健脾止泻 | 脾胃虚弱型泄泻而见腹部冷痛、大便稀溏者 |
| 健脾资生丸 | 补益脾胃,消食止泻 | 脾胃虚弱型泄泻而见消化不良、腹胀等 |
| 参苓白术散 | 补脾胃,益肺气 | 脾胃虚弱型泄泻而见食少、呕吐、腹胀、四肢无力者 |

## ❀ 用于脾肾阳虚型泄泻的中成药 ❀

以下几种常见中成药都能用于脾肾阳虚型泄泻，但是因为各自的药物组成不一样，所以，在治疗时有各自的最佳适应证。

| 药品名称 | 最佳适应证 |
|---|---|
| 固本益肠片 | 脾肾阳虚型泄泻见腹泻腹痛、腰膝酸软、怕冷、乏力 |
| 温中止泻丸 | 脾肾阳虚型泄泻见腰膝酸软、腹痛、呕吐 |
| 四神丸 | 脾肾阳虚型泄泻见腰膝酸软、肢冷、食欲不振 |
| 肉蔻四神丸 | 脾肾阳虚型泄泻见黎明腹痛、腰膝酸软、面黄体瘦 |
| 老蔻丸 | 脾肾阳虚型泄泻见腹痛、水谷不化、食冷加重 |
| 洁白胶囊 | 脾肾阳虚型泄泻见腹胀、肢冷、呕吐、小便不利 |

使用注意：

① 服药期间忌食生冷、辛辣油腻之物。

② 有慢性结肠炎、溃疡性结肠炎便脓血等慢性病史者，患泄泻后应在医师指导下使用。

③ 小儿用法用量，请咨询医师或药师。

④ 过敏体质者慎用。

⑤ 药品性状发生改变时禁止服用。

⑥ 儿童必须在成人监护下使用。

⑦ 泄泻时腹部热胀痛者忌服。

## 固本益肠片

【组成成分】党参、麸炒白术、炮姜、麸炒山药、黄芪、补骨脂、酒当归、炒白芍、醋延胡索、煨木香、地榆、煅赤石脂、儿茶、炙甘草等。

【药物性状】本品为棕色或棕黄色片；气微香，味微苦。

【主要功效】健脾温肾，涩肠止泻。

【主要作用】用于脾肾阳虚型泄泻见腹泻腹痛、腰膝酸软、怕冷、乏力等。

【剂型规格】片剂，每片重 0.32 克。

【服用方法】口服。一次 8 片，一日 3 次。

## 温中止泻丸

【组成成分】香附（制）、陈皮、六神曲、广藿香、山楂（炒）、厚朴（姜制）、白术（土炒）、半夏（制）、白扁豆（姜炒）、茯苓、砂仁（姜炒）、豆蔻、麦芽（炒）、肉桂、苍术（麸炒）、木香、泽泻（麸炒）、丁香、白芷、甘草（蜜炙）、冰片、细辛（去叶）、生姜。

【药物性状】本品为棕褐色的水蜜丸或大蜜丸；气香，味苦、微甜，有辛辣感。

【主要功效】健脾暖胃，消积舒气，止痛止泻。

【主要作用】用于脾肾阳虚型泄泻见腹泻腹痛、腰膝酸软、呕吐等。

【剂型规格】丸剂；水蜜丸每瓶装 4.5 克，大蜜丸每丸重 3 克。

【服用方法】口服。水蜜丸一次 2.5～4.5 克，大蜜丸一次 1～2 丸，一日 2 次；小儿酌减。

## 四神丸

【组成成分】补骨脂（盐炒）、肉豆蔻（煨）、五味子（醋制）、吴茱萸（制）、大枣（去核）。

【药物性状】本品为浅褐色至褐色的水丸；气微香，味苦、咸而带酸、辛。

【主要功效】温肾暖脾，涩肠止泻。

【主要作用】用于脾肾阳虚型泄泻见腹痛、腰膝酸软、肢冷、食欲不振等。

【剂型规格】丸剂，每袋装 9 克。

【服用方法】口服。一次 9 克，一日 1～2 次。

## 肉蔻四神丸

【组成成分】补骨脂（盐水制）、木香、肉豆蔻（面粉煨）、罂粟壳、诃子肉、白芍、干姜、白术（麸炒）、吴茱萸（甘草水制）。

【药物性状】本品为棕褐色水丸；气微香，味苦、辛。

【主要功效】温中散寒，补脾止泻。

【主要作用】用于脾肾阳虚型泄泻见黎明腹痛、腰膝酸软、面黄体瘦、食欲不振等。

【剂型规格】丸剂，每袋装 6 克。

【服用方法】口服。一次 6 克，一日 2 次。

【用药提醒】本品含罂粟壳，长期服用可能会产生依赖性，应在医师指导下服用。

## 老蔻丸

【组成成分】豆蔻、砂仁、肉桂、丁香、当归、川芎、山楂（炒）、六神曲（炒）、白术（麸炒）、甘草、青皮（醋制）、陈皮、乌药、莱菔子（炒）、大黄（酒蒸）、牵牛子（炒）、木香、枳壳（麸炒）、厚朴（姜制）、三棱（醋制）、莪术（醋制）、清半夏、草果仁、槟榔（炒）。

【药物性状】本品为浅棕褐色至棕褐色的大蜜丸；气香，味苦、甜、微辛。

【主要功效】开郁舒气，温胃消食。

【主要作用】用于脾肾阳虚型泄泻见腹痛、水谷不化、食冷加重等。

【剂型规格】丸剂，每丸重 9 克。

【服用方法】口服。一次 1 丸，一日 2 次。

## 洁白胶囊

【组成成分】诃子（煨）、肉豆蔻、草果仁、草豆蔻、沉香、丁香、五灵脂膏、红花、石榴子、木瓜、土木香、寒水石（平制）、翼首草、石灰华。

【药物性状】本品为胶囊剂，内容物为暗褐色的细小颗粒；气香，味涩、苦、辛。

【主要功效】健脾和胃，止痛止吐，分清泌浊。

【主要作用】用于脾肾阳虚型泄泻见腹胀、肢冷、呕吐、小便不利等。

【剂型规格】胶囊剂，每粒装 0.4 克。

【服用方法】口服。一次 2 粒，一日 2～3 次。

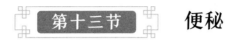

# 第十三节　便秘

便秘是指排便次数太少，或者排便困难，大便干结且少。便秘是办公室人群和老年人发病率较高的疾病。便秘造成的危害不少，痔疮、直肠炎、食欲不振、结肠癌、心脑血管疾病等都有可能由便秘引起。

中医认为便秘是指肠胃有热，气阴不足或情志不和等引起的大便秘结不通，排便时间延长，或想大便而难以解出的病症。常见证型如下。

### 1. 肠胃积热型

阳气亢盛，或饮酒过多，或吃辛辣食物等都可导致肠胃有热，耗伤津液，以致肠道干涩，大便不通。临床表现为大便干结、腹胀、口干口臭、心烦、爱喝冷饮等。一般选用健脾和胃、消积导滞的中成药。

### 2. 脾肾阳虚型

年老体弱，阳气不足，导致肠道蠕动减慢而出现的便秘。临床表现为排便困难、面色发白、四肢发冷，或者腹部冷痛、腰膝酸冷等。一般选用滋补脾肾、温阳通便的中成药。

### 3. 阴虚肠燥型

病后，产后或年老体弱，或出汗过多，或糖尿病患者阴液亏少，导致肠道干涩，大便秘结。临床表现为大便干结如羊屎、口干耳鸣、疲乏、失眠健忘等。一般选用润肠通便的中成药。

便秘的自我鉴别要分清寒热虚实。大便干燥坚硬、肛门灼热、口干口臭多为肠胃积热型；大便困难、面色发白、怕冷多为脾肾阳虚型；大便干结如羊粪、口干少津多为阴虚肠燥型。

# ❀ 用于肠胃积热型便秘的中成药 ❀

以下几种常见中成药都能用于肠胃积热型便秘，但是因为各自的药物组成不一样，所以，在治疗时有各自的最佳适应证。

| 药品名称 | 最佳适应证 |
| --- | --- |
| 清宁丸 | 肠胃积热型便秘而见口舌生疮、腹部胀痛、牙痛明显者 |
| 龙荟丸 | 肠胃积热型便秘而见肝火旺盛、小便赤涩者 |
| 栀子金花丸 | 肠胃积热型便秘而见牙龈肿痛、咽痛明显者 |
| 四季三黄丸 | 肠胃积热型便秘而见小便赤黄、口鼻生疮、咽喉疼痛明显者 |
| 京制牛黄解毒片 | 肠胃积热型便秘而见头晕目眩、口鼻生疮、眼痛耳鸣者 |
| 黄连上清丸 | 肠胃积热型便秘而见小便色黄、耳痛耳鸣、头晕目眩明显者 |
| 当归龙荟丸 | 肠胃积热型便秘而见心烦不宁、胁肋疼痛、脘腹胀痛者 |
| 舒秘胶囊 | 肠胃积热型便秘而见面红身热、口干口臭明显者 |
| 三黄片 | 肠胃积热型便秘而见目赤肿痛、口鼻生疮、心烦口渴者 |

使用注意：

① 虚寒者不宜用。

② 忌烟、酒及辛辣食物。

③ 不宜在服药期间同时服用滋补性中药。

④ 服药后大便次数增多且不成形者，应酌情减量。

⑤ 严格按用法用量服用，不宜长期服用。

⑥ 对本类药品过敏者禁用，过敏体质者慎用。

⑦ 药品性状发生改变时禁止使用。

⑧ 儿童必须在成人监护下使用。

⑨ 请将药品放在儿童不能接触的地方。

# 清宁丸

【组成成分】大黄、绿豆、车前草、白术（炒）、黑豆、半夏（制）、香附（醋制）、桑叶、桃枝、牛乳、厚朴（姜制）、麦芽、陈皮、侧柏叶。

【药物性状】本品为黑色的大蜜丸；味苦。

【主要功效】清热泻火，通便。

【主要作用】用于肠胃积热型便秘而见口舌生疮、腹部胀痛、牙痛等。

【剂型规格】丸剂，每丸重9克。

【服用方法】温开水冲服。一次1丸，一日1～2次。

# 龙荟丸

【组成成分】龙胆、芦荟、大黄、青黛、栀子、当归、黄芩、木香。

【药物性状】本品为灰色水丸；具芦荟臭气，味苦。

【主要功效】泻火通便。

【主要作用】用于肠胃积热型便秘而见肝火旺盛、小便赤涩等。

【剂型规格】丸剂，每瓶装60克、125克。

【服用方法】口服。一次3～6克，一日1～2次，饭前服用。

【用药提醒】孕妇忌服。

# 栀子金花丸

【组成成分】栀子、金银花、黄芩、黄柏、大黄、黄连、知母、天花粉。

【药物性状】本品为黄色至黄褐色的水丸；味苦。

【主要功效】清热泻火，凉血解毒。

【主要作用】用于肠胃积热型便秘而见牙龈肿痛、咽痛等。

【剂型规格】丸剂，每袋装9克。

【服用方法】口服。一次9克，一日1次。

【用药提醒】孕妇慎用。

## 四季三黄丸

【组成成分】大黄、黄芩、黄柏、栀子。

【药物性状】本品为黄色的水丸；味苦。

【主要功效】消炎退热，通便利水。

【主要作用】用于肠胃积热型便秘而见小便赤黄、口鼻生疮、咽喉疼痛等。

【剂型规格】丸剂，每袋装6克。

【服用方法】口服。一次6克，一日1次。

## 京制牛黄解毒片

【组成成分】黄连、黄柏、石膏、金银花、薄荷、桔梗、连翘、大黄、黄芩、栀子（姜炙）、菊花、荆芥穗、防风、旋覆花、白芷、川芎、蔓荆子（微炒）、蚕沙、甘草、人工牛黄、冰片。

【药物性状】本品为素片或包衣片，素片或除去包衣后的片芯显棕黄色；有冰片香气，味苦、凉。

【主要功效】清热解毒，散风止痛。

【主要作用】用于肠胃积热型便秘而见头晕目眩、口鼻生疮、眼痛耳鸣等。

【剂型规格】片剂，每片重0.62克。

【服用方法】口服。一次2片，一日2次。

【用药提醒】孕妇忌服。

## 黄连上清丸

【组成成分】黄连、栀子（姜制）、连翘、蔓荆子（炒）、防风、荆芥穗、白芷、黄芩、菊花、薄荷、酒大黄、黄柏（酒炒）、桔梗、川芎、石膏、旋覆花、甘草等。

【药物性状】本品为暗黄色至黄褐色的水丸、黄棕色至棕褐色的水蜜丸或黑褐色的大蜜丸；气芳香，味苦。

【主要功效】散风清热，泻火止痛。

【主要作用】用于肠胃积热型便秘而见小便色黄、口舌生疮、耳痛耳鸣、头晕目眩等。

【剂型规格】丸剂；水丸及水蜜丸每袋装 6 克，大蜜丸每丸重 9 克。

【服用方法】口服。水丸或水蜜丸一次 3～6 克，大蜜丸一次 1～2 丸，一日 2 次。

【用药提醒】孕妇忌服。

## 当归龙荟丸

【组成成分】当归（酒炒）、龙胆（酒炙）、芦荟、青黛、栀子、黄连（酒炒）、黄芩（酒炒）、黄柏（盐炒）、大黄（酒炒）、木香、人工麝香。

【药物性状】本品为黄绿色至深褐色的水丸；气微，味苦。

【主要功效】泻火通便。

【主要作用】用于肠胃积热型便秘而见心烦不宁、胁肋疼痛、脘腹胀痛等。

【剂型规格】丸剂，每袋装 6 克。

【服用方法】口服。一次 6 克，一日 2 次。

【用药提醒】孕妇忌服；肝肾受损者不宜用。

## 舒秘胶囊

【组成成分】芦荟。辅料为硬脂酸镁。

【药物性状】本品为胶囊剂，内容物为暗褐色或深褐色的粉末或颗粒；味极苦。

【主要功效】清热通便。

【主要作用】用于肠胃积热型便秘而见面红身热、口干口臭等。

【剂型规格】胶囊剂，每粒装 0.3 克。

【服用方法】口服。每晚睡前 2 粒。

# 三黄片

【组成成分】大黄、盐酸小檗碱、黄芩浸膏。

【药物性状】本品为糖衣片，除去糖衣后显棕色；味苦、微涩。

【主要功效】清热解毒，泻火通便。

【主要作用】用于肠胃积热型便秘而见目赤肿痛、口鼻生疮、心烦口渴等。

【剂型规格】片剂，每片重 0.25 克。

【服用方法】口服。一次 4 片，一日 2 次；小儿酌减。

【用药提醒】①孕妇忌用；②溶血性贫血患者及葡萄糖-6-磷酸脱氢酶缺乏患者禁用；③偶有恶心、呕吐、皮疹和药物热，停药后消失。

用于肠胃积热型便秘的中成药相对较多，生活中常用的还有以下几种，在这里就不再详细介绍。在使用的时候患者要自己辨别，必要时在医师指导下使用。

| 药品名称 | 主要功效 | 适应证 |
|---|---|---|
| 一清胶囊 | 清热泻火解毒，化瘀凉血止血 | 肠胃积热型便秘而见身热烦躁、目赤口疮、咽喉牙龈肿痛者 |
| 清火片 | 清热泻火，通便 | 肠胃积热型便秘而见咽喉肿痛、头晕目眩、口鼻生疮明显者 |
| 清胃黄连片 | 清胃泻火，解毒消肿 | 肠胃积热型便秘而见口舌生疮、牙龈及咽喉肿痛者 |
| 新清宁片 | 清热解毒，泻火通便 | 肠胃积热型便秘而见内结实热、牙痛目赤者 |
| 通便灵茶 | 泻热导滞，润肠通便 | 肠胃积热型便秘而见腹胀严重者，老年性便秘者 |
| 清润丸 | 清热，润肠，通便，导滞 | 肠胃积热型便秘而见热象较重者 |

# 用于脾肾阳虚型便秘的中成药

以下几种常见中成药都能用于脾肾阳虚型便秘，但是因为各自的药物组成不一样，所以，在治疗时有各自的最佳适应证。

| 药品名称 | 最佳适应证 |
|---|---|
| 苁蓉通便口服液 | 脾肾阳虚型便秘而见怕冷、腰膝酸软、习惯性便秘等明显者 |
| 益气润肠膏 | 脾肾阳虚型便秘而见腹胀、饮食乏味明显者 |
| 便通胶囊 | 脾肾阳虚型便秘而见大便秘结或排便乏力、神疲气短、头晕目眩者 |
| 便秘通 | 脾肾阳虚型便秘而见面色无华、腹胀、神疲气短、头晕耳鸣、腰膝酸软者 |
| 润肠通秘茶 | 脾肾阳虚型便秘而见腰膝酸软、神疲乏力者 |

使用注意：

① 孕妇慎用。

② 年轻体壮者便秘时不宜用。

③ 服用后出现大便稀溏时应立即停服。

④ 对本类药品过敏者禁用，过敏体质者慎用。

⑤ 药品性状发生改变时禁止使用。

⑥ 儿童必须在成人监护下使用。

⑦ 请将药品放在儿童不能接触的地方。

## 苁蓉通便口服液

【组成成分】肉苁蓉、何首乌、枳实（麸炒）、蜂蜜。

【药物性状】本品为深棕色液体；味甜、微苦涩。

【主要功效】滋阴补肾，润肠通便。

【主要作用】用于脾肾阳虚型便秘而见怕冷、腰膝酸软、习惯性便秘等。

【剂型规格】口服液，每支装 10 毫升。

【服用方法】口服。一次 10～20 毫升，一日 1 次。睡前或清晨服用。

【用药提醒】本药久贮后可能会出现少量振摇即散的沉淀，可摇匀后服用，不影响疗效。

## 益气润肠膏

【组成成分】白术、地黄、女贞子、莱菔子、升麻等。

【药物性状】本品为黑褐色稠厚的半流体；味甜、微苦。

【主要功效】润肠通便，健胃利气。

【主要作用】用于脾肾阳虚型便秘而见腹胀、饮食乏味、口干舌燥等症，对于老年人便秘效果尤佳。

【剂型规格】膏剂，每瓶装 180 克。

【服用方法】口服。一次 30 克，一日 3 次。

## 便通胶囊

【组成成分】麸炒白术、肉苁蓉、当归、桑椹、枳实、芦荟等。

【药物性状】本品为硬胶囊，内容物为黄棕色至棕褐色的颗粒；味辛、苦、涩。

【主要功效】健脾益肾，润肠通便。

【主要作用】用于脾肾阳虚型便秘，症见大便秘结或排便乏力、神疲气短、头晕目眩、腰膝酸软等。

【剂型规格】胶囊剂，每粒装 0.35 克。

【服用方法】口服。一次 3 粒，一日 2 次。

【用药提醒】①偶见轻度腹痛、腹泻及皮疹；②孕妇禁服；实热便秘者禁服。

## 便秘通

【组成成分】白术、肉苁蓉（淡）、枳壳。

【药物性状】本品为棕色的黏稠液体；久置有少量沉淀，气香，味咸、微辛、苦。

【主要功效】健脾益气，润肠通便。

【主要作用】用于脾肾阳虚型便秘而见面色无华、腹胀、神疲气短、头晕耳鸣、腰膝酸软。

【剂型规格】口服液，每瓶装 20 毫升。

【服用方法】口服。一次 20 毫升，早晚各一次。

【用药提醒】个别患者服用后有口干现象。

## 润肠通秘茶

【组成成分】黄芪、陈皮、当归、肉苁蓉、火麻仁、蜂蜜。

【药物性状】本品为袋泡茶剂，内容物为棕褐色与橙黄色的混合颗粒；气清香，味微甘。

【主要功效】益气养血，润肠通便。

【主要作用】用于脾肾阳虚型便秘而见腰膝酸软、神疲乏力等。

【剂型规格】茶剂，每袋装 3 克。

【服用方法】口服。一次 1～2 袋，一日 3～4 次，开水浸泡 20 分钟后服用。

【用药提醒】孕妇禁用；糖尿病患者禁服。

# ❀ 用于阴虚肠燥型便秘的中成药 ❀

以下几种常见中成药都能用于阴虚肠燥型便秘，但是因为各自的药物组成不一样，所以，在治疗时有各自的最佳适应证。

| 药品名称 | 最佳适应证 |
| --- | --- |
| 麻仁胶囊 | 阴虚肠燥型便秘而见大便如羊粪者 |
| 麻仁润肠丸 | 阴虚肠燥型便秘而见腹胀明显者 |
| 五仁润肠丸 | 阴虚肠燥型便秘而见老年体弱便秘明显者 |
| 通便灵胶囊 | 阴虚肠燥型便秘而见长期卧床便秘或一时性便秘 |
| 通幽润燥丸 | 阴虚肠燥型便秘而见腹部胀痛、幽门失调者 |

| 药品名称 | 最佳适应证 |
|---|---|
| 麻仁滋脾丸 | 阴虚肠燥型便秘而见大便秘结、胸腹胀满、饮食无味、烦躁不宁者 |
| 搜风顺气丸 | 阴虚肠燥型便秘而见胸膈痞闷、大便燥结明显者 |

使用注意：

① 年老体虚者不宜久服。

② 年轻体壮者便秘时不宜使用。

③ 忌食生冷、油腻、辛辣食物。

④ 孕妇忌服。

⑤ 药品性状发生改变时禁止使用。

⑥ 儿童必须在成人监护下使用。

⑦ 请将药品放在儿童不能接触的地方。

## 麻仁胶囊

【组成成分】火麻仁、苦杏仁、大黄、枳实（炒）、厚朴（姜制）、白芍（炒）等。

【药物性状】本品为胶囊剂，内容物为深棕色至棕黑色颗粒状粉末；气香，味苦。

【主要功效】润肠通便。

【主要作用】用于肠燥便秘，大便如羊粪。

【剂型规格】胶囊剂，每粒装 0.35 克。

【服用方法】口服。一次 2～4 粒，早晚各一次或睡前服用。

## 麻仁润肠丸

【组成成分】火麻仁、苦杏仁（炒）、大黄、木香、陈皮、白芍等。

【药物性状】本品为黄褐色的大蜜丸；气微香，味苦、微甘。

【主要功效】润肠通便。

【主要作用】用于阴虚肠燥型便秘，腹胀等。

【剂型规格】丸剂，每丸重 6 克。

【服用方法】口服。一次 1～2 丸，一日 2 次。

## 五仁润肠丸

【组成成分】地黄、桃仁、火麻仁、大黄（酒蒸）、肉苁蓉（酒蒸）、陈皮、当归、柏子仁、郁李仁、松子仁。

【药物性状】本品为棕褐色的大蜜丸；气微，味微苦。

【主要功效】润肠通便。

【主要作用】用于阴虚肠燥型便秘而见老年体弱便秘明显者。

【剂型规格】丸剂，每丸重 9 克。

【服用方法】口服。一次 1 丸，一日 2 次。

## 通便灵胶囊

【组成成分】番泻叶、当归、肉苁蓉。

【药物性状】本品为胶囊剂，内容物为黑褐色的颗粒或粉末；气微，味微苦、咸。

【主要功效】泻热导滞，润肠通便。

【主要作用】用于阴虚肠燥型便秘而见长期卧床便秘或一时性便秘等。

【剂型规格】胶囊剂，每粒装 0.25 克。

【服用方法】口服。一次 5～6 粒，一日 1 次。

## 通幽润燥丸

【组成成分】枳壳（去瓤麸炒）、木香、厚朴（姜炙）、桃仁（去皮）、红花、当归、苦杏仁（去皮炒）、火麻仁、郁李仁、熟地黄、地黄、黄芩、槟榔、熟大黄、大黄、甘草。

【药物性状】本品为黑色至黑褐色的大蜜丸；气微，味苦。

【主要功效】清热导滞，润肠通便。

【主要作用】用于阴虚肠燥型便秘，腹部胀痛，幽门失调等。

【剂型规格】丸剂，每丸重 6 克。

【服用方法】口服。一次 1～2 丸，一日 2 次。

## 麻仁滋脾丸

【组成成分】大黄（制）、火麻仁、当归、厚朴（姜制）、苦杏仁（炒）、枳实（麸炒）、郁李仁、白芍等。

【药物性状】本品为黑褐色的大蜜丸；气微香，味苦。

【主要功效】润肠通便，消食导滞。

【主要作用】用于胃肠积热，肠燥津伤所致的大便秘结，胸腹胀满，饮食无味，烦躁不宁，舌红少津。

【剂型规格】丸剂，每丸重9克。

【服用方法】口服。一次1丸，一日2次，睡前服用效果佳。

## 搜风顺气丸

【组成成分】大黄（酒炙）、火麻仁、郁李仁、山药、车前子、牛膝、菟丝子、独活、防风、槟榔、枳壳等。

【药物性状】本品为棕色的大蜜丸；味微苦。

【主要功效】搜风顺气，润肠通便。

【主要作用】用于阴虚肠燥型便秘而见胸膈痞闷、大便燥结等。

【剂型规格】丸剂，每丸重9克。

【服用方法】口服。一次1丸，一日1~2次。

用于阴虚肠燥型便秘的中成药相对较多，生活中常用的还有以下几种，在这里就不再详细介绍。在使用的时候患者要自己辨别，必要时在医师指导下使用。

| 药品名称 | 主要功效 | 适应证 |
|---|---|---|
| 便乃通茶 | 润肠通便 | 老年津亏肠燥所致的便秘 |
| 滋阴润肠口服液 | 养阴清热,润肠通便 | 阴虚肠燥型便秘而见大便干结、排便不畅、口干明显者 |
| 常通舒颗粒 | 滋阴养血,润肠通便 | 阴虚肠燥型便秘而见大便干结、乏力明显者 |

| 药品名称 | 主要功效 | 适应证 |
|---|---|---|
| 地黄润通口服液 | 养血生津,润肠通便 | 阴虚肠燥型便秘而见便结、口干耳鸣者 |

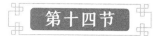

## 第十四节　泌尿系统感染

泌尿系统感染是由病原体引起的肾盂肾炎、膀胱炎、尿道炎等病的总称,属于中医的"淋证""癃闭"范畴。一般以腰痛、尿频、尿急、尿痛为主要临床特点。中医认为此病多系湿热下注,侵犯肾与膀胱,下焦气化不利所致。患者中小儿比成人多,女性比男性多,且易反复发作。急性单纯性泌尿系统感染多由一种病原菌引起;慢性、反复发作的感染,可能有先天性泌尿系统异常,有1/2～1/3的患者有膀胱、输尿管反流,或有结石、慢性肾功能不全等。根据症状的不同,分为以下几种类型。

### 1. 热淋

起病急,主要表现为小便短少,尿频,小便量少,可伴有腰痛、尿痛、小便色黄如浓茶颜色,严重的可见血尿。治疗上常选用一些清热利尿的中成药。

### 2. 膏淋

主要表现为小便色如牛奶或者米泔水,多由丝虫病引起,在一些丝虫病流行地区常见,病程较长患者常出现身体虚弱、消瘦等。治疗上常选用一些杀虫利尿、固精扶正的中成药。

### 3. 劳淋

小便有淋沥不尽的感觉,但是没有热淋严重,常常于过度劳累后加重,多见于慢性肾盂肾炎的患者,反复发作后身体正气亏虚。

治疗上急性期常选用一些清热利尿的中成药；急性期过后选用一些补肾的中成药。

对于泌尿系统感染（淋证）的鉴别，宜抓住主要症状，辨别属于哪一种类型，才能更好地选择药物治疗。热淋的主要鉴别点在于尿频、尿急、尿痛明显；膏淋的主要鉴别点在于小便色如牛奶或者米泔水；劳淋的主要鉴别点在于淋沥不尽感，常常于过度劳累后加重。

临床上由于热淋和劳淋的发病率比较高，而膏淋发病率比较低，而且地区性很强（丝虫病流行地区），因此，本章主要介绍用于热淋和劳淋的中成药。

以下几种常见中成药都能用于泌尿系统感染（淋证），但是因为各自的药物组成不一样，所以，在治疗时有各自的最佳适应证。

| 药品名称 | 最佳适应证 |
| --- | --- |
| 八正合剂 | 热淋而见小便短赤、淋沥涩痛者 |
| 三金片 | 热淋而见小便短少、色黄涩痛、腰痛者 |
| 复方石韦片 | 热淋而见小便不利、尿频、尿急、尿痛、下肢浮肿者 |
| 龙胆泻肝丸 | 热淋而见尿赤涩痛、口苦者 |
| 热淋清颗粒 | 热淋而见尿频、尿急、尿痛者 |
| 宁泌泰胶囊 | 热淋而见小便色黄涩痛、尿血者 |
| 分清五淋丸 | 热淋而见尿频、尿急、尿道灼热、色黄涩痛者 |
| 无比山药丸 | 劳淋而见小便不利、反复发作、腰膝酸软者 |

使用注意：

① 忌服辛辣刺激性食物。

② 心脏病、肝病、糖尿病、肾病等慢性病严重者应在医师指导下服用。

③ 严格按用法用量服用，小儿、哺乳期妇女、年老体弱患者，

应在医师指导下服用。

④ 服药一个疗程后症状未改善，或出现其他严重症状时，应到医院就诊。

⑤ 对本类药品过敏者禁用，过敏体质者慎用。

⑥ 药品性状发生改变时禁止使用。

⑦ 儿童必须在成人监护下使用。

⑧ 请将药品放在儿童不能接触的地方。

⑨ 如正在使用其他药品，使用前请咨询医师或药师。

## 八正合剂

【组成成分】瞿麦、车前子（炒）、萹蓄、大黄、滑石、川木通、栀子、甘草、灯心草。

【药物性状】本品为棕褐色的液体；味苦、微甜。

【主要功效】清热，利尿，通淋。

【主要作用】用于湿热下注，小便短赤，淋沥涩痛，口燥咽干。现代多用于泌尿系统急性感染，表现为尿频、尿急、尿痛明显者。

【剂型规格】口服液，每瓶装 120 毫升。

【服用方法】口服。一次 15～20 毫升，一日 3 次，用时摇匀。

【用药提醒】不宜在服药期间同时服用温补性中成药。

## 三金片

【组成成分】金樱根、金刚刺（菝葜）、积雪草、金沙藤、羊开口。

【药物性状】本品为薄膜衣片，除去包衣后显棕色至黑褐色；味酸、涩、微苦。

【主要功效】清热解毒，利湿通淋，益肾。

【主要作用】对肾虚湿热下注证的下焦湿热、小便短赤、淋沥涩痛、急慢性肾盂肾炎、膀胱炎、尿路感染等疗效显著，症见尿频、尿涩痛、尿急、尿短淋沥、尿赤黄、腰痛、腹胀痛等。

【剂型规格】片剂，每片重 0.29 克。

【服用方法】温开水送服。慢性非细菌性前列腺炎：一次 3 片，一日 3 次，疗程为 4 周。其他适应证：一次 3 片，一日 3～4 次。

【用药提醒】不宜在服药期间同时服用滋补性中药。

## 复方石韦片

【组成成分】石韦、萹蓄、苦参、黄芪。

【药物性状】本品为薄膜衣片，除去包衣后显棕黄色至棕褐色；味苦。

【主要功效】清热燥湿，利尿通淋。

【主要作用】用于下焦湿热所致热淋，症见小便不利、尿频、尿急、尿痛、下肢浮肿；急慢性肾小球肾炎、肾盂肾炎、膀胱炎、尿道炎见有上述证候者。

【剂型规格】片剂，每片重 0.4 克。

【服用方法】温开水送服。一次 5 片，一日 3 次，15 天为一个疗程，可连服两个疗程。

【用药提醒】不宜在服药期间同时服用滋补性中药。

## 龙胆泻肝丸

【组成成分】龙胆、柴胡、黄芩、栀子（炒）、泽泻、木通、车前子（盐炒）、当归（酒炒）、地黄、炙甘草。

【药物性状】本品为暗黄色的水丸；味苦。

【主要功效】清肝胆，利湿热。

【主要作用】用于肝胆湿热，头晕目赤，耳鸣耳聋，耳肿疼痛，胁痛口苦，尿赤涩痛，湿热带下。

【剂型规格】丸剂，每袋装 6 克。

【服用方法】温开水送服。一次 3～6 克，一日 2 次。

【用药提醒】孕妇慎用；胃寒者慎用；注意寒凉过度损伤脾胃，脾胃虚弱者不宜久服。

## 热淋清颗粒

【组成成分】头花蓼。

【药物性状】本品为灰褐色至深褐色的颗粒；气香，味微涩（无蔗糖），或味甜、微涩。

【主要功效】清热解毒，利尿通淋。

【主要作用】用于下焦湿热所致热淋，症见尿频、尿急、尿痛；尿路感染、肾盂肾炎见上述证候者。

【剂型规格】颗粒剂，每袋装 8 克、4 克（无蔗糖）。

【服用方法】温开水冲服。一次 1～2 袋，一日 3 次，7 天为一个疗程，儿童酌减，慢性者可连服 2～3 个疗程。

## 宁泌泰胶囊

【组成成分】四季红、芙蓉叶、仙鹤草、大风藤、白茅根、连翘、三颗针。

【药物性状】本品为硬胶囊，内容物为深棕色粉末，有淡黄色纤维散在；气香，味微苦。

【主要功效】清热解毒，利湿通淋。

【主要作用】用于湿热蕴结所致淋证，症见小便不利、淋沥涩痛、尿血；下尿路感染、慢性前列腺炎见上述证候者。

【剂型规格】胶囊剂，每粒装 0.38 克。

【服用方法】温开水送服。一次 3～4 粒，一日 3 次，7 天为一个疗程。

【用药提醒】孕妇慎服。

## 分清五淋丸

【组成成分】木通、车前子（盐炒）、黄芩、茯苓、猪苓、黄柏、大黄、萹蓄、瞿麦、知母、泽泻、栀子、甘草、滑石。

【药物性状】本品为白色至灰白色光亮的水丸；味甘、苦。

【主要功效】清热泻火，利尿通淋。

【主要作用】用于湿热下注，小便黄赤短涩，尿道灼热刺痛。

【剂型规格】丸剂，每袋装 6 克。

【服用方法】温开水送服。一次 6 克，一日 2～3 次。

【用药提醒】孕妇慎用。

# 无比山药丸

【组成成分】山茱萸（蒸）、泽泻、熟地黄、茯苓、巴戟天、牛膝、煅赤石脂、山药、杜仲（姜汁炒）、菟丝子、肉苁蓉、五味子（蒸）等。

【药物性状】本品为褐色的水蜜丸；气微香，味甘、微苦。

【主要功效】健脾补肾。

【主要作用】用于肾气不固证，症见食少肌瘦、腰膝酸软、目眩耳鸣、头晕乏力、心悸气促、尿色呈酱油色或葡萄酒色、皮肤苍白等。

【剂型规格】丸剂，每40丸重3克。

【服用方法】温开水送服。一次9克，一日2次。

【用药提醒】外感或实热内盛者不宜服用。

用于泌尿系统感染的中成药相对较多，生活中常用的还有以下几种，在这里就不再详细介绍。在使用的时候患者要自己辨别，必要时在医师指导下使用。

| 药品名称 | 主要功效 | 适应证 |
|---|---|---|
| 银花泌炎灵片 | 清热解毒，利湿通淋 | 急性肾盂肾炎、急性膀胱炎、下焦湿热证，症见发热恶寒、尿频急、尿道刺痛或尿血、腰痛等 |
| 金钱草颗粒 | 清利湿热，通淋，消肿 | 热淋，沙淋，尿涩作痛，黄疸尿赤，痈肿疔疮，毒蛇咬伤，肝胆结石，尿路结石 |
| 泌淋清胶囊 | 清热解毒，利尿通淋 | 湿热蕴结所致的小便不利、淋沥涩痛，尿血；急性非特异性尿路感染、前列腺炎见上述证候者 |
| 清淋颗粒 | 清热泻火，利水通淋 | 膀胱湿热所致的淋证、癃闭，症见尿频涩痛、淋沥不畅、小腹胀满、口干咽燥 |

| 药品名称 | 主要功效 | 适应证 |
|---|---|---|
| 尿感宁颗粒 | 清热解毒,利尿通淋 | 膀胱湿所致淋证,症见尿频、尿急、尿道涩痛,尿色偏黄,小便淋沥不尽等;急慢性尿路感染见上述证候者 |

## 第十五节　泌尿系统结石

泌尿系统结石的发病率有明显的地区差异,中国南方的发病率远高于北方。泌尿系统结石的发生发展与营养状况有密切关系,贫穷落后国家食物以植物蛋白为主,尿中缺乏磷酸盐,容易发生膀胱结石,小儿尤为常见,而发达国家常见成人肾结石。此外,泌尿系统的梗阻、异物和感染可促进泌尿系统结石形成,反之,泌尿系统结石又可以是梗阻、感染的原因。临床表现为血尿、肾绞痛、恶心呕吐、会阴部及阴茎放射痛。

泌尿系统结石属于中医"石淋"的范畴,多由于湿热日久而成砂石,因此治疗宜利尿化石通淋。但是对于结石日久的患者,或由于反复的剧烈疼痛发作或过多服用寒凉利尿药物,使得身体正气损伤,气血亏虚或肾虚者,宜选用相应的补益药物治疗或结合利尿化石的中成药治疗。

以下几种常见中成药主要功用为利尿通淋化石,用于泌尿系统结石,但是因为各自的药物组成不一样,所以在治疗时有各自的最佳适应证。

| 药品名称 | 最佳适应证 |
|---|---|
| 结石通片 | 泌尿系统结石而见血尿、尿道灼痛者 |
| 排石颗粒 | 泌尿系统结石而见小便色黄或血尿者 |

| 药品名称 | 最佳适应证 |
|---|---|
| 肾石通颗粒 | 泌尿系统结石而见疼痛明显者 |
| 琥珀消石颗粒 | 泌尿系统结石而见疼痛、小便淋沥者 |
| 复方石淋通片 | 泌尿系统结石而见尿频、尿急、尿道灼痛者 |
| 复方金钱草颗粒 | 泌尿系统结石而见尿频、尿急、尿道灼痛者 |
| 泌石通胶囊 | 泌尿系统结石而见腰部胀痛者 |
| 石淋通片 | 泌尿系统结石而见尿频、尿急、尿痛或尿有砂石者 |

使用注意：

① 饮食宜清淡，忌酒及辛辣、生冷、油腻食物。

② 心脏病、糖尿病、肾病等慢性病严重者应在医师指导下服用。

③ 严格按用法用量服用，小儿、哺乳期妇女、年老体弱患者，应在医师指导下服用。

④ 服药一个疗程后症状未改善，或出现其他严重症状时，应到医院就诊。

⑤ 对本类药品过敏者禁用，过敏体质者慎用。

⑥ 药品性状发生改变时禁止使用。

⑦ 儿童必须在成人监护下使用。

⑧ 请将药品放在儿童不能接触的地方。

⑨ 如正在使用其他药品，使用前请咨询医师或药师。

⑩ 治疗泌尿系统结石，除正确服药外，还需服药后配合大量喝水，并跳动，促进结石的排出。

## 结石通片

【组成成分】广金钱草、玉米须、石韦、鸡骨草、茯苓、车前草、海金沙草、白茅根。

【药物性状】本品为糖衣片，除去糖衣后显棕褐色；味略苦。

【主要功效】清热利湿，通淋排石，镇痛止血。

【主要作用】用于泌尿系统感染，膀胱炎，肾炎水肿，尿路结石，血尿，淋沥混浊，尿道灼痛等。

【剂型规格】片剂，每片重0.3克（相当于原药材2克）。

【服用方法】温开水送服。一次5片，一日3次。

【用药提醒】孕妇忌服。

## 排石颗粒

【组成成分】连钱草、车前子（盐水炒）、关木通、徐长卿、石韦、瞿麦、忍冬藤、滑石、苘麻子、甘草。

【药物性状】本品为浅黄色至棕褐色的颗粒或混悬性颗粒（无蔗糖）；气微，味甜、略苦或味微甜、微苦（无蔗糖）。

【主要功效】清热利水，通淋排石。

【主要作用】用于肾脏结石、输尿管结石、膀胱结石等病属下焦湿热证者。

【剂型规格】颗粒剂，每袋装20克、5克（无蔗糖）。

【服用方法】温开水冲服。一次1袋，一日3次。

【用药提醒】孕妇忌服。

## 肾石通颗粒

【组成成分】金钱草、王不留行（炒）、萹蓄、瞿麦、海金沙、丹参、鸡内金（烫）、延胡索（醋制）、牛膝、木香。

【药物性状】本品为棕褐色的颗粒；味甜，微涩。

【主要功效】清热利湿，活血止痛，化石，排石。

【主要作用】用于肾结石、肾盂结石、膀胱结石、输尿管结石。

【剂型规格】颗粒剂，每袋装4克。

【服用方法】温开水冲服。一次1袋，一日2次。

【用药提醒】孕妇忌服。

## 琥珀消石颗粒

【组成成分】赤小豆、当归、海金沙、琥珀、鸡内金、金钱草、牛膝、蒲黄、郁金。

【药物性状】本品为棕黄色的颗粒；味甜、微苦。

【主要功效】清热利湿，通淋消石。

【主要作用】用于石淋、血淋，也可用于泌尿系统结石属湿热瘀结证者。

【剂型规格】颗粒剂，每袋装 15 克（相当于原药材 35 克）。

【服用方法】温开水冲服。一次 30 克，一日 2 次；或遵医嘱。

## 复方石淋通片

【组成成分】广金钱草、石韦、海金沙、滑石粉、忍冬藤。

【药物性状】本品为糖衣片，除去糖衣后显红褐色；味苦。

【主要功效】清热利湿，通淋排石。

【主要作用】用于膀胱湿热，石淋涩痛，尿路结石、泌尿系统感染属肝胆膀胱湿热者。

【剂型规格】片剂，每片重 0.35 克。

【服用方法】温开水送服。一次 6 片，一日 3 次。

【用药提醒】孕妇忌服。

## 复方金钱草颗粒

【组成成分】广金钱草、车前草、石韦、玉米须。

【药物性状】本品为棕黄色至棕褐色的颗粒；气香，味甜或微甜（无蔗糖）。

【主要功效】清热祛湿，利尿排石，消炎止痛。

【主要作用】用于泌尿系统结石、尿路感染属湿热下注证者。

【剂型规格】颗粒剂，每袋装 10 克、3 克（无蔗糖）。

【服用方法】温开水冲服。一次 1～2 袋，一日 3 次。

## 泌石通胶囊

【组成成分】槲叶干浸膏、滑石粉等。

【药物性状】本品为硬胶囊，内容物为棕灰色粉末，手捻有滑腻感；味苦、涩。

【主要功效】清热逐湿，行气化瘀。

【主要作用】用于气滞血瘀型及湿热下注型肾结石或输尿管结石，适用于结石在 1.0 厘米下者。

【剂型规格】胶囊剂，每粒装 0.45 克。

【服用方法】温开水送服。一次 2 粒，一日 3 次。

【用药提醒】孕妇慎用。

## 石淋通片

【组成成分】广金钱草。

【药物性状】本品为棕褐色的浸膏片或糖衣片，除去糖衣后显棕褐色；味苦、涩。

【主要功效】清除湿热，利尿排石。

【主要作用】用于湿热下注所致的热淋、石淋，症见尿频、尿急、尿痛或尿有砂石；尿路结石、肾盂肾炎有上述证候者。

【剂型规格】片剂，每片含干浸膏 0.12 克。

【服用方法】温开水送服。一次 5 片，一日 3 次。

【用药提醒】孕妇忌服。

# 第十六节　风湿性关节炎疼痛

风湿性关节炎疼痛属于中医的"痹证"范畴，指机体正气不足，感受风寒湿等邪气导致气血不通、经络闭阻，肌肉、四肢关节、腰脊椎、筋骨出现疼痛、酸楚、麻木、重着、灼热、屈伸不利等症状。严重的以关节肿大变形为主要症状，多以久居潮湿之地、高寒地区和气候变化时发病为多。痹证根据症状的不同，分为以下几种类型。

行痹：主要表现为四肢关节酸痛，疼痛游走不定，位置不固定，急性期有关节红肿，偶有怕风，治疗应选用一些祛风止痛的中成药。

痛痹：主要表现为四肢关节疼痛，痛处比较固定，遇寒冷特别是冬天时疼痛严重，得热则疼痛缓解，或关节屈伸不利，严重者关节变形，治疗应选用一些散寒止痛的中成药。

着痹：主要表现为四肢关节酸胀、疼痛，重则关节肿胀、活动不便，或肩背沉重，肢体疼痛，特别是天气变化时酸胀明显，四肢乏力欲睡，治疗时宜选用一些化湿祛邪的中成药。

热痹：主要表现为四肢关节疼痛，痛处发红、灼热、肿胀疼痛剧烈，或兼有发热口渴、心烦、怕热等热象，冷敷时疼痛减轻。治疗应选用一些清热通络止痛的中成药。

## 自我鉴别

对于风湿性关节炎疼痛（痹证）的鉴别，宜抓住主要症状，辨别属于哪一种类型，才能更好地选择药物治疗。行痹的主要鉴别点在于疼痛游走不定，位置不固定；痛痹的主要鉴别点在于疼痛明显，遇寒冷明显；着痹的主要鉴别点在于四肢沉重乏力，关节肿胀；热痹的主要鉴别点在于关节红肿热痛明显。尽管临床分为四种类型，但是临床上单纯的某一个证型比较少，而大多数是风寒湿热交杂在一起。

以下几种常见中成药都能用于风湿性关节炎疼痛（痹证），但是因为各自的药物组成不一样，所以，在治疗时有各自的最佳适应证。

| 药品名称 | 最佳适应证 |
| --- | --- |
| 小活络丸 | 风寒湿痹而见肢体关节疼痛、麻木拘挛者 |
| 散寒活络丸 | 风寒湿痹而见手足麻木、关节变形者 |
| 益肾蠲痹丸 | 风寒湿痹而见屈伸不利、僵硬畸形者 |
| 麝香追风止痛膏 | 寒湿闭阻关节疼痛而见肌肉疼痛、扭伤疼痛者 |
| 复方伸筋胶囊 | 湿热闭阻而见关节疼痛、屈伸不利者 |

| 药品名称 | 最佳适应证 |
|---|---|
| 尪痹颗粒 | 肝肾两虚而见关节疼痛、僵硬畸形、局部肿大者 |
| 通络止痛胶囊 | 湿热阻络而见关节肿痛、肢体沉重者 |
| 黑骨藤追风活络胶囊 | 风寒湿痹关节痛而见肩臂腰腿疼痛者 |
| 复方风湿宁片 | 风寒湿痹而见关节疼痛、屈伸不利者 |
| 大活络丸 | 气血亏虚而见肢体麻木、屈伸不利者 |

使用注意：

① 忌寒凉、酸涩、辛辣、油腻食物及海鲜。

② 不宜在服药期间同时服用其他滋补性中药。

③ 高血压、心脏病、肝病、糖尿病、肾病等慢性病严重者应在医师指导下使用。

④ 用药 7 天症状无缓解，应去医院就诊。

⑤ 严格按照用法用量使用，年老体弱者应在医师指导下使用。

⑥ 对本类药品过敏者禁用，过敏体质者慎用。

⑦ 药品性状发生改变时禁止使用。

⑧ 请将药品放在儿童不能接触的地方。

## 小活络丸

【组成成分】制川乌、制草乌、地龙、胆南星、乳香（制）、没药（制）。

【药物性状】本品为黑褐色至黑色的大蜜丸；气腥，味苦。

【主要功效】祛风散寒，化痰除湿，活血止痛。

【主要作用】用于风寒湿邪闭阻、痰瘀阻络所致的痹证，症见肢体关节疼痛，或冷痛，或刺痛，或疼痛夜甚、关节屈伸不利、麻木拘挛。

【剂型规格】丸剂，每丸重 3 克。

【服用方法】用黄酒或温开水送服。一次 1 丸，一日 2 次。

【用药提醒】孕妇忌用；阴虚火旺、脾胃虚弱者忌用。

# 散寒活络丸

【组成成分】乌梢蛇（去头、尾）、荆芥、防风、土鳖虫、醋香附、独活、威灵仙、桂枝、羌活、地龙、制川乌、制草乌。

【药物性状】本品为黑褐色的大蜜丸；气芳香，味辛、微苦。

【主要功效】祛风散寒，活血通络，行气止痛。

【主要作用】用于风寒湿邪侵袭所致的关节疼痛，屈伸不利，手足麻木，畏风恶寒，夜间或阴雨天加重等症。主要用于治疗风湿性关节炎、类风湿关节炎、多发性神经炎、强直性脊柱炎等病。

【剂型规格】丸剂，每丸重 9 克。

【服用方法】温开水送服。成人一次 1～2 丸，一日 2 次。

【用药提醒】孕妇忌用。

# 益肾蠲痹丸

【组成成分】地黄、熟地黄、当归、淫羊藿、全蝎、蜈蚣、蜂房、骨碎补、地龙、乌梢蛇、延胡索等。

【药物性状】本品为棕褐色的小丸；味微苦、涩。

【主要功效】温补肾阳，益肾壮督，搜风剔邪，蠲痹通络。

【主要作用】用于症见发热，关节疼痛、肿大、红肿热痛、屈伸不利，肌肉疼痛、瘦削或僵硬，畸形的顽痹（类风湿关节炎）。

【剂型规格】丸剂，每袋装 8 克。

【服用方法】温开水送服。一次 8 克，疼痛剧烈可加至 12 克，一日 3 次。

【用药提醒】妇女月经期经行量多停用，孕妇禁服；湿热偏盛者慎用本品。

# 麝香追风止痛膏

【组成成分】生草乌、生川乌、乳香、没药、生马钱子、丁香、肉桂、荆芥、防风、老鹳草、香加皮、积雪草、骨碎补、白芷、山奈、干姜、麝香、樟脑、冰片、水杨酸甲酯、薄荷脑、芸香浸膏、颠茄流浸膏等。

【药物性状】本品为淡黄色或淡黄绿色的片状橡皮膏；气芳香。

【主要功效】祛风除湿，散寒止痛。

【主要作用】用于寒湿痹阻所致关节、肌肉疼痛，扭伤疼痛。

【剂型规格】药膏，每片7厘米×10厘米。

【使用方法】外贴。一次1贴，一日1次。

【用药提醒】①本品为外用药；②皮肤破溃处禁用；③青光眼、前列腺肥大患者应在医师指导下使用；④老年人应在医师指导下使用；⑤贴敷部位如有明显灼热感或瘙痒、局部红肿等情况，应停止用药。

## 复方伸筋胶囊

【组成成分】虎杖、伸筋草、三角风、香樟根、飞龙掌血、大血藤、茯苓、泽泻、透骨香、牡丹皮、山茱萸、山药。

【药物性状】本品为胶囊剂，内容物为棕黄色的粉剂；气芳香，味微苦、微涩。

【主要功效】清热除湿，活血通络。

【主要作用】用于湿热瘀阻所致痛风引起的关节红肿、热痛、屈伸不利等症，有效降低血尿酸。

【剂型规格】胶囊剂，每粒装0.4克。

【服用方法】温开水送服。一次4粒，一日3次。

【用药提醒】妇女月经期经行量多停用；孕妇禁服。

## 尪痹颗粒

【组成成分】地黄、熟地黄、续断、附片（黑顺片）、独活、骨碎补、桂枝、淫羊藿、防风、威灵仙、皂角刺、羊骨、白芍、狗脊（制）、知母、伸筋草、红花。

【药物性状】本品为棕黄色或棕色的颗粒；味微苦。

【主要功效】补肝肾，强筋骨，祛风湿，通经络。

【主要作用】用于肝肾不足、风湿阻络所致的尪痹，症见肌肉、关节疼痛，局部肿大，僵硬畸形，屈伸不利，腰膝酸软，畏寒乏力；类风湿关节炎见上述证候者。

【剂型规格】颗粒剂，每袋装 3 克、6 克。

【服用方法】温开水冲服。一次 6 克，一日 3 次。

【用药提醒】孕妇禁用。

## 通络止痛胶囊

【组成成分】防己、苦杏仁、黄柏、蚕沙、百部、薏苡仁、法半夏、连翘、滑石粉、通草、豨莶草、苦参、甘草。

【药物性状】本品为硬胶囊，内容物为棕褐色或灰褐色的粉末；味苦，微甜。

【主要功效】清热利湿，通络止痛。

【主要作用】用于湿热阻络型痹证引起的关节肿痛、肢体沉重、活动不利等。现代用于风湿性关节炎、类风湿关节炎、骨性关节炎、强直性脊柱炎、痛风、颈椎病、腰椎病等疾病，及由此引起的关节红肿热痛、晨僵、活动受限、关节僵硬、萎缩、变形、屈伸不利等症状，同时能够有效预防和控制风湿病引起的各类并发症。

【剂型规格】胶囊剂，每粒装 0.4 克。

【服用方法】温开水送服。一次 3～5 粒，一日 3 次。

【用药提醒】孕妇禁用。

## 黑骨藤追风活络胶囊

【组成成分】青风藤、黑骨藤、追风伞。

【药物性状】本品为胶囊剂，内容物为黄褐色至棕褐色的颗粒及粉末；气微香，味微苦。

【主要功效】祛风除湿，通络止痛。

【主要作用】用于风寒湿痹，肩臂腰腿疼痛。

【剂型规格】胶囊剂，每粒装 0.3 克。

【服用方法】温开水送服。一次 3 粒，一日 3 次。

【用药提醒】①孕妇禁用；②消化道溃疡患者禁服；③不宜在服药期间同时服用其他泻火及滋补性中药；④热痹者不适用，主要表现为关节肿痛如灼、痛处发热，疼痛窜痛无定处，口干唇燥。

## 复方风湿宁片

**【组成成分】**两面针、野木瓜、宽筋藤、过岗龙、威灵仙、鸡骨香。

**【药物性状】**本品为薄膜衣片，除去薄膜衣后显深褐色；味苦涩。

**【主要功效】**祛风除湿，活血散瘀，舒筋止痛。

**【主要作用】**用于风湿痹痛而见关节疼痛、屈伸不利者。

**【剂型规格】**片剂，每片重 0.48 克。

**【服用方法】**温开水送服。一次 5 片，一日 3～4 次。

**【用药提醒】**①不宜在服药期间同时服用其他泻火及滋补性中药；②热痹者不适用，主要表现为关节肿痛如灼、痛处发热，疼痛窜痛无定处，口干唇燥。

## 大活络丸

**【组成成分】**蕲蛇、乌梢蛇、威灵仙、两头尖、麻黄、贯众、甘草、羌活、肉桂、广藿香、乌药、黄连、熟地黄、大黄、沉香、细辛、赤芍、木香、没药（制）、丁香、乳香（制）、僵蚕（炒）、天南星（制）、青皮、骨碎补（烫、去毛）、豆蔻、安息香、黄芩、香附（醋制）、玄参、白术（麸炒）、防风、龟甲（醋淬）、葛根、豹骨（油酥）、当归、血竭、地龙、犀角（用代用品）、麝香、松香、牛黄、冰片、红参、制草乌、天麻、全蝎、何首乌。

**【药物性状】**本品为金衣蜜丸，蜜丸内显黑棕色；气香、味微甘、苦。

**【主要功效】**祛风止痛，舒筋活络，除湿豁痰。

**【主要作用】**用于气血亏虚，肝肾不足，风湿痹痛，经久不愈，关节肿胀、麻木重着，筋脉拘挛，关节变形、屈伸不利；或气血亏虚，肝肾不足，内蕴痰热，外受风邪，中风瘫痪，口眼歪斜，语言謇涩，昏迷不醒；或平素痰盛，复因恼怒气逆，痰随气升，上闭清窍，突然昏厥，呼吸气粗，喉有痰声，即痰厥昏迷者；或胸阳不振，痰浊阻络，气滞血瘀，痹阻心脉，胸部憋闷，或胸痛彻背，背痛彻心，喘息气短，即胸痹心痛等症。

【剂型规格】丸剂，每丸重3.5克。

【服用方法】温开水或温黄酒送服。一次1丸，一日1～2次。

【用药提醒】孕妇忌服。

以上列举的是临床上常用的，但是因为各地域或者各药店的采购不一样，所以有些地方或者药店不一定药品齐全，这时候可根据自己的症状选择相对接近适应证的中成药。

| 药品名称 | 主要功效 | 适应证 |
| --- | --- | --- |
| 天麻片 | 祛风除湿,舒筋活络,活血止痛 | 风寒湿痹证而见肢体拘挛、手足麻木者 |
| 玄七通痹胶囊 | 滋补肝肾,活血化瘀,消肿止痛 | 风寒湿痹证而见关节疼痛、手足不温者 |
| 关通舒口服液 | 祛风除湿,散寒通络 | 风寒湿痹证而见关节疼痛、腰肌劳损者 |
| 金骨莲胶囊 | 祛风除湿,消肿止痛 | 风寒湿痹证而见关节肿痛、屈伸不利者 |
| 祖师麻片 | 祛风除湿,活血止痛 | 风湿痹证而见关节疼痛、变形者 |

## 第十七节　头痛

头痛是临床上常见的自觉症状，可以单独出现，也可以出现在多种慢性病之中，还可以是外感病的后续症状。中医认为头痛是由外感致病邪气、内伤劳损或瘀血阻滞所致，主要分为外感头痛和内伤头痛两种。外感头痛由感受风寒或风热等外邪，侵袭人体经络，清阳不升，气血不畅所致，可以分为风寒头痛和风热头痛两种。内伤头痛由肝肾虚弱，气血不足脑部失养，或瘀血阻滞经脉，气血无法运达头部所致，可以分为肝阳头痛、血虚头痛和血瘀头痛三种。

### 1. 风寒头痛

主要是由于外界风寒之气侵袭人体，经气不通，表现为头顶痛连及颈部，常常喜欢裹头，伴随怕冷、遇风头痛加重等临床症状，常见于风寒感冒后。治疗宜用辛温的药物发散体内停留之风寒邪气，可以选用疏风散寒的中成药。

### 2. 风热头痛

主要是由于外界风热之气上扰头部清窍，表现为头痛而胀，甚至头痛如裂，伴随发热、面红目赤、口渴、遇热头痛加重，常见于风热感冒后。治疗宜用辛凉苦寒的药物清解发散体内的风热之邪，可以选用疏风散热的中成药。

### 3. 肝阳头痛

主要是由于情志失调，郁怒伤肝而化火扰脑，表现为头胀痛，或抽掣痛，以两侧明显，伴随头晕、心烦失眠、口苦等临床症状。治疗宜用重镇的药物抑制肝阳上亢，可以选用平肝潜阳的中成药。

### 4. 血虚头痛

主要是由于病后、产后或失血后或脾胃功能不足，导致气血虚弱，表现为头痛隐隐，缠绵不休，伴随头晕、易疲劳、失眠多梦等临床症状。治疗宜用温补的药物补益人体正气，可以选用益气升清的中成药。

### 5. 血瘀头痛

主要是跌倒损伤或头部外伤导致气血阻滞，或各种头痛迁延不愈，病久入络转为瘀血头痛，表现为头痛经久不愈，痛处固定，痛如针刺，日轻夜重或者头部有外伤病史。治疗宜用辛香走散的药物疏通经络，可以选用活血化瘀、通窍止痛的中成药。

头痛的鉴别，首先应分辨外感和内伤，外感头痛一般发病比较急，病势较重，多表现为牵掣痛、胀痛或跳痛等，痛无休止。内伤头痛一般起病比较慢，病势较缓，多表现为隐痛、空痛，病情缠绵，劳累后加重。其次是头痛的不同特点分辨，风寒头痛主要是头痛剧烈连及颈部后背；风热头痛主要是头胀痛甚至头痛如裂；肝阳头痛主要是胀痛以头两侧明显；血虚头痛主要是头痛隐隐，缠绵不休，劳累后加重；血瘀头痛主要是痛处固定，痛如针刺。

以下几种常见中成药能用于头痛，但是因为各自的药物组成不一样，所以，在治疗时有各自的最佳适应证。

| 药品名称 | 最佳适应证 |
|---|---|
| 川芎茶调片、正天丸 | 风寒之头顶痛连及颈部,怕冷,遇风加重 |
| 黄连上清片、牛黄上清丸 | 风热头痛而胀,甚至头痛如裂,遇热加重 |
| 天麻钩藤颗粒、复方羊角颗粒 | 肝阳上亢之头胀痛,或抽掣痛,心烦失眠 |
| 大补元煎丸 | 血虚头痛,隐隐作痛或空痛 |
| 天舒胶囊、通天口服液 | 血瘀头痛经久不愈,痛处固定,痛如针刺 |

使用注意：

① 少吃生冷及油腻难消化的食物。

② 服药期间要保持情绪乐观，切忌生气恼怒。

③ 高血压、心脏病、糖尿病、肝病、肾病等慢性病严重者应在医师指导下服用。

④ 不宜长期服用，服药 3 天症状无缓解，应去医院就诊。

⑤ 严格按用法用量服用，儿童、年老体弱者应在医师指导下服用。

⑥ 对本类药品过敏者禁用，过敏体质者慎用。

⑦ 药品性状发生改变时禁止使用。

⑧ 儿童必须在成人监护下使用。

⑨ 请将药品放在儿童不能接触的地方。

⑩ 如正在使用其他药品，使用前请咨询医师或药师。

# 川芎茶调片

【组成成分】川芎、白芷、羌活、细辛、荆芥、防风、薄荷、甘草。

【药物性状】本品为棕褐色的片；气香，味辛、微苦。

【主要功效】疏风止痛。

【主要作用】用于风邪头痛，或有恶寒、发热、鼻塞。

【剂型规格】片剂，每片重 0.48 克。

【服用方法】饭后清茶送服。一次 4～6 片，一日 3 次。

# 正天丸

【组成成分】钩藤、白芍、川芎、当归、地黄、白芷、防风、羌活、桃仁、红花、细辛、独活、麻黄、黑顺片、鸡血藤等。

【药物性状】本品为黑色的水丸；气微香，味微苦。

【主要功效】疏风活血，养血平肝，通络止痛。

【主要作用】用于外感风邪、瘀血阻络、血虚失养、肝阳上亢引起的偏头痛、紧张性头痛、神经性头痛、颈椎病型头痛、经前头痛。

【剂型规格】丸剂，每袋装 6 克。

【服用方法】饭后服用。一次 6 克，一日 2～3 次。

# 黄连上清片

【组成成分】黄连、大黄、连翘、薄荷、旋覆花、黄芩、荆芥穗、栀子、防风、石膏、桔梗、黄柏、炒蔓荆子、白芷、甘草、川芎、菊花。

【药物性状】本品为糖衣片，除去糖衣后显棕褐色；气香，味苦。

【主要功效】清热散风，泻火止痛。

【主要作用】用于风热头痛，头晕眼花，牙齿疼痛，口舌生疮，咽喉肿痛等。

【剂型规格】片剂，每片重 0.3 克。

【服用方法】口服。一次 6 片，一日 2 次。

【用药提醒】孕妇忌服；脾胃虚寒者禁用。

## 牛黄上清丸

【组成成分】人工牛黄、薄荷、菊花、荆芥穗、白芷、川芎、栀子、黄连、黄柏、黄芩、大黄、连翘、赤芍、当归、地黄、桔梗、甘草、石膏、冰片等。

【药物性状】本品为红褐色至黑褐色的大蜜丸；气芳香，味苦。

【主要功效】清热泻火，散风止痛。

【主要作用】用于热毒内盛、风火上攻所致的头痛眩晕、目赤耳鸣、咽喉肿痛、口舌生疮、牙龈肿痛、大便燥结。

【剂型规格】丸剂，每丸重 6 克。

【服用方法】口服。一次 1 丸，一日 2 次。

## 天麻钩藤颗粒

【组成成分】天麻、钩藤、石决明、栀子、黄芩、牛膝、盐杜仲、益母草、桑寄生、首乌藤、茯苓。

【药物性状】本品为黄棕色至棕褐色的颗粒；味微苦、微甜。

【主要功效】平肝息风，清热安神。

【主要作用】用于肝阳上亢引起的头痛、眩晕、耳鸣、眼花、震颤、失眠。

【剂型规格】颗粒剂，每袋装 10 克。

【服用方法】开水冲服。一次 1 袋，一日 3 次。

【用药提醒】阴虚动风证忌用。

## 复方羊角颗粒

【组成成分】羊角、制川乌、川芎、白芷。

【药物性状】本品为棕黄色的颗粒；气香，味甜、微苦、辛。

【主要功效】平肝，镇痛。

【主要作用】用于肝阳上亢引起的头痛、眩晕、耳鸣、眼花。

【剂型规格】颗粒剂，每袋装 8 克。

【服用方法】开水冲服。一次 1 袋，一日 2～3 次。

# 大补元煎丸

【组成成分】党参、山药、熟地黄、当归、山茱萸、杜仲、枸杞子、甘草。

【药物性状】本品为黑褐色的水蜜丸；气香，味甘、微苦。

【主要功效】益气养血，滋补肝肾。

【主要作用】用于气血亏虚之头痛眩晕，精神疲惫，心悸健忘，四肢酸软。

【剂型规格】丸剂，每瓶装 100 粒。

【服用方法】口服。一次 9 克，一日 2 次。

# 天舒胶囊

【组成成分】川芎、天麻。

【药物性状】本品为硬胶囊，内容物为棕黄色至棕褐色的颗粒和粉末；有特殊的香气，味微苦涩。

【主要功效】活血平肝，通络止痛。

【主要作用】用于瘀血阻络所致头痛日久、痛有定处，或兼有头晕胁痛、夜不能寐等。

【剂型规格】胶囊剂，每粒装 0.34 克。

【服用方法】饭后口服。一次 4 粒，一日 3 次。

# 通天口服液

【组成成分】川芎、赤芍、天麻、羌活、白芷、细辛、菊花、薄荷、防风、茶叶、甘草。

【药物性状】本品为棕色的液体；气香，味辛、微苦涩。

【主要功效】活血化瘀，祛风止痛。

【主要作用】用于瘀血阻滞所致头部胀痛或刺痛，痛有定处，反复发作，头晕目眩或恶心呕吐等。

【剂型规格】口服液，每支装 10 毫升。

【服用方法】口服。一次 10 毫升，一日 3 次。

以上列举的是临床上常用的，但是因为各地域或者各药店的采购不一样，所以有些地方或者药店不一定药品齐全，这时候可根据自己的症状选择相对接近适应证的中成药。

| 药品名称 | 主要功效 | 适应证 |
|---|---|---|
| 六经头痛片 | 疏风活络，止痛利窍 | 各类头痛 |
| 天麻头痛片 | 养血祛风，散寒止痛 | 风寒头痛，呈阵发性 |
| 芎菊上清丸 | 清热解表，散风止痛 | 风热头痛伴眩晕、咽喉疼痛 |
| 镇脑宁胶囊 | 息风通络 | 肝风上扰之头痛，随情绪变化 |
| 归芍六君丸 | 益气养血 | 血虚之头痛眩晕 |
| 养血清脑颗粒 | 养血平肝，活血通络 | 血虚肝亢之头痛、失眠 |

## 第十八节　　眩晕

引起眩晕的疾病很多，除耳鼻咽喉科疾病外，还涉及内科、神经内科及骨科疾病。眩晕是一种运动性和位置性的幻觉，包括患者感到周围物体在旋转或感到自身在旋转，常有起伏波动感、不稳感、摇摆感、头重脚轻感等。凡是有旋转感觉的，为前庭系统受累，统称为真性眩晕，如梅尼埃病。而无旋转感觉的，即有起伏波动感、不稳感、摇摆感、头重脚轻感等，除前庭系统可能受累外，常有视觉系统或本体感觉系统受累，为假性眩晕，常见于高血压、贫血等。

中医没有真性眩晕和假性眩晕之分，中医认为眩晕指眼花头晕，轻者闭目即止，重者如坐车船，不能站立，伴恶心、呕吐，甚则昏倒等症状。中医辨证分型分为以下几型。

### 1. 风热上扰型

主要表现为眩晕，头痛，头胀，或伴有口渴、出汗、发热等。一般选用散风清热的中成药治疗。

### 2. 肝阳上亢型

主要表现为眩晕耳鸣，头目胀痛，面目潮红，每因情绪激动或者发怒后头晕头胀加重，伴有急躁易怒、失眠多梦、口苦等。一般选用清肝潜阳安神的中成药治疗。

### 3. 血虚型

主要表现为眩晕伴有面色苍白，唇甲无华，心悸心慌，活动后头晕严重，下蹲站立起来后头晕明显，可伴有神疲懒言、饮食欠佳等。一般选用养血祛风的中成药治疗。

**自我鉴别**

对于眩晕的鉴别，主要辨别虚实，这样才能更好地选择药物治疗。风热上扰型主要鉴别点在于急性发病，伴有发热、头痛等感冒症状；肝阳上亢型主要鉴别点在于性情急躁易怒或心烦明显；血虚型主要鉴别点在于面色苍白、唇甲无华等虚证表现。

## ❁ 用于风热上扰型眩晕的中成药 ❁

以下几种常见中成药都能用于风热上扰型眩晕，但是因为各自的药物组成不一样，所以，在治疗时有各自的最佳适应证。

| 药品名称 | 最佳适应证 |
| --- | --- |
| 芎菊上清丸 | 眩晕而见恶风身热、鼻流清涕者 |

| 药品名称 | 最佳适应证 |
|---|---|
| 薄荷锭 | 眩晕而见感冒鼻塞者 |
| 清眩丸 | 眩晕而见感冒头痛者 |
| 牛黄上清丸 | 眩晕而见咽喉肿痛者 |
| 黄连上清丸 | 眩晕而见牙龈肿痛、口舌生疮者 |

使用注意：

① 忌服辛辣刺激性食物。

② 心脏病、肝病、糖尿病、肾病等慢性病严重者应在医师指导下使用。

③ 严格按用法用量使用，小儿、哺乳期妇女、年老体弱患者，应在医师指导下使用。

④ 用药 3 天后症状未改善，或出现其他严重症状时，应到医院就诊。

⑤ 对本类药品过敏者禁用，过敏体质者慎用。

⑥ 药品性状发生改变时禁止使用。

⑦ 请将药品放在儿童不能接触的地方。

⑧ 如正在使用其他药品，使用前请咨询医师或药师。

## 芎菊上清丸

【组成成分】川芎、菊花、黄芩、栀子、蔓荆子（炒）、黄连、薄荷、连翘、荆芥穗、羌活、藁本、桔梗、防风、甘草、白芷。

【药物性状】本品为棕黄色至棕褐色的水丸；味苦。

【主要功效】清热解表，散风止痛。

【主要作用】用于外感风邪引起的恶风身热，偏正头痛，鼻流清涕，牙疼喉痛。

【剂型规格】丸剂，每袋装 6 克。

【服用方法】温开水送服。一次 6 克，一日 2 次。

【用药提醒】①不宜在服药期间同时服用滋补性中药；②服药

后大便次数增多且不成形者，应酌情减量；③体虚者慎用。

## 薄荷锭

【组成成分】薄荷脑。

【药物性状】本品为白色纺锤形的块体；具有特异清凉香气。

【主要功效】散风，泄热。

【主要作用】用于风热感冒头痛。

【剂型规格】丸剂，每锭重 1.6 克。

【使用方法】外用适量，一日 2～3 次。

【用药提醒】对本品过敏者禁用；过敏体质者慎用。

## 清眩丸

【组成成分】川芎、白芷、薄荷、荆芥穗、石膏。

【药物性状】本品为黑褐色的大蜜丸；气微香，味微甜而后辛、凉。

【主要功效】散风清热。

【主要作用】用于风热头晕目眩，偏正头痛，鼻塞牙痛。

【剂型规格】丸剂，每丸重 6 克。

【服用方法】温开水送服。一次 1～2 丸，一日 2 次。

【用药提醒】阴虚阳亢者不宜服用，其表现为眩晕、头胀痛、口苦、易怒、咽干、目赤、腰膝酸软。

## 牛黄上清丸

【组成成分】人工牛黄、薄荷、菊花、荆芥穗、白芷、川芎、栀子、黄连、黄柏、黄芩、大黄、连翘、赤芍、当归、地黄、桔梗、甘草、石膏、冰片等。

【药物性状】本品为红褐色至黑褐色的大蜜丸；气芳香，味苦。

【主要功效】清热泻火，散风止痛。

【主要作用】用于热毒内盛、风火上攻所致的头痛眩晕、目赤耳鸣、咽喉肿痛、口舌生疮、牙龈肿痛、大便燥结。

【剂型规格】丸剂，每丸重 6 克。

【服用方法】温开水送服。一次 1 丸，一日 2 次。

【用药提醒】①不宜在服药期间同时服用滋补性中药；②服药后大便次数增多且不成形者，应酌情减量；③孕妇、儿童、哺乳期妇女、年老体弱及脾虚便溏者慎用。

## 黄连上清丸

【组成成分】黄连、栀子（姜制）、连翘、蔓荆子（炒）、防风、荆芥穗、白芷、黄芩、菊花、薄荷、酒大黄、黄柏（酒炒）、桔梗、川芎、石膏、旋覆花、甘草。

【药物性状】本品为暗黄色至黄褐色的水丸、黄棕色至棕褐色的水蜜丸或黑褐色的大蜜丸；气芳香，味苦。

【主要功效】散风清热，泻火止痛。

【主要作用】用于上焦风热所致的头晕目眩，牙龈肿痛，口舌生疮，咽喉红肿，耳痛耳鸣，暴发火眼，大便干燥，小便黄赤等。

【剂型规格】丸剂；水丸每袋装 6 克，水蜜丸每 40 丸重 3 克，大蜜丸每丸重 6 克。

【服用方法】温开水送服。水丸或水蜜丸一次 3～6 克，大蜜丸一次 1～2 丸，一日 2 次。

【用药提醒】①不宜在服药期间同时服用滋补性中药；②孕妇忌用；③脾胃虚寒者禁服。

## ❀ 用于肝阳上亢型眩晕的中成药 ❀

以下几种常见中成药都能用于肝阳上亢型眩晕，但是因为各自的药物组成不一样，所以，在治疗时有各自的最佳适应证。

| 药品名称 | 最佳适应证 |
| --- | --- |
| 全天麻胶囊 | 眩晕而见肢体麻木、惊风抽搐者 |
| 眩晕宁颗粒 | 眩晕而见耳鸣、恶心、呕吐者 |

| 药品名称 | 最佳适应证 |
|---|---|
| 天麻首乌胶囊 | 眩晕而见口苦咽干、脱发者 |
| 脑立清丸 | 眩晕而见心烦易怒者 |
| 槐菊颗粒 | 眩晕而见口干、便秘者 |

使用注意同风热上扰型眩晕。

## 全天麻胶囊

【组成成分】天麻。

【药物性状】本品为胶囊剂，内容物为黄白色至黄棕色的细粉或颗粒；气微，味甘。

【主要功效】平肝，息风，止痉。

【主要作用】用于头痛眩晕，肢体麻木，小儿惊风，癫痫抽搐等。

【剂型规格】胶囊剂，每粒装 0.5 克。

【服用方法】温开水送服。一次 2～6 粒，一日 3 次。

【用药提醒】服药期间要保持情绪乐观，切忌生气恼怒。

## 眩晕宁颗粒

【组成成分】泽泻、白术、茯苓、陈皮、半夏（制）、女贞子、墨旱莲、菊花、牛膝、甘草等。

【药物性状】本品为棕黄色至黄褐色的颗粒；味甜。

【主要功效】健脾利湿，益肝补肾。

【主要作用】现代医学多用于梅尼埃病、迷路炎、内耳药物中毒、位置性眩晕、晕动病等耳性眩晕；脑动脉粥样硬化引起的脑性眩晕；高血压、低血压、贫血、神经症、颈椎病、眼源性眩晕等其他原因所致眩晕。症见头晕、头痛、恶心、呕吐、耳鸣、目眩、失眠、心慌、胸闷等眩晕病症。

【剂型规格】颗粒剂，每袋装 8 克。

【服用方法】温开水冲服。一次 8 克，一日 3~4 次。

【用药提醒】①服药期间要保持情绪乐观，切忌生气恼怒；②本品应餐后服用。

## 天麻首乌胶囊

【组成成分】天麻、白芷、何首乌、熟地黄、丹参、川芎、当归、炒蒺藜、桑叶、墨旱莲、女贞子、白芍、黄精、甘草。

【药物性状】本品为胶囊剂，内容物为棕褐色的粉末；气香，味微苦。

【主要功效】养血息风，滋补肝肾。

【主要作用】用于肝肾阴虚所致的头痛，头晕，目眩，口苦咽干，舌红苔少，脉弦，视力、听力减退，腰酸乏力，脱发，白发；脑动脉硬化、早期高血压、血管神经性头痛、脂溢性脱发见上述证候者。

【剂型规格】胶囊剂，每粒装 0.48 克。

【服用方法】温开水送服。一次 3 粒，一日 3 次。

【用药提醒】感冒发热患者不宜服用。

## 脑立清丸

【组成成分】磁石、赭石、珍珠母、清半夏、酒曲、酒曲（炒）、牛膝、薄荷脑、冰片、猪胆汁（或猪胆粉）。

【药物性状】本品为深褐色的水丸；气芳香，味微苦。

【主要功效】平肝潜阳，醒脑安神。

【主要作用】用于肝阳上亢，头晕目眩，耳鸣口苦，心烦难寐；高血压见上述证候者。

【剂型规格】丸剂，每 10 丸重 1.1 克。

【服用方法】温开水送服。一次 10 丸，一日 2 次。

【用药提醒】体弱虚寒者不宜服，其表现为气短乏力、倦怠食少、面色白、大便稀溏。

## 槐菊颗粒

【组成成分】何首乌、槐角（蜜炙）、菊花、枸杞子。

【药物性状】本品为棕红色的颗粒；味微苦、微甜、微酸。

【主要功效】滋养肝肾，平肝清热，润肠通便。

【主要作用】对阴虚阳亢证所致的头晕目眩、面赤口干、烦躁易怒、大便干结等症有改善作用。

【剂型规格】颗粒剂，每袋装 3 克。

【服用方法】温开水送服。一次 3 克，一日 3～4 次。

【用药提醒】①服药期间要保持情绪乐观，切忌生气恼怒；②大便溏泄者慎用。

## ❀ 用于血虚型眩晕的中成药 ❀

以下几种常见中成药都能用于血虚型眩晕，但是因为各自的药物组成不一样，所以，在治疗时有各自的最佳适应证。

| 药品名称 | 最佳适应证 |
|---|---|
| 补肝丸 | 眩晕而见胁痛、肢体疼痛者 |
| 止眩安神颗粒 | 眩晕而见耳鸣、失眠者 |
| 天麻祛风补片 | 眩晕而见畏寒肢冷、关节疼痛者 |
| 心脑欣胶囊 | 眩晕而见心悸、气喘、乏力者 |
| 仙桂胶囊 | 眩晕而见心悸健忘、神疲乏力者 |
| 脑心舒口服液 | 眩晕而见身体虚弱、失眠多梦者 |

使用注意同风热上扰型眩晕。

### 补肝丸

【组成成分】当归、地黄、川芎、防风、白芍、羌活。

【药物性状】本品为黄白色至黄棕色粉末；气微，味甘。

【主要功效】补血祛风。

【主要作用】用于肝血虚损兼感风邪所引起的头目眩晕，胁痛，头痛，肢体疼痛。

【剂型规格】丸剂，每 10 丸重 1 克。

【服用方法】温开水送服。一日 3 次，一次 9 克。

【用药提醒】平素脾阳虚食少便溏以及阴虚火旺者忌用。

## 止眩安神颗粒

【组成成分】鹿衔草、淫羊藿、黄芪、当归、川芎、葛根、白术（炒）、酸枣仁、半夏（制）、泽泻、干姜、甘草。辅料为蔗糖、倍他环糊精。

【药物性状】本品为黄棕色至棕褐色的颗粒；味甜、微苦涩。

【主要功效】补肝肾，益气血，安心神。

【主要作用】用于肝肾不足、气血亏损所致的眩晕、耳鸣、失眠、心悸。

【剂型规格】颗粒剂，每袋装 10 克。

【服用方法】温开水冲服。一次 1 袋，一日 3 次。

【用药提醒】①儿童、孕妇禁用；感冒及糖尿病患者禁服。②服药期间要保持情绪乐观，切忌生气恼怒。

## 天麻祛风补片

【组成成分】地黄、当归、羌活、独活、附片（黑顺片）（砂炒）、肉桂、天麻（姜汁制）、杜仲（盐炙）、川牛膝（酒炙）、玄参、茯苓。

【药物性状】本品为糖衣片，除去糖衣后显棕褐色至黑褐色；味甜、苦、略麻。

【主要功效】温肾养肝，祛风止痛。

【主要作用】用于肝肾亏损所致的头昏、头晕、耳鸣、畏寒肢冷、四肢关节疼痛、腰膝酸软、手足麻木。

【剂型规格】片剂，每片相当于总药材 0.88 克。

【服用方法】温开水冲服。一次 6 片，一日 3 次。

【用药提醒】①孕妇禁用；外感者禁服。②服药期间要保持情绪乐观，切忌生气恼怒。

## 心脑欣胶囊

【组成成分】红景天、枸杞子、沙棘鲜浆等。

【药物性状】本品为硬胶囊，内容物为浅褐色粉末；气微，味淡。

【主要功效】益气养阴，活血化瘀。

【主要作用】用于气阴不足、瘀血阻滞所引起头晕、头痛、心悸、气喘、乏力；缺氧引起的红细胞增多症见上述证候者。

【剂型规格】胶囊剂，每粒装 0.5 克。

【服用方法】温开水送服。一次 2 粒，一日 2 次。

【用药提醒】服药期间要保持情绪乐观，切忌生气恼怒。

## 仙桂胶囊

【组成成分】红参、枳实、麻黄、桂枝、熟地黄、麦冬、络石藤、仙鹤草、阿胶、天麻。

【药物性状】本品为硬胶囊，内容物为棕黄色至黑褐色粉末或颗粒；气微，味微苦。

【主要功效】益气养阴，温经通脉。

【主要作用】用于气阴两虚引起的头晕目眩，心悸健忘，神疲乏力，口干。

【剂型规格】胶囊剂，每粒装 0.4 克。

【服用方法】温开水送服。一次 4 粒，一日 3 次。

【用药提醒】①高血压患者禁用；②儿童不宜服用，孕妇及感冒发热等实热证患者慎用，使用过程中血压高出正常者停用；③服药同时不宜服用藜芦、五灵脂、皂荚及其制剂；④不宜喝茶和吃萝卜，以免影响药效。

## 脑心舒口服液

【组成成分】蜜环菌浓缩液、蜂王浆。辅料为蜂蜜、香精、苯甲酸钠等。

【药物性状】本品为淡黄色或棕黄色的液体；味甜。

【主要功效】滋补强壮，镇静安神。

【主要作用】用于身体虚弱，心神不安，失眠多梦，神经衰弱，头痛眩晕。

【剂型规格】口服液，每支装 10 毫升。

【服用方法】口服。一次 10 毫升，一日 2 次。

【用药提醒】外感发热者忌服。

## 第十九节　失眠

失眠是临床常见病症之一，虽不属于危重疾病，但妨碍正常生活、工作、学习，并能诱发或加重心悸、胸痹、眩晕、头痛、中风等病症。顽固性失眠，会给患者带来长期的痛苦，甚至形成对安眠药物的依赖，而长期服用安眠药物又可引起药源性疾病。

失眠表现为入睡困难，早醒，醒后不能再继续入睡，睡眠不足，全身乏力，倦怠感。轻者入睡困难，时睡时醒，或醒后不能再入睡，重则彻夜不寐。

中医认为失眠是情志不调、饮食内伤，或病后及年迈、禀赋不足、心虚胆怯等病因，引起心神失养或心神不安，从而导致经常不能获得正常睡眠为特征的一类病症。根据不同的临床症状主要分为以下几种类型。

### 1. 心脾两虚型

主要是由于思虑过度、劳倦、年迈体虚或久病大病之后伤及心脾，气虚血亏，表现为多梦易醒、健忘、头晕眼花、神疲无力等临床症状。

### 2. 痰热内扰型

主要是由于暴饮暴食、偏食生冷肥腻的食物、过度饮酒导致肠胃受热、痰热上扰，表现为失眠、头重、痰多、胸闷、口苦、心烦、胃口差等临床症状。

### 3. 肝郁化火型

主要是由于恼怒烦闷而生，表现为失眠（严重者整夜不眠）、急躁易怒、口苦、眼红、大便干结等临床症状。

### 4. 心胆气虚型

主要是由于突然受惊，突然听到巨大声响或看到异物所致，表现为噩梦惊扰、夜间易醒、遇事易惊、易疲劳等临床症状。

### 5. 阴虚火旺型

主要是由于大病久病或纵欲过度，使肾阴耗竭，心火旺盛所致，表现为心烦失眠、掌心脚心发热、耳鸣健忘、腰酸和舌红等临床症状。

**自我鉴别**

失眠的鉴别要点主要为临床症状，失眠、健忘、头晕眼花多为心脾两虚；失眠、痰多、胸闷多为痰热内扰；失眠、急躁易怒、口苦多为肝郁化火；失眠、易做噩梦、易惊醒多为心胆气虚；心烦失眠、掌心脚心发热多为阴虚火旺。

以下几种常见中成药能用于失眠，但是因为各自的药物组成不一样，所以，在治疗时有各自的最佳适应证。

| 药品名称 | 最佳适应证 |
| --- | --- |
| 安神养心丸、参茸安神丸 | 心脾两虚之失眠多梦、头晕 |
| 安神温胆丸 | 痰热内扰之失眠头重、痰多色黄稠 |
| 解郁安神颗粒、舒眠胶囊 | 肝郁化火之易怒眠差、口苦 |
| 定心丸、柏子养心丸 | 心胆气虚之失眠易受惊吓、噩梦连连 |
| 养血安神丸、安神补心颗粒 | 阴虚火旺之心烦失眠、手足心热 |

使用注意：

① 少吃生冷及油腻难消化的食物。

② 服药期间要保持情绪乐观，切忌生气恼怒。

③ 高血压、心脏病、糖尿病、肝病、肾病等慢性病严重者应在医师指导下服用。

④ 不宜长期服用，服药 3 天症状无缓解，应去医院就诊。

⑤ 严格按用法用量服用，儿童、年老体弱者应在医师指导下服用。

⑥ 对本类药品过敏者禁用，过敏体质者慎用。

⑦ 药品性状发生改变时禁止使用。

⑧ 儿童必须在成人监护下使用。

⑨ 请将药品放在儿童不能接触的地方。

⑩ 如正在使用其他药品，使用前请咨询医师或药师。

## 安神养心丸

【组成成分】熟地黄、白术、甘草、石菖蒲、茯苓、琥珀、川芎、党参、白芍、当归、黄芪、酸枣仁、远志等。

【药物性状】本品为黑褐色的大蜜丸；味甜、微辛。

【主要功效】补气养血，安神定志。

【主要作用】用于气血两亏，机体衰弱，精神恍惚，惊悸失眠。

【剂型规格】丸剂，每丸重 9 克。

【服用方法】口服。一次 1 丸，一日 2 次。

## 参茸安神丸

【组成成分】红参、鹿茸、菟丝子（炒）、地黄、玉竹、肉苁蓉（制）、酸枣仁（炒）、远志（制）、五味子、山药、丹参、芡实（炒）、柏子仁、玄参、白术（炒）、石菖蒲、桔梗、琥珀等。

【药物性状】本品为黑褐色的大蜜丸；味甘、微苦。

【主要功效】养心安神。

【主要作用】用于身体虚弱，神志不宁，心烦不安，心悸失眠，健忘。

【剂型规格】丸剂，每丸重 9 克。

【服用方法】餐后口服。一次 1 丸，一日 2 次。

【用药提醒】①外感发热患者忌服；②服本药时不宜同时服用藜芦、五灵脂、皂荚或其制剂；③不宜喝茶和吃萝卜，以免影响药力。

## 安神温胆丸

【组成成分】制半夏、陈皮、竹茹、酸枣仁（炒）、枳实、远志（制）、五味子、人参、熟地黄、茯苓、朱砂、甘草、大枣。

【药物性状】本品为棕色的大蜜丸；味酸、甘、微苦。

【主要功效】和胃化痰，安神定志。

【主要作用】用于心胆虚怯，触事易惊，心悸不安，虚烦不寐。

【剂型规格】丸剂，每丸重 10 克。

【服用方法】口服。一次 1 丸，一日 2 次。

【用药提醒】孕妇忌服。

## 解郁安神颗粒

【组成成分】柴胡、郁金、炒栀子、胆南星、茯苓、石菖蒲、制远志、百合、炒酸枣仁、龙齿、浮小麦、炙甘草、大枣、姜半夏、当归、炒白术。

【药物性状】本品为棕色至棕褐色的颗粒；气微腥，味甜、微苦。

【主要功效】舒肝解郁，安神定志。

【主要作用】用于情志不舒、肝郁气滞等所致心烦、焦虑、失眠、健忘；神经症、更年期综合征见上述证候者。

【剂型规格】颗粒剂，每袋装 5 克。

【服用方法】开水冲服。一次 5 克，一日 2 次。

## 舒眠胶囊

【组成成分】酸枣仁（炒）、柴胡（酒炒）、白芍（炒）、合欢花、合欢皮、僵蚕、蝉蜕、灯心草。

【药物性状】本品为胶囊剂，内容物为棕黄色至棕色粉末；气微，味苦。

【主要功效】疏肝解郁，宁心安神。

【主要作用】用于肝郁伤神所致的失眠症。症见失眠多梦，精神抑郁或急躁易怒，口苦目眩。

【剂型规格】胶囊剂，每粒装 0.4 克。

【服用方法】口服。一次 3 粒，一日 2 次。

## 定心丸

【组成成分】党参、茯苓、地黄、麦冬、柏子仁、石菖蒲、甘草（蜜炙）、远志、酸枣仁、黄芩、当归、五味子、琥珀、朱砂、虫白蜡。

【药物性状】本品为黑褐色的水蜜丸或大蜜丸；气香，味甜、微苦、辛。

【主要功效】益气养血，宁心安神。

【主要作用】用于心血不足，烦躁失眠，健忘怔忡，惊悸多梦。

【剂型规格】丸剂；水蜜丸每 70 丸重 4 克，大蜜丸每丸重 6 克。

【服用方法】口服。水蜜丸一次 4 克，大蜜丸一次 1 丸，一日 2 次。

## 柏子养心丸

【组成成分】柏子仁、党参、炙黄芪、川芎、当归、茯苓、制远志、酸枣仁、肉桂、醋五味子、半夏曲、炙甘草、朱砂。

【药物性状】本品为棕色至棕褐色的大蜜丸；味先甜而后苦、微麻。

【主要功效】补气，养血，安神。

【主要作用】用于心气虚寒，心悸易惊，失眠多梦，健忘。

【剂型规格】丸剂，每丸重 9 克。

【服用方法】口服。一次 1 丸，一日 2 次。

## 养血安神丸

【组成成分】首乌藤、鸡血藤、熟地黄、生地黄、合欢皮、墨旱莲、仙鹤草。

【药物性状】本品为棕红色的浓缩丸，除去外衣呈棕褐色；味微涩。

【主要功效】滋阴养血，宁心安神。

【主要作用】用于阴虚血少心悸，失眠多梦，手足心热。

【剂型规格】丸剂，每100粒重12克。

【服用方法】口服。一次6克，一日3次。

## 安神补心颗粒

【组成成分】丹参、五味子、石菖蒲、安神膏。

【药物性状】本品为棕褐色颗粒；气微香，味微苦、酸。

【主要功效】养心安神。

【主要作用】用于心悸失眠，头晕耳鸣。

【剂型规格】颗粒剂，每袋装1.5克。

【服用方法】口服。一次1.5克，一日3次。

【用药提醒】外感发热患者忌服。

以上列举的是临床上常用的，但是因为各地域或者各药店的采购不一样，所以有些地方或者药店不一定药品齐全，这时候可根据自己的症状选择相对接近适应证的中成药。

| 药品名称 | 主要功效 | 适应证 |
|---|---|---|
| 滋肾宁神丸 | 滋补肝肾，宁心安神 | 心脾两虚失眠健忘，神经衰弱 |
| 枣仁安神颗粒 | 补心安神 | 心肝血虚不足之失眠多梦 |
| 安神健脑液 | 益气养血，滋阴生津，养心安神 | 失眠难睡，多梦易醒 |
| 脑乐静糖浆 | 养心，安神 | 精神抑郁，烦躁失眠 |

| 药品名称 | 主要功效 | 适应证 |
|---|---|---|
| 泻肝安神丸 | 清肝泻火,重镇安神 | 肝阳上亢之失眠,易怒 |
| 酸枣仁合剂 | 清热泻火,养血安神 | 血虚之失眠眩晕,烦躁易怒 |

失眠除了自我用药对症治疗外,还应注意精神情志的调摄,保持心情愉悦,避免情绪过度激动或兴奋,避免睡觉之前喝浓茶和咖啡,每天进行适量的体育锻炼,尽量少熬夜,养成良好的生活习惯。

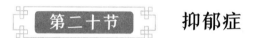

# 第二十节　抑郁症

抑郁症是一种常见的心理障碍,可由各种原因引起,以显著而持久的心情低落为主要临床特征,且心情低落与其处境不相称,严重者可出现自杀念头和行为。多数病例有反复发作的倾向,每次发作大多数可以缓解,部分可有残留症状或转为慢性。

抑郁症在中医属于"郁证"的范畴,是指情志不舒、气机不畅所引起的心情抑郁,情绪低落等,可见胁肋胀痛,或易怒爱哭,失眠多梦等表现。根据症状的不同,一般分为两型。

## 1. 肝气郁结型

主要表现为精神抑郁,爱叹气,叹气后觉得稍有舒畅;可伴有食欲不振,或有呕吐,妇女月经周期不正常,双侧乳房胀痛,两肋胀痛不适等。治疗宜选用一些疏肝理气的中成药。

## 2. 肝郁化火型

本证型常常是在肝气郁结的基础上发展而来的,由于长期的肝气郁结导致化火,除了有肝气郁结症状外,还有性情急躁易怒,或反酸、便秘,或头痛、目红肿、耳鸣、口干等化热的表现。治疗宜选用一些疏肝理气兼清热的中成药。

## ❀ 用于肝气郁结型抑郁症（郁证）的中成药 ❀

以下几种常见中成药都能用于肝气郁结型抑郁症（郁证），但是因为各自的药物组成不一样，所以，在治疗时有各自的最佳适应证。

| 药品名称 | 最佳适应证 |
| --- | --- |
| 柴胡舒肝丸 | 郁证而见胸胁痞闷不舒畅者 |
| 开郁舒肝丸 | 郁证而见腹痛、嗳气吞酸者 |
| 舒肝止痛丸 | 郁证而见胸胁胀满、胃脘疼痛者 |
| 舒神灵胶囊 | 郁证而见心悸气短、失眠者 |
| 安乐片 | 郁证而见精神抑郁、失眠者 |
| 舒肝颗粒 | 郁证而见月经不调者 |
| 解郁丸 | 郁证而见心神不宁、失眠多梦者 |
| 宁心安神颗粒 | 郁证而见心悸、胸闷者 |

使用注意：

① 忌服辛辣刺激性食物。

② 心脏病、肝病、糖尿病、肾病等慢性病严重者应在医师指导下服用。

③ 严格按用法用量服用，小儿、哺乳期妇女、年老体弱患者，

应在医师指导下服用。

④ 服药 3 天后症状未改善，或出现其他严重症状时，应到医院就诊。

⑤ 对本类药品过敏者禁用，过敏体质者慎用。

⑥ 药品性状发生改变时禁止使用。

⑦ 儿童必须在成人监护下使用。

⑧ 请将药品放在儿童不能接触的地方。

⑨ 如正在使用其他药品，使用前请咨询医师或药师。

## 柴胡舒肝丸

【组成成分】茯苓、白芍（酒炒）、陈皮、枳壳（麸炒）、甘草、桔梗、豆蔻、香附（醋制）、厚朴（姜制）、山楂（炒）、柴胡、紫苏梗、三棱（醋制）、莪术（醋制）、当归、防风、黄芩、木香、大黄（酒炒）、半夏（姜制）、六神曲（炒）、薄荷、槟榔（炒）、青皮（炒）、乌药等。

【药物性状】本品为黑褐色的小蜜丸或大蜜丸；味甜而苦。

【主要功效】舒肝理气，消胀止痛。

【主要作用】用于肝气不舒，胸胁痞闷，食滞不清，呕吐酸水。

【剂型规格】丸剂；小蜜丸每 100 丸重 20 克，大蜜丸每丸重 10 克。

【服用方法】温开水送服。小蜜丸一次 10 克，大蜜丸一次 1 丸，一日 2 次。

【用药提醒】孕妇及月经量多者忌服；身体虚弱者不宜服用。

## 开郁舒肝丸

【组成成分】五灵脂（醋制）、莪术（醋制）、香附（醋制）、木香、槟榔、当归、陈皮、青皮（醋制）、草果仁（炒）、乌药、枳壳（麸炒）、甘草、大黄、肉桂（去粗皮）、郁金、延胡索（醋制）、砂仁等。

【药物性状】本品为棕褐色的球形大蜜丸；气微香，味甜，微辛。

【主要功效】开郁舒肝，顺气止痛。

【主要作用】用于肝郁气滞所致的胸胁胀满、腹痛、嗳气吞酸。

【剂型规格】丸剂，每丸重 9 克。

【服用方法】温开水送服。一次 1 丸，一日 2～3 次。

【用药提醒】①少吃生冷及油腻难消化食物；②服药期间要保持情绪乐观，切忌生气恼怒；③孕妇慎用。

## 舒肝止痛丸

【组成成分】柴胡、当归、白芍、赤芍、白术（炒）、薄荷、甘草、生姜、香附（醋制）、郁金、延胡索（醋制）、川楝子、木香、陈皮、半夏（制）、黄芩、川芎、莱菔子（炒）等。

【药物性状】本品为棕褐色的浓缩水丸，除去包衣后，显灰褐色至黑褐色；味苦、涩。

【主要功效】舒肝理气，和胃止痛。

【主要作用】用于肝胃不和，肝气郁结，胸胁胀满，呕吐酸水，胃脘疼痛。

【剂型规格】丸剂，每 100 粒重 12 克。

【服用方法】温开水送服。一次 4～4.5 克，一日 2 次；小儿酌减。

【用药提醒】①孕妇慎服；②服药期间忌生气恼怒；③不宜与人参类药同服。

## 舒神灵胶囊

【组成成分】首乌藤、郁金、丹参、香附（醋炙）、北合欢、百合、龙骨（煅）、牡蛎（煅）、五味子、人参、甘草（蜜炙）。

【药物性状】本品为胶囊剂，内容物为灰褐色或褐色的颗粒；气微香，味微苦。

【主要功效】舒肝理气，解郁安神。

【主要作用】用于神经衰弱、更年期综合征等。

【剂型规格】胶囊剂，每粒装 0.3 克。

【服用方法】温开水送服。一次 3～6 粒，一日 2～3 次。

【用药提醒】①服药期间要保持平和心态，生活规律，切忌生气恼怒；②服药期间不宜同时服用藜芦、五灵脂、皂荚或其制剂；③不宜喝茶和吃萝卜，以免影响药效。

## 安乐片

【组成成分】柴胡、当归、川芎、茯苓、钩藤、首乌藤、白术（炒）、甘草等。

【药物性状】本品为薄膜衣片，除去包衣后显棕褐色；气微香，味微苦。

【主要功效】舒肝解郁，安神。

【主要作用】用于精神抑郁、失眠、胸闷不适、纳少神疲、焦虑恐惧、多疑、头晕目眩等症；月经不调、烘热汗出、烦躁易怒的更年期综合征见上述证候者。

【剂型规格】片剂，每片片芯重 0.3 克。

【服用方法】温开水送服。一次 4～6 片，一日 3 次。

【用药提醒】①服药期间要保持情绪乐观，切忌生气恼怒；②孕妇慎用；③火郁证者不适用，主要表现为口苦咽干、面色红赤、心中烦热、胁胀不眠、大便秘结。

## 舒肝颗粒

【组成成分】当归（蒸）、白芍（酒炙）、白术（麸炒）、醋香附、柴胡（醋炙）、茯苓、薄荷、栀子（炒）、牡丹皮、甘草。

【药物性状】本品为灰黄色至黄棕色，或棕色至棕褐色（低糖型）的颗粒；气香，味甜、略苦。

【主要功效】舒肝理气，散郁调经。

【主要作用】用于肝气不舒的两胁疼痛，胸腹胀闷，月经不调，头痛目眩，心烦意乱，口苦咽干，以及肝郁气滞所致的面部黧黑斑（黄褐斑）等。

【剂型规格】颗粒剂，每袋装 10 克、3 克（低糖型）。

【服用方法】温开水冲服。一次 1 袋，一日 2 次。

【用药提醒】①服药期间要保持情绪乐观，切忌生气恼怒；②平素月经正常，突然出现月经过多或过少，或经期错后，或阴道不规则出血，应去医院就诊。

## 解郁丸

【组成成分】白芍、柴胡、当归、郁金、茯苓、百合、合欢皮、甘草、小麦、大枣。

【药物性状】本品为棕色至棕褐色的水丸；气微，味微苦。

【主要功效】疏肝解郁，养心安神。

【主要作用】用于肝郁气滞、心神不安所致的胸肋胀满，郁闷不舒，心烦心悸，易怒，失眠多梦。

【剂型规格】丸剂，每 15 丸重 1 克。

【服用方法】温开水送服。一次 4 克，一日 3 次。

【用药提醒】服药期间要保持情绪乐观，切忌生气恼怒。

## 宁心安神颗粒

【组成成分】黄连、琥珀、石菖蒲、远志（制）、茯苓、丹参、甘草、大枣、小麦、磁石（煅）、珍珠母。

【药物性状】本品为红棕色的薄膜衣颗粒；气微，味苦。

【主要功效】宁心安神，宽胸。

【主要作用】用于妇女情志不畅引起的心悸、胸闷、烦躁、失眠多梦、头昏目眩、潮热自汗。

【剂型规格】颗粒剂，每袋装 2 克。

【服用方法】温开水冲服。一次 2 克，一日 3 次。

【用药提醒】服药期间要保持情绪乐观，切忌生气恼怒。

# 用于肝郁化火型抑郁症（郁证）的中成药

以下几种常见中成药都能用于肝郁化火型抑郁症（郁证），但是因为各自的药物组成不一样，所以，在治疗时有各自的最佳适应证。

| 药品名称 | 最佳适应证 |
|---|---|
| 加味逍遥丸 | 郁证而见胸胁胀满、月经先期、乳房胀痛者 |
| 越鞠丸 | 郁证而见胸脘胀满、嗳气吞酸者 |
| 罗黄降压片 | 郁证而见心烦少眠、大便秘结者 |

使用注意同肝气郁结型抑郁症（郁证）。

## 加味逍遥丸

【组成成分】柴胡、当归、白芍、白术（麸炒）、茯苓、甘草、牡丹皮、栀子（姜炙）、薄荷。辅料为生姜。

【药物性状】本品为黄棕色的水丸；味甜。

【主要功效】舒肝清热，健脾养血。

【主要作用】用于肝郁血虚，肝脾不和而化热，表现为胸胁胀满、头晕目眩、口干、倦怠食少、乳房胀痛、月经先期、脐腹胀痛。

【剂型规格】丸剂，每100粒重6克。

【服用方法】温开水送服。一次6克，一日2次。

【用药提醒】①孕妇慎服；②忌气恼劳碌；③平素月经量正常，突然出现经量过多、经期延长、月经错后、经量过少，须去医院就诊；④经期延长，月经量过多合并贫血者，应在医师指导下服用；⑤青春期少女及更年期妇女应在医师指导下服药；⑥一般服药一个月经周期，其症状无改善，或月经量过多，或经水淋漓不尽超过半个月，或出现其他症状者，应去医院就诊。

## 越鞠丸

【组成成分】苍术（炒）、醋香附、川芎、六神曲（炒）、炒栀子。

【药物性状】本品为深棕色至棕褐色的水丸；气香，味微涩、苦。

【主要功效】理气解郁，宽中除满。

【主要作用】用于胸脘痞闷，腹中胀满，饮食停滞，嗳气吞酸。

【剂型规格】丸剂，每100粒重6克。

【服用方法】温开水送服。一次6～9克，一日2次。

【用药提醒】服药期间要保持情绪乐观，切忌生气恼怒。

## 罗黄降压片

【组成成分】罗布麻叶、菊花、决明子、熟大黄、当药、丹参、川芎、槐米、葛根、山楂、牛膝、地黄、牛黄、冰片。

【药物性状】本品为淡绿色的糖衣片，除去糖衣后显棕褐色；气芳香，味苦、凉。

【主要功效】清肝降火，活血化瘀。

【主要作用】用于肝火上炎引起的头晕目眩、心烦少眠、大便秘结。

【剂型规格】片剂，每片重0.3克。

【服用方法】温开水送服。一次4～6片，一日2次。

【用药提醒】孕妇慎用；脾虚腹泻者慎服。

抑郁症除药物的治疗外，还需要配合其他的辅助治疗才能事半功倍。以下介绍一些简便方法，以作参考。

① 保持良好的精神状态：患者焦虑、紧张均可激发抑郁症，所以患者要放松自己，舒缓压力，在生活中想办法给自己增加点爱好、兴趣，让自己开朗起来。

② 树立治疗信心：抑郁症患者在治疗时，不要着急，只要坚持治疗是完全可以治愈的。任何疾病的治疗都需要时间，何况抑郁症是慢性疾病，更得需要时间。

③ 找些事情做，分散精力：要勇敢地走出去，多和人交流，

尽量找些事情干，一来锻炼了身体，二来分散了注意力，对疾病的康复有好处。

④ 多运动：建议抑郁症患者平时多运动，如散步、慢跑、登山、游泳、打球、练太极等。

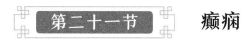

# 第二十一节　癫痫

癫痫俗称"羊癫疯""羊角风"，是大脑神经元突发性异常放电，导致短暂的大脑功能障碍的一种慢性疾病。癫痫发作，表现为突然仆倒，昏不知人，口吐涎沫，两目上视，四肢抽搐，或口中怪叫，醒后如常人等。

癫痫属于中医"痫病"的范畴，主要是由情志失调、痰阻脑窍引起。急性发作期治疗宜豁痰息风，开窍定痫；慢性期治疗宜祛痰，兼顾补虚安神。但是急性期发作往往时间较短（除持续性发作外），在未来得及治疗时发作已停止，因此中成药治疗癫痫主要针对慢性期的治疗。多选用一些祛痰开窍、补虚安神的中成药治疗。在慢性期也需要鉴别实证和虚实夹杂。根据不同的临床症状，癫痫主要分为以下几种类型。

## 1. 痰热阻窍型

主要表现为情绪急躁，心烦失眠，咳痰不爽，口苦口干，便秘尿黄，发作时昏仆抽搐，口吐涎沫，二便自遗，叫声高亢等。治疗宜选用一些清热化痰开窍的中成药。

## 2. 脾虚痰盛型

平素倦怠乏力，胸闷，饮食欠佳，大便泄泻，发作时面色晦暗或㿠白，四肢寒冷，叫声低怯等。治疗宜选用一些健脾补虚化痰的中成药。

对于癫痫的鉴别，主要辨别有没有虚证的表现。痰热阻窍型主要鉴别点在于情绪急躁，心烦失眠，叫声高亢；脾虚痰盛型主要鉴别点在于倦怠乏力，饮食欠佳，叫声低怯。当然，临床多见既有脾虚痰盛的表现，又有痰热阻窍的表现，此时可以配合两种证型的中成药一起服用，起到健脾清热化痰之效，标本兼顾。

## ❈ 用于痰热阻窍型癫痫的中成药 ❈

以下几种常见中成药都能用于痰热阻窍型癫痫，但是因为各自的药物组成不一样，所以，在治疗时有各自的最佳适应证。

| 药品名称 | 最佳适应证 |
| --- | --- |
| 癫痫康胶囊 | 癫痫而见神昏抽搐、口吐涎沫者 |
| 癫痫宁片 | 癫痫而见四肢抽搐、喉中痰鸣,癔症者 |
| 化风丹 | 癫痫而见中风偏瘫、口眼歪斜者 |
| 二十五味珊瑚丸 | 癫痫而见神志不清者 |
| 医痫丸 | 癫痫而见口吐涎沫、抽搐昏迷者 |
| 镇痫片 | 癫痫而见神志昏迷、四肢抽搐、口角流涎者 |
| 止痫散 | 癫痫而见思维障碍、动作迟缓者 |
| 羊痫疯丸 | 用于癫痫而心神不宁者 |
| 白金丸 | 用于癫痫而烦躁不安者 |
| 癫痫散 | 癫痫而见突然仆倒,喉中发出五畜之音者 |

使用注意：

① 忌服生冷、辛辣刺激性食物。

② 心脏病、肝病、糖尿病、肾病等慢性病严重者应在医师指导下服用。

③ 严格按用法用量服用，有其他并发症者应在医师指导下服用。

④ 服药一个疗程后症状未改善，或出现其他严重症状时，应到医院就诊。

⑤ 对本类药品过敏者禁用，过敏体质者慎用。

⑥ 药品性状发生改变时禁止使用。

⑦ 请将药品放在儿童不能接触的地方。

⑧ 如正在使用其他药品，使用前请咨询医师或药师。

## 癫痫康胶囊

【组成成分】天麻、石菖蒲、人工牛黄、僵蚕、胆南星、川贝母、丹参、麦冬、淡竹叶、生姜、人参、远志、全蝎、琥珀、冰片等。

【药物性状】本品为硬胶囊，内容物为黄棕色的粉末；具冰片香气，味苦。

【主要功效】镇惊息风，化痰开窍。

【主要作用】用于癫痫风痰闭阻，痰火扰心，神昏抽搐，口吐涎沫者。

【剂型规格】胶囊剂，每粒装 0.3 克（相当于原药材 1.07 克）。

【服用方法】温开水送服。一次 3 粒，一日 3 次。

【用药提醒】妊娠及哺乳者禁用。

## 癫痫宁片

【组成成分】马蹄香、石菖蒲、钩藤、牵牛子、千金子、缬草、甘松、薄荷脑。

【药物性状】本品为糖衣片，除去糖衣后显棕褐色；气特异，味苦。

【主要功效】豁痰开窍，息风安神。

【主要作用】用于风痰上扰癫痫病，发作时症见突然昏倒，不省人事，四肢抽搐，喉中痰鸣，口吐涎沫或眼目上视，少顷清醒等症。或用于癔症、失眠等。

【剂型规格】片剂，每片相当于原药材 1.62 克。

【服用方法】温开水送服。一次 2～4 片，一日 3 次。

【用药提醒】妊娠及哺乳者禁用。

## 化风丹

【组成成分】药母、紫苏叶、僵蚕、全蝎、天南星（制）、苍术、雄黄、硼砂、巴豆霜、人工麝香、冰片、天麻、荆芥、檀香、朱砂。

【药物性状】本品为朱红色的水丸，剖面显棕黄色；有强烈香气，味辛。

【主要功效】息风镇痉，豁痰开窍。

【主要作用】用于风痰闭阻、中风偏瘫、癫痫、面神经麻痹、口眼歪斜。

【剂型规格】丹剂，每丸重 0.12 克。

【服用方法】温开水送服。成人一次 8～10 丸，一日 2～3 次，18 天为一个疗程。

【用药提醒】①服用本品应定期检查血、尿中汞、砷离子浓度，检查肝、肾功能；②妊娠及哺乳者禁用。

## 二十五味珊瑚丸

【组成成分】珊瑚、珍珠、青金石、珍珠母、诃子、木香、红花、丁香、沉香、朱砂、龙骨、炉甘石、脑石、磁石、禹粮土、芝麻、葫芦、紫菀花、獐牙菜、藏菖蒲、榜那、打箭菊、甘草、西红花、人工麝香。

【药物性状】本品为红棕色的水丸；气微香，味甘、苦、涩。

【主要功效】开窍，通络，止痛。

【主要作用】用于神志不清，身体麻木，头昏目眩，脑部疼痛，血压不调，头痛，癫痫及各种神经性疼痛。

【剂型规格】丸剂，每 4 丸重 1 克。

【服用方法】温开水送服。一次 1 克，一日 1 次。

【用药提醒】妊娠及哺乳者禁用。

## 医痫丸

【组成成分】生白附子、天南星（制）、半夏（制）、猪牙皂、僵蚕（炒）、乌梢蛇（制）、蜈蚣、全蝎、白矾、雄黄、朱砂。

【药物性状】本品为棕色至棕褐色的水丸；味咸、涩、辛。

【主要功效】祛风化痰，定痫止搐。

【主要作用】痰阻脑络所致的癫痫，症见抽搐昏迷、双目上吊、口吐涎沫。

【剂型规格】丸剂，每袋装 3 克。

【服用方法】温开水送服。一次 3 克，一日 2～3 次；小儿酌减。

【用药提醒】①本品含毒性药，不宜多服；②孕妇禁用。

## 镇痫片

【组成成分】人工牛黄、朱砂、石菖蒲、广郁金、胆南星、红参、甘草、珍珠母、莲子心、麦冬、酸枣仁、远志（甘草水泡）、茯苓。

【药物性状】本品为赭红色的片；味苦。

【主要功效】镇心安神，豁痰通窍。

【主要作用】用于癫狂心乱，痰迷心窍，神志昏迷，四肢抽搐，口角流涎。

【剂型规格】片剂，每片重 0.4 克。

【服用方法】温开水送服。一次 4 片，一日 3 次。

【用药提醒】妊娠及哺乳者禁用。

## 止痫散

【组成成分】紫石英、赭石、钩藤、龙骨、牡蛎、寒水石、赤石脂、白石脂、桂枝、滑石、大黄、干姜、石膏、甘草。

【药物性状】本品为红棕色的粉末；气香，味辛。

【主要功效】平肝息风，镇惊安神，升降气机，清热化痰止痫。

【主要作用】主要用于治疗精神分裂症、抑郁症、癫痫等。表现为突然昏倒、四肢抽搐、喉中痰鸣、口吐白沫、直视等症，并且平素心烦失眠，性情急躁，头痛，思维障碍，动作迟缓等。

【剂型规格】散剂，每袋装 10 克。

【服用方法】温开水调服。成人一次 10 克，一日 2 次；小儿酌减。2 个月为一个疗程，宜调糊状服用。

【用药提醒】脾胃虚寒者忌用。

## 羊痫疯丸

【组成成分】白矾、郁金、金礞石（煅）、全蝎、黄连、乌梅。

【药物性状】本品为赭红色光亮的水丸，除去包衣后显棕黄色；味苦、涩。

【主要功效】息风止惊，清心安神。

【主要作用】用于癫痫。

【剂型规格】丸剂，每 100 粒重 6 克。

【服用方法】温开水送服。一次 6 克，一日 1～2 次。

【用药提醒】妊娠及哺乳者禁用。

## 白金丸

【组成成分】白矾（研细）、川郁金（研细）、薄荷。

【药物性状】本品为灰白色或灰黄色的水丸；味涩。

【主要功效】豁痰通窍，清心安神。

【主要作用】用于痰气壅塞，癫痫发狂，猝然昏倒，口吐涎沫。

【剂型规格】每 50 丸重 3 克。

【服用方法】口服，用石菖蒲汤或温开水送服。一次 6～9 克，一日 2 次。

## 癫痫散

【组成成分】郁金、巴豆、全蝎、香附、蜈蚣。

【药物性状】本品为淡黄色的粉末；气微，味微咸。

【主要功效】理气化痰，息风定痫。

【主要作用】用于痰气郁结，风痰壅塞心窍所致的癫痫。主要用于癫痫病，临床上表现为突然仆倒，昏不知人，四肢抽搐，口吐白沫，喉中发出五畜之音等。

【剂型规格】散剂，每瓶装 3 克。

【服用方法】温开水调服。成人一次服 1 瓶，一日 1 次，7 岁以上小孩服成人 1/2 量，3～7 岁服成人 1/3 量。

【用药提醒】①忌忧思恼怒；②孕妇禁服。

## ❁ 用于脾虚痰盛型癫痫的中成药 ❁

以下几种常见中成药都能用于脾虚痰盛型癫痫，但是因为各自的药物组成不一样，所以，在治疗时有各自的最佳适应证。

| 药品名称 | 最佳适应证 |
| --- | --- |
| 香砂六君丸 | 脾气虚而见饮食欠佳、腹胀者 |
| 参苓白术胶囊 | 脾气虚而见体倦乏力、食少便溏者 |
| 补中益气丸 | 脾气虚而见体倦乏力、内脏下垂者 |

使用注意同痰热阻窍型癫痫，其药物的组成及功效等在本章第二十四节有介绍，在此不再详述。

## 第二十二节 中风后遗症

中风是以突然昏倒、意识不清、口歪、言謇、偏瘫为主症的一种疾病。中风相当于现代医学的脑出血、脑血栓、脑栓塞、短暂性脑缺血发作等病，是死亡率较高的疾病。中风后遗症是指中风发病 6 个月以后，仍遗留程度不同的偏瘫、麻木、言语謇涩不利、口舌歪斜、痴呆等。对于中风后遗症，必须抓紧时间积极治疗。

中风后遗症属中医"偏瘫""偏枯""偏废"等病证范畴。根据其临床表现主要分为气虚血瘀、气滞血瘀两种证型。

## 1. 气虚血瘀型

主要表现为半身不能活动，肢体软弱无力，面色萎黄，或肢体麻木。治疗既要补气，又要活血化瘀，因此宜选用补气化瘀的中成药治疗。

## 2. 气滞血瘀型

主要表现为舌头僵硬，活动不灵活，语言不清，肢体麻木，或口眼歪斜，手足冰冷，精神呆滞，半身不能活动等，治疗宜选用行气化瘀的中成药。

### 自我鉴别

对于中风后遗症的鉴别，主要辨别有没有气虚的表现。气虚血瘀型的主要鉴别点在于除半身活动不便之外，还有神疲乏力、四肢无力的气虚表现；气滞血瘀型的主要鉴别点在于除半身活动不便外，还有舌头僵硬、言语不清等表现。当然，临床上亦有气虚而兼有血瘀和气滞者，且目前治疗中风后遗症的中成药大多兼顾了气虚、血瘀和气滞，因此，只要根据每个人不同症状选择最佳适合的药物即可。

以下几种常见中成药都能用于中风后遗症，但是因为各自的药物组成不一样，所以，在治疗时有各自的最佳适应证。

| 药品名称 | 最佳适应证 |
| --- | --- |
| 再造丸 | 中风后遗症而见偏瘫肢麻、言语不清者 |
| 回天再造丸 | 中风后遗症而见半身不遂、口眼歪斜者 |
| 血栓通胶囊 | 中风后遗症而见偏瘫、胸闷心痛者 |
| 血塞通胶囊 | 中风后遗症而见偏瘫、胸闷心痛者 |

| 药品名称 | 最佳适应证 |
|---|---|
| 通心络胶囊 | 中风后遗症而见半身不遂、气短乏力者 |
| 消栓通络片 | 中风后遗症而见神情呆滞、言语不清者 |
| 强力天麻杜仲胶囊 | 中风后遗症而见肢体麻木、腰腿酸痛者 |
| 偏瘫复原丸 | 中风后遗症而见半身不遂、筋骨疼痛、手足拘挛者 |
| 消栓再造丸 | 中风后遗症而见半身不遂、吞咽困难、大小便失禁者 |
| 抗栓再造丸 | 中风后遗症而见手足麻木、言语不清者 |
| 麝香抗栓丸 | 中风后遗症而见言语不清、头昏目眩者 |
| 通络活血丸 | 中风后遗症而见半身不遂、口眼歪斜者 |
| 华佗再造丸 | 中风后遗症而见半身不遂、拘挛麻木者 |

使用注意：

① 忌服辛辣刺激性食物。

② 心脏病、肝病、糖尿病、肾病等慢性病严重者应在医师指导下服用。

③ 严格按用法用量服用，有其他并发症者应在医师指导下服用。

④ 服药 4 周后症状未改善，或出现其他严重症状时，应到医院就诊。

⑤ 对本类药品过敏者禁用，过敏体质者慎用。

⑥ 药品性状发生改变时禁止使用。

⑦ 请将药品放在儿童不能接触的地方。

⑧ 如正在使用其他药品，使用前请咨询医师或药师。

## 再造丸

【组成成分】蕲蛇肉（酒制）、母丁香、玄参（去芦）、熟地黄、青皮（醋炒）、何首乌（酒炙）、黄芪、竹节香附、大黄、骨碎补

（炒）、红曲、细辛、香附（醋炒）、三七、豆蔻、川芎、甘草、黄连、葛根、麻黄、檀香、天竺黄、地龙、乳香（制）、防风、片姜黄、茯苓、桑寄生、广藿香、赤芍、全蝎、附子、粉萆薢、沉香、天麻、草豆蔻、没药（制）、当归、建曲、豹骨（油炙）、穿山甲（醋炙）、白术（炒）、肉桂（去粗皮）、白芷、羌活、人参（去芦）、化橘红、僵蚕（炒）、龟甲（醋炙）、血竭、威灵仙（酒炒）、乌药、油松节、两头尖（醋制）、人工麝香、人工牛黄、朱砂、水牛角浓缩粉、冰片。

【药物性状】本品为棕褐色的大蜜丸；味微甘、苦。

【主要功效】祛风化痰，活血通络。

【主要作用】用于风痰阻络所致的中风，症见半身不遂、口舌歪斜、手足麻木、疼痛痉挛、言语謇涩。

【剂型规格】丸剂，每丸重9克。

【服用方法】温开水送服。一次1丸，一日2次。

【用药提醒】孕妇禁用。

# 回天再造丸

【组成成分】蕲蛇、乳香（制）、朱砂、黄连、草豆蔻、片姜黄、何首乌、木香、豆蔻、葛根、细辛、羌活、白芷、山参、麻黄、松香、藿香、牛黄、地龙、桑寄生、母丁香、没药（制）、熟地黄、豹骨（油酥）、厚朴、僵蚕（炒）、人工麝香、竹节香附、当归、赤芍、茯苓、全蝎、白术（麸炒）、乌药、青皮、肉桂、冰片、犀角、沉香、胆南星、天竺黄、骨碎补（烫，去毛）、琥珀、附子（制）、防风、龟甲（醋淬）、甘草、川芎、血竭、玄参、天麻、香附（醋淬）、安息香、山羊血、粉萆薢、穿山甲（醋制）、红花、威灵仙、黄芪（蜜制）、大黄（酒制）等。

【药物性状】本品为棕褐色的大蜜丸；味甜、辛、凉。

【主要功效】祛风散寒，理气豁痰，通经活络。

【主要作用】用于中风猝然昏仆，不省人事，口眼歪斜，语言不利，半身不遂等；中寒、中痰，突然眩晕，昏迷，失语，身体强直，四肢发麻等；痹证，肢体筋骨、肌肉关节等处疼痛酸楚，重着麻木，关节肿大屈伸不利等；急性脑血管病、脑血栓形成、脑栓塞、脑出血、蛛网膜下腔出血、一过性脑缺血发作的恢复期等。

【剂型规格】丸剂，每丸重 10 克。

【服用方法】温黄酒或温开水送服。一次 1 丸，一日 1～2 次。

【用药提醒】孕妇忌服。

## 血栓通胶囊

【组成成分】三七总皂苷。

【药物性状】本品为胶囊剂，内容物为淡黄色的粉末；味苦、微甘。

【主要功效】活血祛瘀，通脉活络。

【主要作用】用于脑络瘀阻引起的中风偏瘫，心脉瘀阻引起的心痛；脑梗死、冠心病、心绞痛见上述证候者。

【剂型规格】胶囊剂，每粒装 0.18 克（含三七总皂苷 100 毫克）。

【服用方法】温开水送服。一次 1～2 粒，一日 3 次。

【用药提醒】孕妇慎用。

## 血塞通胶囊

【组成成分】三七总皂苷。

【药物性状】本品为胶囊剂，内容物为浅黄色的粉末。

【主要功效】活血祛瘀，通脉活络，抑制血小板聚集和增加脑血流量。

【主要作用】用于脑路瘀阻，中风偏瘫，心脉瘀阻，胸痹心痛；脑血管病后遗症、冠心病心绞痛属上述证候者。

【剂型规格】胶囊剂，每粒装 0.18 克（含三七总皂苷 100 毫克）。

【服用方法】温开水送服。一次 1 粒，一日 3 次。

【用药提醒】孕妇慎用。

## 通心络胶囊

【组成成分】人参、水蛭、全蝎、土鳖虫、蜈蚣、蝉蜕、赤芍、檀香、降香、乳香（制）、酸枣仁（炒）、冰片。

【药物性状】本品为硬胶囊，内容物为灰棕色至灰褐色的颗粒和粉末；具冰片香气、微腥，味微咸、苦。

【主要功效】益气活血，通络止痛。

【主要作用】用于冠心病心绞痛属心气虚乏、血瘀络阻证，症见胸部憋闷，刺痛、绞痛，固定不移，心悸自汗，气短乏力，舌质紫暗或有瘀斑，脉细涩或结代。亦用于气虚血瘀络阻型中风，症见半身不遂或偏身麻木，口舌歪斜，言语不利。

【剂型规格】胶囊剂，每粒装 0.26 克。

【服用方法】温开水送服。一次 2～4 粒，一日 3 次，四周为一疗程。对轻度、中度心绞痛患者可一次 2 粒，一日 3 次；对较重度、重度患者以一次 4 粒，一日 3 次为优，心绞痛等症状明显减轻或消失，心电图改善后，可改为一次 2 粒，一日 3 次。

【用药提醒】①个别患者用药后可出现胃部不适；②出血性疾病患者、孕妇及妇女经期、阴虚火旺型中风者禁用。

## 消栓通络片

【组成成分】川芎、丹参、黄芪、泽泻、三七、槐花、桂枝、郁金、木香、冰片、山楂等。

【药物性状】本品为糖衣片或薄膜衣片，除去包衣后显褐色；气香，味微苦。

【主要功效】活血化瘀，温经通络。

【主要作用】用于瘀血阻络所致的中风，症见神情呆滞、言语謇涩、手足发凉、肢体疼痛；缺血性中风及高脂血症见上述证候者。

【剂型规格】片剂，每片重 0.38 克。

【服用方法】温开水送服。一次 6 片，一日 3 次，或遵医嘱，每个疗程为一个月。

## 强力天麻杜仲胶囊

【组成成分】天麻、杜仲（盐制）、制草乌、附子（制）、羌活、独活、藁本、当归、地黄、玄参、川牛膝、槲寄生。

【药物性状】本品为胶囊剂，内容物为棕色至棕黑色的颗粒；气微香，味略苦、麻。

【主要功效】散风活血，舒筋止痛。

【主要作用】用于中风引起的筋脉掣痛，肢体麻木，行走不便，腰腿酸痛，头痛头昏等。

【剂型规格】胶囊剂，每粒装 0.4 克。

【服用方法】温开水送服。一次 2～3 粒，一日 2 次。

【用药提醒】孕妇及过敏体质者慎用。

## 偏瘫复原丸

【组成成分】黄芪、人参、当归、川芎、赤芍、熟地黄、丹参、三七、牛膝、天麻、僵蚕（炒）、全蝎、钩藤、白附子（矾炙）、秦艽、地龙、铁丝威灵仙、防风、杜仲（炭）、补骨脂（盐炙）、骨碎补、香附（醋炙）、沉香、肉桂、豆蔻仁、茯苓、泽泻、桂枝、白术（炒）、枳壳（炒）、麦冬、法半夏、安息香、甘草、冰片。

【药物性状】本品为黄褐色的大蜜丸；气芳香，味苦。

【主要功效】补气活血，祛风化痰。

【主要作用】用于气虚血瘀、风痰阻络引起的中风瘫痪，半身不遂，口眼歪斜，痰盛气亏，言语不清，足膝浮肿，行步艰难，筋骨疼痛，手足拘挛。

【剂型规格】丸剂，每丸重 9 克。

【服用方法】用温开水或黄酒送服。一次 1 丸，一日 2 次。

【用药提醒】阴虚火旺或肝阳上亢者慎用或不用。

## 消栓再造丸

【组成成分】血竭、赤芍、没药（醋炙）、当归、牛膝、丹参、川芎、桂枝、三七、豆蔻、郁金、枳壳（麸炒）、白术（麸炒）、人参、沉香、金钱白花蛇、僵蚕（麸炒）、白附子、肉桂、冰片、苏合香、安息香、朱砂等。

【药物性状】本品为棕褐色的大蜜丸；气香，味甜、苦。

【主要功效】活血化瘀，息风通络，消栓通脉。

【主要作用】用于脑血栓、脑出血、脑栓塞引起的半身不遂、偏瘫、口眼歪斜、言语不清、肢体麻木、手足浮肿、流涎不止、吞咽困难、大小便失禁等。

【剂型规格】丸剂，每丸重9克。

【服用方法】口服。一次1～2丸，一日2次。

【用药提醒】①本品处方中含朱砂，不宜过量久服，肝肾功能不全者慎用；②服用前应除去蜡皮、塑料球壳；③本品可嚼服，也可分份吞服。

## 抗栓再造丸

【组成成分】红参、黄芪、胆南星、穿山甲（烫）、人工牛黄、冰片、水蛭（烫）、人工麝香、丹参、三七、大黄、地龙、苏合香、全蝎、葛根、穿山龙、当归、牛膝、何首乌、乌梢蛇、桃仁、朱砂、红花、土鳖虫、天麻、细辛、威灵仙、草豆蔻、甘草。

【药物性状】本品为朱红色的水丸；气微芳香，味辛、苦。

【主要功效】活血化瘀，舒筋通络，息风镇痉。

【主要作用】用于瘀血阻窍、脉络失养所致的中风，症见手足麻木、步履艰难、瘫痪、口眼歪斜、言语不清；中风恢复期及后遗症见上述证候者。

【剂型规格】丸剂，每袋装3克。

【服用方法】用温开水送服。一次1袋，一日3次。

【用药提醒】孕妇忌服；年老体弱者慎服。

## 麝香抗栓丸

【组成成分】麝香、羚羊角、三七、天麻、全蝎、乌梢蛇、红花、地黄、大黄、葛根、川芎、僵蚕、水蛭（烫）、黄芪、胆南星、地龙、赤芍、当归、豨莶草、忍冬藤、鸡血藤、络石藤。

【药物性状】本品为棕褐色的大蜜丸；气辛，味甘。

【主要功效】通络活血，醒脑散瘀。

【主要作用】用于中风，半身不遂，言语不清，头昏目眩等。

【剂型规格】丸剂，每丸重 7.5 克。

【服用方法】用温开水送服。一次 1 丸，一日 3 次。

【用药提醒】孕妇慎用。

## 通络活血丸

【组成成分】人工牛黄、香附、赤芍、川芎（酒蒸）、冰片、穿山甲（炙）、龟甲（炙）、羌活、血竭、天麻（姜汁制）、松香、三蛇（金环蛇、银环蛇、过树榕蛇）、威灵仙（酒制）、肉桂、安息香、全蝎（姜葱汁制）、没药（炒）、红花、麻黄（开水泡）、草豆蔻、琥珀（水飞）、细辛、甘草（炙）、狗骨（炙）、当归、姜黄、人参、白附子（姜醋制）、乌药、三七、白芷、胆南星、木香、大黄（炒）、两头尖、茯苓、黄芪、何首乌（黑豆制）、地龙（甘草水泡）、丹参、黄连、熟地黄（酒蒸）、水牛角。

【药物性状】本品为黑色的包衣水丸，除去包衣后显黑褐色；味苦、微辛。

【主要功效】豁痰搜风，通络活血。

【主要作用】用于风痰阻络，半身不遂，口眼歪斜，脑血管意外后遗症见上述证候者。

【剂型规格】丸剂，每 1 克素丸含原药材 1.6 克。

【服用方法】用温开水送服。一次 3 克，一日 2 次。

【用药提醒】孕妇慎用。

## 华佗再造丸

【组成成分】当归、吴茱萸、川芎、冰片、白芍、红参、五味子、马钱子、红花、天南星等。

【药物性状】本品为黑色的浓缩水蜜丸；气香，味苦。

【主要功效】活血化瘀，化痰通络，行气止痛。

【主要作用】用于痰瘀阻络之中风恢复期和后遗症，症见半身不遂、拘挛麻木、口眼歪斜、言语不清。

【剂型规格】丸剂，每袋装 8 克。

【服用方法】用温开水送服。一次 4～8 克，一日 2～3 次。重症一次 8～16 克，或遵医嘱。

【用药提醒】服药期间如有燥热感，可用白菊花蜜糖水送服，或减半服用，必要时暂停服用 1～2 天。

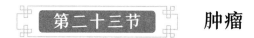

## 第二十三节　肿瘤

肿瘤是每个人都闻之色变的疾病，近年来肿瘤的患病率越来越高。很多患者发现肿瘤时都已是晚期，已无手术机会，即使有手术机会，也需要化疗、放疗，而这些治疗无疑对身体有巨大的损伤。

中医认为肿瘤既有癌毒的一方面，也有正气亏虚的一方面，而血瘀、痰浊又往往兼杂在其中，因此治疗肿瘤既要清热解毒、活血化瘀、化痰散结，同时又要注重扶正，特别是对于经过手术、化疗、放疗后的患者，若过于攻邪，反而不利于机体康复。

对于有阴阳气血虚损的患者可以选择适宜自己症状的补益药物，同时配合一些消瘤的中成药使用，攻补兼施。

以下几种常见中成药都能用于肿瘤，但是因为各自的药物组成不一样，所以，在治疗时有各自的最佳适应证。

| 药品名称 | 最佳适应证 |
| --- | --- |
| 六神丸 | 用于咽喉肿痛，痈疡疔疮，无名肿痛者 |
| 金刺参九正合剂 | 用于癌症放、化疗引起的副作用 |
| 仙蟾片 | 用于癌症兼有正气亏虚者 |
| 肝复乐胶囊 | 用于原发性肝癌者 |

| 药品名称 | 最佳适应证 |
|---|---|
| 复方斑蝥胶囊 | 用于各种恶性肿瘤者 |
| 西黄丸 | 用于各种恶性肿瘤疼痛者 |
| 鸦胆子油口服乳液 | 用于各种恶性肿瘤者 |
| 散结灵胶囊 | 用于各种肿块疼痛者 |
| 六味地黄丸 | 主要用于胃癌、肠上皮化生者 |

使用注意：

① 饮食宜清淡，忌酒及辛辣、生冷、油腻食物。

② 心脏病、糖尿病、肾病等慢性病严重者应在医师指导下服用。

③ 严格按用法用量服用，小儿、哺乳期妇女、年老体弱患者，应在医师指导下服用。

④ 服药一个疗程后症状未改善，或出现其他严重症状时，应到医院就诊。

⑤ 对本类药品过敏者禁用，过敏体质者慎用。

⑥ 药品性状发生改变时禁止使用。

⑦ 儿童必须在成人监护下使用。

⑧ 请将药品放在儿童不能接触的地方。

⑨ 如正在使用其他药品，使用前请咨询医师或药师。

# 六神丸

【组成成分】人工牛黄、麝香、蟾酥、珍珠粉、冰片、百草霜、雄黄。

【药物性状】本品为黑色有光泽的小水丸；味辛辣。

【主要功效】清凉解毒，消炎止痛。

【主要作用】用于烂喉丹痧，咽喉肿痛，喉风喉痈，单双乳蛾（扁桃体炎），小儿热疖，痈疡疔疮，乳痈发背，无名肿痛等。

【剂型规格】丸剂，每 1000 粒重 3.125 克。

【服用方法】温开水送服。一次 5～10 丸，一日 2～3 次。

【用药提醒】孕妇忌服。

## 金刺参九正合剂

【组成成分】刺梨果（鲜）、苦参、金荞麦等。

【药物性状】本品为棕黄色至棕红色液体，久置有少量沉淀；气微香，味甜、微酸、苦。

【主要功效】解毒散结，和胃生津。

【主要作用】用于癌症放、化疗引起的白细胞减少、头昏、失眠、恶心呕吐等症的辅助治疗。

【剂型规格】口服液，每瓶装 20 毫升、40 毫升、120 毫升。

【服用方法】温开水送服。一次 20～40 毫升，一日 2 次。

【用药提醒】痘症者、孕妇、小儿慢惊风者忌服。

## 仙蟾片

【组成成分】人参、仙鹤草、蟾酥、郁金、黄芪、当归、半夏（制）、补骨脂、马钱子粉。

【药物性状】本品为薄膜衣片，除去包衣后显棕色至棕褐色；气微香，味苦。

【主要功效】化瘀散结，益气止痛。

【主要作用】用于食管癌、胃癌、肺癌等癌症。

【剂型规格】片剂，每片重 0.25 克。

【服用方法】温开水送服。一次 4 片，一日 3 次。

【用药提醒】孕妇禁服。

## 肝复乐胶囊

【组成成分】党参、鳖甲（醋制）、重楼、白术（炒）、黄芪、陈皮、土鳖虫、大黄、桃仁、半枝莲、败酱草、茯苓、薏苡仁、郁金、苏木、牡蛎、茵陈、木通、香附（制）、沉香、柴胡。

【药物性状】本品为胶囊剂，内容物为棕褐色的颗粒及粉末；

气香，味苦、微酸。

【主要功效】健脾理气，化瘀软坚，清热解毒。

【主要作用】用于以肝瘀脾虚为主证的原发性肝癌，症见上腹肿块、胁肋疼痛、神疲乏力、食少纳呆、脘腹胀满、心烦易怒、口苦咽干等。

【剂型规格】胶囊剂，每粒装 0.5 克。

【服用方法】温开水送服。一次 6 粒，一日 3 次。Ⅱ期原发性肝癌疗程 2 个月，Ⅲ期患者疗程 1 个月，或遵医嘱。

【用药提醒】少数患者开始服药后出现腹泻，一般不影响继续治疗，多可自行缓解。

## 复方斑蝥胶囊

【组成成分】斑蝥、人参、黄芪、刺五加、三棱、半枝莲、莪术、山茱萸、女贞子、熊胆粉、甘草。

【药物性状】本品为胶囊剂，内容物为黄绿色至棕褐色的粉末；味微苦、回甜。

【主要功效】破血消瘀，攻毒蚀疮。

【主要作用】用于原发性肝癌、肺癌、直肠癌、恶性淋巴瘤、妇科恶性肿瘤等。

【剂型规格】胶囊剂，每粒装 0.25 克。

【服用方法】温开水送服。一次 3 粒，一日 2 次。

【用药提醒】糖尿病患者及糖代谢紊乱者慎用。

## 西黄丸

【组成成分】牛黄或体外培育牛黄、麝香或人工麝香、醋乳香、醋没药。

【药物性状】本品为棕褐色或黑褐色的糊丸；气芳香，味微苦。

【主要功效】清热解毒，消肿散结。

【主要作用】用于热毒壅结所致的痈疽疔毒，瘰疬，流注，癌肿等；各种癌症，如乳腺癌、宫颈癌、膀胱癌、肝癌、肺癌、食管癌、胃癌、甲状腺癌、淋巴癌、直肠癌、白血病等。

【剂型规格】丸剂，每20丸重1克。

【服用方法】温开水送服。一次3克，一日2次。小疗程：1个月；大疗程：2个月。

## 鸦胆子油口服乳液

【组成成分】鸦胆子油、豆磷脂。

【药物性状】本品为乳白色均匀乳状液体；味微苦。

【主要功效】破血消瘀，攻毒蚀疮。

【主要作用】用于消化道肿瘤（如胃癌、食管癌、原发性肝癌、大肠癌、胰腺癌等）、肺癌、宫颈癌、膀胱癌、前列腺癌及其他实体瘤转移癌（如转移性肝癌、肺癌脑转移等）。

【剂型规格】口服液，每支装10毫升。

【服用方法】温开水送服。一次20毫升，一日2～3次，30天为一个疗程。

【用药提醒】①本品无明显毒副作用，但有少数患者有油腻感、恶心、厌食等消化道不适反应；②如有分层应停止使用。

## 散结灵胶囊

【组成成分】草乌（甘草银花炙）、木鳖子、地龙、乳香（醋炙）、没药（醋炙）、枫香脂、五灵脂（醋炙）、石菖蒲、当归、香墨。

【药物性状】本品为胶囊剂，内容物为灰墨色粉末；气微香，味苦、涩。

【主要功效】散结消肿，活血止痛。

【主要作用】阴疽初起，皮色不变，肿硬作痛，瘰疬鼠疮。

【剂型规格】胶囊剂，每粒装0.4克。

【服用方法】温开水送服。一次3粒，一日3次。

【用药提醒】①孕妇及哺乳期妇女禁服；②严重心脏病、高血压、肝肾疾病者忌服；③本品含乌头碱，应严格在医生指导下按规定量服用。不得任意增加服用量和服用时间。服药后如果出现唇舌发麻、头痛头昏、腹痛腹泻、心烦欲呕、呼吸困难等情况，应立即停药并到医院救治。

## 六味地黄丸

【组成成分】熟地黄、酒萸肉、山药、泽泻、牡丹皮、茯苓（去皮）等。

【药物性状】本品为棕褐色至黑褐色的大蜜丸；味甜而酸。

【主要功效】滋阴补肾。

【主要作用】用于肾阴亏损，头晕耳鸣，腰膝酸软，骨蒸潮热，盗汗遗精等。现代研究证实本品对于胃癌等消化道肿瘤有治疗和预防作用。

【剂型规格】丸剂，每丸重9克。

【服用方法】温开水送服。一次1丸，一日2次。

【用药提醒】①忌食不易消化食物；②感冒发热患者不宜服用。

以上列举的是临床上常用的，但是因为各地域或者各药店的采购不一样，所以有些地方或者药店不一定药品齐全，这时候可根据自己的症状选择相对接近适应证的中成药。

| 药品名称 | 主要功效 | 适应证 |
|---|---|---|
| 鳖甲煎丸 | 活血化瘀，软坚散结 | 用于胁下癥块，现代多用于肝硬化、肝癌等 |
| 消瘿丸 | 散结消瘿 | 用于瘿瘤初起；单纯型地方性甲状腺肿 |
| 抗癌平丸 | 清热解毒，散瘀止痛 | 用于热毒瘀血壅滞肠胃而致的胃癌、食管癌、贲门癌、直肠癌等消化系统肿瘤 |
| 消瘿五海丸 | 散结消瘿，活血化瘀 | 用于瘿瘤初起；淋巴结结核、甲状腺肿大等 |
| 胃复春片 | 健脾益气，活血解毒 | 用于胃癌癌前期病变及胃癌手术后辅助治疗 |
| 复方夏枯草膏 | 清火散结 | 用于瘿瘤瘰疬、淋巴结结核等 |

虚证，指人体正气不足，脏腑功能衰退所表现的证候。虚的含义非常丰富，涉及人体各个方面。气血津液都会在疾病的某个阶段出现亏虚不足的状况。气虚，涵盖了心气不足，肺气不足，脾气亏虚，肾气不足；气虚导致的肝气瘀滞，或者营卫气虚，宗气不足等，都是气虚范围内的。津液的亏虚，也是虚证中的一个方面，阴津不足，不能濡养脏腑，在上则双目干涩，口舌干渴，苔红少津，在中则有舌红苔或淡或黄。心统血，肝藏血，血液不足则心肝血虚，心无血，则血不养心，出现失眠多梦，心神不宁；肝血亏虚，则四肢拘挛，两目干涩，在女子则月经量少等血虚症状。阴虚，则是基于津血亏虚之上，当津血亏虚到一定程度，则产生阴虚，出现阴虚火旺，则有舌红苔黄，肝阳上亢，腰膝酸软无力，潮热盗汗等。

### 1. 气虚

主要表现为气少懒言，神疲乏力，活动后明显，头晕目眩（特别是下蹲后站立起来时头晕明显），出虚汗等症状。多是由平时饮食不节影响脾胃，或久病卧床、手术、腹泻所致。治疗多选用一些补气的中成药。

### 2. 血虚

主要表现为唇甲颜色淡白，面色无华苍白或萎黄，头晕眼花或妇女月经量少或闭经，肢体麻木等。多由脾胃功能虚弱，失血过多如胃肠、外伤出血等引起。治疗多选用一些有补血作用的中成药。

### 3. 气血两虚

既有神疲乏力、少气懒言的气虚表现，又有面色淡白或萎黄、月经量少的血虚表现。中医认为"气能生血""血能载气"，二者有相辅相成的关系，因此临床上常常选用补气的同时兼补血，而补血时则兼有补气的中成药。

### 4. 阴虚

主要表现为五心烦热（双手足心和胸部），潮热盗汗（夜间出汗），眩晕耳鸣，口燥咽干，面部潮红，心烦躁动等。多见于更年期综合征、肺结核、久病耗阴以及高热后的患者等。治疗时选用具有滋阴作用的中成药。

### 5. 阳虚

主要表现为畏寒肢冷，精神萎靡，面色㿠白，腰膝酸软，男子阳痿，女子腹部冷痛不孕，或大便泄泻，特别是清晨腹泻等。多由过食生冷之品，久病损伤阳气，长期居住寒冷之地等引起。治疗时选用温补阳气的中成药。

### 6. 阴阳两虚

既有畏寒肢冷、腰膝酸软、遗精阳痿等阳虚的表现，又有眩晕耳鸣等阴虚症状，因此治疗时既要有补阴的成分，又要有补阳的成分，故宜选用一些滋阴补阳的中成药治疗。

> **自我鉴别**
>
> 对于虚证的鉴别，宜抓住主要症状。气虚的主要症状是气短乏力；血虚的主要症状是唇甲淡白，面白头晕；气血两虚时则气虚和血虚的症状皆有；阴虚的主要症状是五心烦热、盗汗；阳虚的主要症状是畏寒肢冷，精神萎靡；阴阳两虚则是阴虚和阳虚的症状皆有。

## ❀ 用于气虚的中成药 ❀

以下几种常见中成药都能用于气虚，但是因为各自的药物组成不一样，所以，在治疗时有各自的最佳适应证。

| 药品名称 | 最佳适应证 |
|---|---|
| 补中益气丸 | 气虚而见体倦乏力、内脏下垂者 |
| 参苓白术胶囊 | 气虚而见体倦乏力、食少便溏者 |
| 香砂六君丸 | 气虚而见饮食欠佳、腹胀者 |
| 黄芪颗粒 | 气虚而见气短心悸、自汗者 |
| 玉屏风胶囊 | 气虚而见出汗明显，容易感冒者 |
| 西洋参胶囊 | 气虚而见烦躁体倦、口燥咽干者 |

使用注意：

① 忌不易消化的食物。

② 高血压、心脏病、肝病、糖尿病、肾病等慢性病严重者应在医师指导下服用。

③ 儿童、孕妇、哺乳期妇女应在医师指导下服用。

④ 服药 4 周症状无缓解，应去医院就诊。

⑤ 对本类药品过敏者禁用，过敏体质者慎用。

⑥ 药品性状发生改变时禁止使用。

⑦ 儿童必须在成人监护下使用。

⑧ 请将药品放在儿童不能接触的地方。

## 补中益气丸

【组成成分】炙黄芪、党参、炙甘草、炒白术、当归、升麻、柴胡、陈皮。辅料为生姜、大枣。

【药物性状】本品为棕褐色至黑褐色的小蜜丸或大蜜丸；味微甜、微苦、辛。

【主要功效】补中益气，升阳举陷。

【主要作用】用于脾胃虚弱，中气下陷所致的泄泻、脱肛、阴挺，症见体倦乏力、食少腹胀、久泻、脱肛、子宫脱垂等症。

【剂型规格】丸剂；小蜜丸每 100 粒重 6 克，大蜜丸每丸重

9 克。

【服用方法】温开水送服。小蜜丸一次 1 袋（6 克），大蜜丸一次 1 丸，一日 2～3 次。

【用药提醒】感冒发热患者不宜服用。

## 参苓白术胶囊

【组成成分】人参、茯苓、白术（炒）、山药、白扁豆（炒）、莲子、薏苡仁（炒）、砂仁、桔梗、甘草。

【药物性状】本品为胶囊剂，内容物为棕色的粉末；气香，味甜。

【主要功效】补脾胃，益肺气。

【主要作用】用于体倦乏力，食少便溏；慢性泄泻、小儿泄泻、小儿厌食见上述症状者。

【剂型规格】丸剂，每粒装 0.5 克。

【服用方法】温开水送服。一次 3 粒，一日 3 次。

【用药提醒】①泄泻兼有大便不通畅，肛门有下坠感者忌服；②服本药时不宜同时服用藜芦、五灵脂、皂荚或其制剂；③不宜喝茶和吃萝卜，以免影响药效；④不宜和感冒类药同时服用。

## 香砂六君丸

【组成成分】木香、砂仁、党参、炒白术、茯苓、炙甘草、陈皮、姜半夏、生姜、大枣等。

【药物性状】本品为黄棕色的水丸；气微香，味微甜、辛。

【主要功效】益气健脾，和胃。

【主要作用】用于脾虚气滞，消化不良，嗳气食少，脘腹胀满，大便溏泄。

【剂型规格】丸剂，每瓶装 60 克。

【服用方法】温开水送服。一次 6～9 克，一日 2～3 次。

【用药提醒】①不适用于口干、舌少津、大便干者；②不适用于急性胃肠炎，主要表现为恶心、呕吐、大便水泻频频、脘腹作痛。

# 黄芪颗粒

【组成成分】黄芪。

【药物性状】本品为淡黄色至棕黄色的颗粒；味甜或味微甜、苦（无蔗糖）。

【主要功效】补气固表，利尿，托毒排脓，生肌。

【主要作用】用于气短心悸，虚脱，自汗，体虚浮肿，慢性肾炎，久泻，脱肛，疮口久不愈合等。

【剂型规格】颗粒剂，每袋装 15 克、4 克（无蔗糖）。

【服用方法】温开水冲服。一次 1 袋，一日 2 次。

【用药提醒】感冒发热患者不宜服用。

# 玉屏风胶囊

【组成成分】黄芪、防风、白术（炒）。

【药物性状】本品为胶囊剂，内容物为黄棕色的颗粒或粉末；味苦、微甜。

【主要功效】益气，固表，止汗。

【主要作用】用于表虚不固，自汗恶风，面色㿠白，或体虚易感风邪者。

【剂型规格】胶囊剂，每粒装 0.5 克。

【服用方法】温开水送服。一次 2 粒，一日 3 次。

【用药提醒】外感风热，实热内盛者不宜服用。

# 西洋参胶囊

【组成成分】西洋参。

【药物性状】本品为胶囊剂，内容物为淡黄色至棕黄色的粉末；味微苦、甘。

【主要功效】补气养阴，清热生津。

【主要作用】用于气虚阴亏，内热，咳喘痰血，虚热烦倦，消渴，口燥咽干。现代多用于脑力劳动者；有高原反应人群、空调环境下工作的人群、心脑血管疾病患者；抽烟饮酒或者肝脏有损伤人群；体弱多病人群；虚热体质者。

【剂型规格】胶囊剂，每粒装 0.5 克。

【服用方法】温开水送服。一次 3 粒，一日 2 次。

【用药提醒】①不宜与藜芦同用；②外感风热，实热内盛者不宜服用。


以上列举的是临床上常用的，但是因为各地域或者各药店的采购不一样，所以有些地方或者药店不一定药品齐全，这时候可根据自己的症状选择相对接近适应证的中成药。

| 药品名称 | 主要功效 | 适应证 |
|---|---|---|
| 人参健脾丸 | 健脾益气,和胃止泻 | 用于体弱倦怠,脘闷嘈杂,不思饮食 |
| 补气口服液 | 益气健脾 | 用于神疲乏力,少气懒言,食欲不振 |
| 西洋参黄芪胶囊 | 益气健脾,养阴清热,生津止渴 | 用于神疲乏力,呼吸气短,心悸失眠 |
| 虚汗停颗粒 | 益气养阴,固表敛汗 | 用于气阴不足的虚汗、盗汗 |
| 健脾丸 | 健脾开胃 | 用于脾胃虚弱,脘腹胀满,食少便溏 |


## ❀ 用于血虚的中成药 ❀

以下几种常见中成药都能用于血虚，但是因为各自的药物组成不一样，所以，在治疗时有各自的最佳适应证。

| 药品名称 | 最佳适应证 |
|---|---|
| 归脾丸 | 血虚而见气短心悸、失眠多梦者 |

| 药品名称 | 最佳适应证 |
|---|---|
| 养血安神片 | 血虚而见失眠健忘、头眩心悸者 |
| 阿胶颗粒 | 血虚而见眩晕心悸、肺燥咳嗽者 |
| 养血生发胶囊 | 血虚而见脱发、腰膝酸软者 |
| 健脾生血片 | 血虚而见缺铁性贫血、倦怠乏力者 |

使用注意同气虚类。

## 归脾丸

【组成成分】党参、白术（炒）、炙黄芪、炙甘草、茯苓、远志（制）、酸枣仁（炒）、龙眼肉、当归、木香、大枣（去核）等。

【药物性状】本品为棕褐色的水蜜丸、小蜜丸或大蜜丸；气微，味甘而后微苦、辛。

【主要功效】益气健脾，养血安神。

【主要作用】用于心脾两虚，气短心悸，失眠多梦，头昏头晕，肢倦乏力，食欲不振，崩漏便血。现代用于治疗小儿慢性特发性血小板减少性紫癜、神经衰弱、胃十二指肠溃疡、顽固性失眠等。

【剂型规格】丸剂；水蜜丸每瓶装 60 克，小蜜丸每 10 丸重 2克，大蜜丸每丸重 9 克。

【服用方法】用温开水或生姜汤送服。水蜜丸一次 6 克，小蜜丸一次 9 克，大蜜丸一次 1 丸，一日 3 次。

【用药提醒】感冒发热患者不宜服用；归脾丸不宜与感冒药同服。

## 养血安神片

【组成成分】仙鹤草、墨旱莲、鸡血藤、熟地黄、地黄、合欢皮、首乌藤。辅料为硬脂酸镁、滑石粉、蔗糖、胭脂红。

【药物性状】本品为糖衣片，除去糖衣后显黑棕色；气微，味微涩。

【主要功效】滋阴养血，宁心安神。

【主要作用】用于阴虚血少，头眩心悸，失眠健忘。

【剂型规格】片剂，基片重约 0.25 克（相当于总药材 1.1 克）。

【服用方法】用温开水送服。一次 5 片，一日 3 次。

【用药提醒】①服药期间要保持情绪乐观，切忌生气恼怒；②脾胃虚弱者宜在饭后服用，以减轻药物对肠胃的刺激。

## 阿胶颗粒

【组成成分】阿胶等。

【药物性状】本品为棕褐色颗粒或粉末；气香，味微甘。

【主要功效】滋阴养血，补肺润燥。

【主要作用】用于血虚萎黄，眩晕心悸，肌痿无力，心烦不眠，虚风内动，肺燥咳嗽，劳嗽咯血，吐血尿血，便血崩漏，妊娠胎漏。

【剂型规格】颗粒剂，每袋装 8 克、4 克。

【服用方法】开水冲服。一次 1 袋，一日 3 次。

【用药提醒】感冒发热患者不宜服用。

## 养血生发胶囊

【组成成分】熟地黄、当归、羌活、木瓜、川芎、白芍、菟丝子、天麻、制何首乌。

【药物性状】本品为胶囊剂，内容物为深棕色的颗粒和粉末；味辛、微苦。

【主要功效】养血祛风，益肾填精。

【主要作用】用于血虚风盛、肾精不足所致的脱发，症见毛发松动或呈稀疏状脱落、毛发干燥或油腻、头皮瘙痒；斑秃、全秃、脂溢性脱发与病后、产后脱发见上述证候者。

【剂型规格】胶囊剂，每粒装 0.5 克。

【服用方法】用温开水送服。一次 4 粒，一日 2 次。

## 健脾生血片

【组成成分】党参、茯苓、白术（炒）、甘草、黄芪、山药、鸡内金（炒）、龟甲（醋制）、麦冬、南五味子（醋制）、龙骨、牡蛎（煅）、大枣、硫酸亚铁等。

【药物性状】本品为薄膜衣片，除去包衣后显棕黄色至灰褐色；气微腥，味酸、涩、微苦。

【主要功效】健脾和胃，养血安神。

【主要作用】用于小儿脾胃虚弱及心脾两虚型缺铁性贫血，成人气血两虚型缺铁性贫血，症见面色萎黄或㿠白、食少纳呆、腹胀脘闷、大便不调、烦躁多汗、倦怠乏力、舌胖色淡、苔薄白、脉细弱等。

【剂型规格】片剂，每片重 0.6 克。

【服用方法】用温开水送服，饭后口服。1 岁以内一次 1/2 片；1～3 岁一次 1 片；3～5 岁一次 3/2 片；5～12 岁一次 2 片；成人一次 3 片；一日 3 次。

【用药提醒】忌茶；勿与含鞣酸类药物合用。

以上列举的是临床上常用的，但是因为各地域或者各药店的采购不一样，所以有些地方或者药店不一定药品齐全，这时候可根据自己的症状选择相对接近适应证的中成药。

| 药品名称 | 主要功效 | 适应证 |
|---|---|---|
| 当归补血口服液 | 补养气血 | 用于疲乏无力，头晕眼花，面色苍白 |
| 补血安神胶囊 | 益肾，补气，养血 | 用于血虚之头晕耳鸣，腰膝酸软 |
| 升血灵颗粒 | 补气养血 | 用于血虚，缺铁性贫血 |
| 新血宝胶囊 | 补血益气，健脾和胃 | 用于痔疮出血，月经过多，偏食所致的缺铁性贫血 |

## ❀ 用于气血两虚的中成药 ❀

以下几种常见中成药都能用于气血两虚，但是因为各自的药物组成不一样，所以，在治疗时有各自的最佳适应证。

| 药品名称 | 最佳适应证 |
| --- | --- |
| 阿归养血颗粒 | 气血两虚而见头晕乏力、月经量少者 |
| 八珍丸 | 气血两虚而见面色萎黄、四肢乏力者 |
| 人参养荣丸 | 气血两亏，病后虚弱者 |
| 十全大补丸 | 气血两虚而见面色苍白、气短心悸者 |
| 当归补血丸 | 气血两亏，身体虚弱者 |
| 七宝美髯丸 | 须发早白、牙齿摇动者 |
| 益气养血口服液 | 气血不足所致的气短心悸、体虚乏力者 |

使用注意同气虚类。

## 阿归养血颗粒

【组成成分】当归、阿胶、熟地黄、白芍、党参、黄芪、茯苓、川芎、炙甘草。

【药物性状】本品为棕黄色的颗粒；气微香，味甘、微苦、涩、辛。

【主要功效】补养气血。

【主要作用】用于气血亏虚，面色萎黄，头晕乏力，月经量少色淡。

【剂型规格】颗粒剂，每袋装 10 克。

【服用方法】用温开水送服。一次 1 袋，一日 3 次。

【用药提醒】感冒发热患者不宜服用。

## 八珍丸

【组成成分】党参、白术（炒）、茯苓、甘草、当归、白芍、川芎、熟地黄等。

【药物性状】本品为棕黑色的水蜜丸或黑褐色至黑色的大蜜丸；味甜、微苦。

【主要功效】补气益血。

【主要作用】用于气血两虚，面色萎黄，食欲不振，四肢乏力，月经过多，神疲纳差，血色不旺，头晕心悸。

【剂型规格】丸剂；水蜜丸每瓶装 60 克，大蜜丸每丸重 9 克。

【服用方法】用温开水送服。水蜜丸一次 6 克，大蜜丸一次 1 丸，一日 2 次。

【用药提醒】①不宜和感冒类药同时服用；②服本药时不宜同时服用藜芦或其制剂；③本品为气血双补之药，性质较黏腻，有碍消化，故咳嗽痰多、脘腹胀痛、纳食不消、腹胀便溏者忌服。

## 人参养荣丸

【组成成分】人参、白术（土炒）、茯苓、炙甘草、当归、熟地黄、白芍（麸炒）、炙黄芪、陈皮、远志（制）、肉桂、五味子（酒蒸）等。

【药物性状】本品为棕褐色的大蜜丸；味甘、微辛。

【主要功效】温补气血。

【主要作用】用于心脾不足，气血两亏，形瘦神疲，食少便溏，病后虚弱。

【剂型规格】丸剂，每丸重 9 克。

【服用方法】用温开水送服。一次 1 丸，一日 1～2 次。

【用药提醒】①孕妇及身体壮实不虚者忌服；②本品中肉桂属温热药，因此出血者忌用；③服本药时不宜同时服用藜芦、五灵脂、皂荚或其制剂；④不宜喝茶和吃萝卜，以免影响药效；⑤不宜和感冒类药同时服用；⑥本品宜饭前服用或进食同时服。

## 十全大补丸

【组成成分】党参、白术（炒）、茯苓、炙甘草、当归、川芎、白芍（酒炒）、熟地黄、炙黄芪、肉桂等。

【药物性状】本品为棕褐色至黑褐色的水蜜丸或大蜜丸；气香，味甘而微辛。

【主要功效】温补气血。

【主要作用】用于气血两虚，面色苍白，气短心悸，头晕自汗，体倦乏力，四肢不温，月经量多。

【剂型规格】丸剂；水蜜丸每 10 丸重 2 克，大蜜丸每丸重 9 克。

【服用方法】开水送服。水蜜丸一次 6 克，大蜜丸一次 1 丸，一日 2～3 次。

【用药提醒】①外感风寒、风热，实热内盛者不宜服用；②不宜和感冒类药同时服用；③服本药时不宜同时服用藜芦、赤石脂或其制剂；④身体壮实不虚者忌服。

## 当归补血丸

【组成成分】当归、黄芪。

【药物性状】本品为棕黄色大蜜丸或水蜜丸；味甜、微辛。

【主要功效】补养气血。

【主要作用】用于身体虚弱，气血两亏。

【剂型规格】丸剂；大蜜丸每丸重 9 克，水蜜丸每袋装 6 克。

【服用方法】开水送服。大蜜丸一次 1 丸，水蜜丸一次 1 袋，一日 2 次。

【用药提醒】月经提前量多，色深红，或经前、经期腹痛拒按，乳房胀痛者不宜服用。

## 七宝美髯丸

【组成成分】制何首乌、当归、补骨脂（盐水炙）、枸杞子、菟丝子、茯苓、牛膝。

【药物性状】本品为棕褐色的水蜜丸；味甜、微苦。

【主要功效】补肝肾，益精血。

【主要作用】用于肝肾两虚，须发早白，牙齿摇动，盗汗，筋骨痿弱，腰腿酸软，带下清稀。

【剂型规格】丸剂，每 100 粒重 10 克。

【服用方法】淡盐汤或温开水送服。一次 6 克，一日 2 次。

【用药提醒】①凡脾胃虚弱，呕吐泄泻，腹胀便溏，咳嗽痰多者慎用；②感冒患者不宜服用。

## 益气养血口服液

【组成成分】人参、黄芪、党参、白术（炒）、当归、地黄、制何首乌、鹿茸、淫羊藿、五味子、麦冬、地骨皮、陈皮等。

【药物性状】本品为棕黄色至棕褐色的液体；味甜、微苦。

【主要功效】益气养血。

【主要作用】用于气血不足所致的气短心悸、面色不华、体虚乏力。

【剂型规格】液剂，每支装 10 毫升、15 毫升。

【服用方法】口服。一次 15～20 毫升，一日 3 次。

【用药提醒】感冒发热患者不宜服用。


以上列举的是临床上常用的，但是因为各地域或者各药店的采购不一样，所以有些地方或者药店不一定药品齐全，这时候可根据自己的症状选择相对接近适应证的中成药。

| 药品名称 | 主要功效 | 适应证 |
|---|---|---|
| 阿胶补血颗粒 | 益气补血 | 用于久病体弱，气虚血亏 |
| 阿胶补血口服液 | 补益气血，滋阴润肺 | 用于久病体弱，血亏目昏，虚劳咳嗽 |
| 当归养血丸 | 养血调经 | 用于气血两虚，月经不调 |
| 益气维血颗粒 | 补血益气 | 用于气血两虚，少气懒言 |
| 复方阿胶浆 | 补气养血 | 用于气血两虚，头晕目眩，心悸失眠 |
| 人参首乌胶囊 | 益气养血 | 用于气血虚弱，须发早白，健忘失眠，食欲不振，疲劳过度等 |

# ❀ 用于阴虚的中成药 ❀

以下几种常见中成药都能用于阴虚证，但是因为各自的药物组成不一样，所以，在治疗时有各自的最佳适应证。

| 药品名称 | 最佳适应证 |
|---|---|
| 六味地黄丸 | 阴虚而见头晕耳鸣、腰膝酸软者 |
| 知柏地黄丸 | 阴虚而见潮热、遗精、口干者 |
| 大补阴丸 | 阴虚而见潮热盗汗者 |
| 天麻首乌片 | 阴虚而见头痛、头晕明显者 |
| 左归丸 | 阴虚而见腰膝酸软、自汗盗汗者 |
| 河车大造丸 | 阴虚而见虚劳咳嗽、腰膝酸软者 |

使用注意同气虚类。

## 六味地黄丸

【组成成分】熟地黄、酒萸肉、山药、泽泻、牡丹皮、茯苓。

【药物性状】本品为棕黑色的水丸、水蜜丸，棕褐色至黑褐色的小蜜丸或大蜜丸；味甜而酸。

【主要功效】滋阴补肾。

【主要作用】用于肾阴亏损，头晕耳鸣，腰膝酸软，骨蒸潮热，盗汗遗精等。

【剂型规格】丸剂；水丸每袋装 5 克，水蜜丸每袋装 6 克，小蜜丸每瓶装 120 克，大蜜丸每丸重 9 克。

【服用方法】开水送服。水丸一次 5 克，水蜜丸一次 6 克，小蜜丸一次 9 克，大蜜丸一次 1 丸，一日 2 次。

【用药提醒】①忌不易消化食物；②感冒发热患者不宜服用。

## 知柏地黄丸

【组成成分】知母、黄柏、熟地黄、山茱萸（制）、牡丹皮、茯苓、泽泻、山药等。

【药物性状】本品为棕黑色的大蜜丸；味甜而带酸苦。

【主要功效】滋阴降火。

【主要作用】用于阴虚火旺，潮热盗汗，口干咽痛，耳鸣遗精，小便短赤。

【剂型规格】丸剂，每丸重9克。

【服用方法】开水送服。一次1丸，一日2次。

【用药提醒】感冒发热患者不宜服用。

## 大补阴丸

【组成成分】盐黄柏（炒褐色）、盐知母、熟地黄、醋龟甲、猪脊髓等。

【药物性状】本品为深棕黑色的水蜜丸，或为黑褐色的大蜜丸；味苦、微甜带涩。

【主要功效】滋阴降火。

【主要作用】用于阴虚火旺，潮热盗汗，咳嗽咯血，耳鸣遗精。现在多用于肺结核潮热盗汗、咯血等。

【剂型规格】丸剂；水蜜丸每瓶装60克，大蜜丸每丸重9克。

【服用方法】开水送服。水蜜丸一次6克，大蜜丸一次1丸，一日2～3次。

【用药提醒】①本品滋腻而寒凉，凡脾胃虚弱、痰湿内阻、脘腹胀满、食少便溏者慎用；②本品用于治疗肺结核时不宜单独使用，建议与抗结核药联合使用。

## 天麻首乌片

【组成成分】天麻、白芷、制何首乌、熟地黄、丹参、川芎、当归、炒蒺藜、桑叶、墨旱莲、酒女贞子、白芍、黄精（蒸）、甘草等。

【药物性状】本品为糖衣片或薄膜衣片，除去包衣后显棕褐色；气香，味微苦。

【主要功效】滋补肝肾，养血息风。

【主要作用】用于肝肾阴虚所致的头痛，头晕，目眩，口苦咽干，舌红苔少，脉弦，视力、听力减退，腰酸乏力，脱发，白发；脑动脉硬化、早期高血压、血管神经性头痛、脂溢性脱发等病见以上证候者。

【剂型规格】片剂，每片重 0.25 克。

【服用方法】开水送服。一次 6 片，一日 3 次。

【用药提醒】感冒发热患者不宜服用。

## 左归丸

【组成成分】熟地黄、山药（炒）、枸杞子、山萸肉、川牛膝（酒洗，蒸熟）、菟丝子（制）、鹿角胶（敲碎，炒珠）、龟甲胶（切碎，炒珠）等。

【药物性状】本品为黑色水蜜丸；气微腥，味酸、微甜。

【主要功效】滋阴补肾，填精益髓。

【主要作用】用于肝肾阴虚所致的头晕目眩，腰酸腿软，遗精滑泄，自汗盗汗，口燥舌干，舌红少苔，脉细。常用于老年性痴呆、更年期综合征、老年骨质疏松症、闭经、月经量少等属肾阴不足、精髓亏虚者。

【剂型规格】丸剂，每 10 粒重 1 克。

【服用方法】用温开水或淡盐汤送下。一次 9 克，一日 2 次。

【用药提醒】感冒发热患者不宜服用。

## 河车大造丸

【组成成分】紫河车、熟地黄、天冬、麦冬、杜仲（盐炒）、牛膝（盐炒）、黄柏（盐炒）、龟甲（制）等。

【药物性状】本品为黑褐色的大蜜丸或水蜜丸；气微香，味苦、甘。

【主要功效】滋阴清热，补肾益肺。

【主要作用】用于肺肾两亏，虚劳咳嗽，骨蒸潮热，盗汗遗精，腰膝酸软。

【剂型规格】丸剂；大蜜丸每丸重 9 克，水蜜丸每 100 粒重 10 克。

【服用方法】用温开水送下。大蜜丸一次 1 丸，水蜜丸一次 6 克，一日 2 次。

【用药提醒】①感冒发热患者不宜服用；②体虚便溏、食欲不振者不宜用，忌辛温燥烈之品。

以上列举的是临床上常用的，但是因为各地域或者各药店的采购不一样，所以有些地方或者药店不一定药品齐全，这时候可根据自己的症状选择相对接近适应证的中成药。

| 药品名称 | 主要功效 | 适应证 |
|---|---|---|
| 麦味地黄丸 | 滋肾养肺 | 用于肺肾阴虚，潮热盗汗、腰膝酸软 |
| 龟甲胶 | 滋阴，养血 | 用于阴虚潮热，骨蒸盗汗，血虚面色萎黄 |
| 首乌地黄丸 | 补血滋阴 | 用于肝肾阴虚，须发早白 |
| 五子衍宗胶囊 | 补肾益精 | 用于遗精早泄，腰酸腿软，阳痿不育 |
| 杞菊地黄丸 | 滋养肝肾 | 用于肝肾阴虚，视物昏花，羞明畏光 |

# ❀ 用于阳虚的中成药 ❀

以下几种常见中成药都能用于阳虚证，但是因为各自的药物组成不一样，所以，在治疗时有各自的最佳适应证。

| 药品名称 | 最佳适应证 |
|---|---|
| 桂附地黄丸 | 阳虚而见腰膝酸软、肢冷尿频者 |
| 附子理中丸 | 阳虚而见胃脘冷痛、肢冷便溏者 |
| 壮腰健肾片 | 阳虚而见腰痛者 |

| 药品名称 | 最佳适应证 |
|---|---|
| 复方鹿茸酒 | 阳虚而见腰膝酸软者 |
| 补肾丸 | 阳虚而见阳痿者 |
| 十味龟鹿补肾合剂 | 阳虚而见腰膝酸软、疲乏无力者 |

使用注意同气虚类。

## 桂附地黄丸

【组成成分】熟地黄、山药、酒萸肉、泽泻、茯苓、牡丹皮、肉桂、附子（制）等。

【药物性状】本品为黑棕色的水蜜丸、黑褐色的小蜜丸或大蜜丸；味甜而带酸、辛。

【主要功效】温补肾阳。

【主要作用】用于肾阳不足，腰膝酸冷，小便不利或反多，痰饮喘咳。

【剂型规格】丸剂；水蜜丸每袋 6 克，小蜜丸每 10 丸重 2 克，大蜜丸每丸重 9 克。

【服用方法】开水送服。水蜜丸一次 6g，小蜜丸一次 9g，大蜜丸一次 1 丸，一日 2 次。

【用药提醒】①治疗期间，宜节制房事；②感冒发热患者不宜服用；③阴虚内热者不适用。

## 附子理中丸

【组成成分】附子（制）、党参、白术（炒）、干姜、甘草等。

【药物性状】本品为棕褐色棕黑色的水蜜丸，或为棕褐色至黑褐色的小蜜丸或大蜜丸；气微，味微甜而辛辣。

【主要功效】温中健脾。

【主要作用】用于脾胃虚寒，脘腹冷痛，呕吐泄泻，手足不温。

【剂型规格】丸剂；水蜜丸每 45 丸重 6 克，小蜜丸每 100 丸重

20 克，大蜜丸每丸重 9 克。

【服用方法】开水送服。水蜜丸一次 6 克，小蜜丸一次 9 克，大蜜丸一次 1 丸，一日 2～3 次。

【用药提醒】感冒发热患者不宜服用。

## 壮腰健肾片

【组成成分】狗脊、黑老虎、千斤拔、桑寄生（蒸）、鸡血藤、金樱子、女贞子（蒸）、牛大力、菟丝子（盐水制）等。

【药物性状】本品为糖衣片，除去糖衣后显棕黑色；味苦、甘、微涩。

【主要功效】壮腰健肾，养血，祛风湿。

【主要作用】用于肾亏腰痛，膝软无力，神经衰弱，小便频数，风湿骨痛。

【剂型规格】片剂，每片重 0.29 克。

【服用方法】开水送服。一次 4 片，一日 2～3 次。

【用药提醒】①忌生冷食物；②外感或实热内盛者不宜服用。

## 复方鹿茸酒

【组成成分】鹿茸、淫羊藿、黄精、山药。

【药物性状】本品为浅黄色的澄清液体；味甜、微苦。

【主要功效】补肾壮阳，益气润肺。

【主要作用】用于腰膝痿软，心悸气短，肺虚咳嗽，脾虚腹泻。

【剂型规格】口服液，每瓶装 250 毫升。

【服用方法】口服。一次 10～15 毫升，一日 2～3 次。

【用药提醒】①本品宜饭前服用；②对酒精过敏者禁用。

## 补肾丸

【组成成分】锁阳、龟甲、天冬、知母、黄柏、白芍、枸杞子、熟地黄、干姜、五味子。

【药物性状】本品为深棕色大蜜丸；气微，味甘、微苦，辛。

【主要功效】锁阳固精，滋阴补肾。

【主要作用】用于肾水不足，头晕咳嗽，腰膝酸痛，梦遗滑精。

【剂型规格】丸剂，每丸重 9 克。

【服用方法】温开水或空腹盐水送服。一次 1 丸，一日 2 次。

【用药提醒】感冒患者不宜服用。

## 十味龟鹿补肾合剂

【组成成分】枸杞子、熟地黄、龟甲、人参、白术、山楂、鹿茸、淫羊藿、巴戟天、牛膝等。

【药物性状】本品为棕色的液体；味甘、微苦。

【主要功效】滋阴补肾，益气健脾。

【主要作用】用于因脾肾两虚所致腰膝酸软，疲乏无力，头晕目眩，耳聋耳鸣。

【剂型规格】口服液，每支装 10 毫升，每瓶装 100 毫升。

【服用方法】口服。一次 10 毫升，一日 2 次。

【用药提醒】感冒发热患者不宜服用。

以上列举的是临床上常用的，但是因为各地域或者各药店的采购不一样，所以有些地方或者药店不一定药品齐全，这时候可根据自己的症状选择相对接近适应证的中成药。

| 药品名称 | 主要功效 | 适应证 |
| --- | --- | --- |
| 巴戟补肾丸 | 补肾填精,益气养血 | 肾虚而见头晕耳鸣、腰膝酸痛者 |
| 参茸丸 | 滋阴补肾,益精壮阳 | 阳虚而见性欲淡漠、阴囊湿冷者 |
| 龟鹿二仙膏 | 温肾益精,补气养血 | 久病肾虚,遗精阳痿 |
| 缩泉丸 | 补肾缩尿 | 肾虚小便频数,夜卧遗尿 |

# ❧ 阴阳两虚 ❧

以下几种常见中成药都能用于阴阳两虚证，但是因为各自的药物组成不一样，所以，在治疗时有各自的最佳适应证。

| 药品名称 | 最佳适应证 |
| --- | --- |
| 二仙膏 | 阴阳两虚而见神疲体倦、神经衰弱者 |
| 古汉养生颗粒 | 阴阳两虚而见头晕心悸、健忘失眠者 |
| 锁阳固精丸 | 阴阳两虚而见遗精、滑精者 |
| 三鞭参茸固本丸 | 阴阳两虚而见身体虚弱、腰腿酸软者 |
| 清宫长春胶囊 | 阴阳两虚而见神衰体弱、精力不足者 |
| 防衰益寿丸 | 阴阳两虚而见气短懒言、畏寒肢冷、小便频数者 |

使用注意同气虚类。

## 二仙膏

【组成成分】人参、枸杞子、鹿角胶、龟甲胶、牛鞭（干）、黄芪（蜜炙）、熟地黄（砂仁拌）、制何首乌、五味子（酒制）、沙苑子（盐炒）、牛膝、核桃仁、黑芝麻（炒）、山药（炒）、远志（制）、丹参。辅料为蜂蜜。

【药物性状】本品为棕褐色稠厚的半流体；气香，味甜。

【主要功效】滋阴助阳，益气益血。

【主要作用】用于气血两虚，神疲体倦，周身懒软，神经衰弱。

【剂型规格】膏剂，每瓶装 500 克、400 克、250 克。

【服用方法】开水冲服。一次 20 克，一日 2 次。

【用药提醒】①糖尿病患者慎用；②凡脾胃虚弱，呕吐泄泻，腹胀便溏、咳嗽痰多者慎用；③感冒患者不宜服用；④服本药时不宜同时服用藜芦、五灵脂、皂荚或其制剂；⑤不宜喝茶和吃萝卜，以免影响药效。

# 古汉养生颗粒

【组成成分】人参、黄芪（蜜炙）、金樱子、枸杞子、女贞子、菟丝子、淫羊藿、白芍、甘草（蜜炙）、麦芽（炒）、黄精（制）。

【药物性状】本品为棕黄色的颗粒；气香，味甜、微苦。

【主要功效】滋肾益精，补脑安神。

【主要作用】用于头晕心悸，目眩耳鸣，健忘失眠，阳痿遗精，疲乏无力，病后虚弱等。

【剂型规格】颗粒剂，每袋装10克、15克。

【服用方法】开水冲服。一次10～20克，一日2次。

【用药提醒】①外感或实热内盛者不宜服用；②服用本品同时不宜服用藜芦、五灵脂、皂荚或其制剂；③不宜喝茶和吃萝卜，以免影响药效。

# 锁阳固精丸

【组成成分】锁阳、肉苁蓉（蒸）、巴戟天（制）、补骨脂（盐炒）、菟丝子、杜仲（炭）、八角茴香、韭菜子、莲子、牡蛎（煅）、鹿角霜、牡丹皮、茯苓、泽泻、知母、黄柏、牛膝、大青盐、熟地黄、山茱萸（制）、山药、芡实（炒）、莲须、龙骨（煅）等。

【药物性状】本品为棕褐色至黑褐色的水蜜丸、小蜜丸或大蜜丸；气微，味苦。

【主要功效】温肾固精。

【主要作用】用于肾阳不足所致的腰膝酸软、头晕耳鸣、遗精早泄。

【剂型规格】丸剂；水蜜丸每100丸重10克，小蜜丸每100丸重20克，大蜜丸每丸重9克。

【服用方法】温开水送服。水蜜丸一次6克，小蜜丸一次9克，大蜜丸一次1丸，一日2次。

【用药提醒】①治疗期间，宜节制房事；②感冒发热患者不宜服用。

# 三鞭参茸固本丸

【组成成分】鹿鞭（烫）、驴鞭（烫）、狗鞭（烫）、鹿茸、人参、淫羊藿、枸杞子、山茱萸、菟丝子、杜仲、女贞子、制何首乌、茯苓等。

【药物性状】本品为黑褐色的水蜜丸；气微，味微苦。

【主要功效】补气养血，助阳添精，强筋壮骨。

【主要作用】用于身体虚弱，气血双亏，腰腿酸软，阳痿，遗精早泄。

【剂型规格】丸剂，每10丸重0.5克。

【服用方法】温开水送服。一次1.8～3.6克，一日2次。

【用药提醒】①忌辛辣、生冷、油腻食物；②本品宜饭前服用。

# 清宫长春胶囊

【组成成分】人参、熟地黄、菟丝子（制）、枸杞子、当归、白芍、麦冬、五味子、茯苓、山药、柏子仁、泽泻、天冬、牛膝、石菖蒲、地黄、远志、覆盆子、杜仲、木香、花椒、地骨皮、山茱萸、肉苁蓉等。

【药物性状】本品为胶囊剂，内容物为棕黄色粉末；味苦、微甜。

【主要功效】补肾益精，强筋壮骨。

【主要作用】用于神衰体弱，精力不足，健忘易倦，头晕耳鸣，腰痛膝酸。

【剂型规格】胶囊剂，每粒装0.25克。

【服用方法】温开水送服。一次2～4粒，一日2～3次。

【用药提醒】①感冒患者不宜服用；②服用本品同时不宜服用藜芦、五灵脂、皂荚或其制剂；③不宜喝茶和吃萝卜，以免影响药效。

# 防衰益寿丸

【组成成分】人参、党参、五味子（醋炙）、当归、远志（甘草炙）、黄芪（蜜炙）、白术（麸炒）、枸杞子、甘草（蜜炙）、山茱萸（酒炙）、玉竹、龙眼肉、白及、银耳、熟地黄、淡菜、松子仁、丹参、沉香、三七、鹿角、龟甲（砂烫醋淬）、莲子、核桃仁、淫羊藿（羊油炙）、山药、陈皮、砂仁、黄柏、黄连、沙苑子、黄芩、墨旱莲、枳实（炒）、石菖蒲、巴戟天（甘草炙）、鱼鳔、海参、何首乌（黑豆酒炙）、大枣、地黄、牛黄、肉桂、鹿筋、黄精（酒炙）、补骨脂（盐炙）、白芍、乌梅肉、菟丝子、柏子仁、冬虫夏草、阿胶、茯苓、诃子肉、女贞子（酒炙）、肉苁蓉（酒炙）、荜澄茄、柴胡、枳壳（麸炒）等。

【药物性状】本品为黑棕色的浓缩水蜜丸；味酸、甘、稍苦。

【主要功效】滋阴助阳，培元固本。

【主要作用】用于气血阴阳亏虚所致的面色无华，气短懒言，神疲乏力，畏寒肢冷，健忘失眠，多梦，五心烦热，盗汗或自汗，头目眩晕，食欲不振，便溏或便秘，月经不调，小便频数或夜尿多。

【剂型规格】丸剂，每 100 粒重 10 克。

【服用方法】温开水送服。晚服 20～30 粒。

【用药提醒】①外感者停服；②口干舌燥、痔漏出血者酌减服量。


以上列举的是临床上常用的，但是因为各地域或者各药店的采购不一样，所以有些地方或者药店不一定药品齐全，这时候可根据自己的症状选择相对接近适应证的中成药。

| 药品名称 | 主要功效 | 适应证 |
|---|---|---|
| 三鞭补酒 | 补血生精，健脑补肾 | 用于体质虚弱，未老先衰，神经衰弱 |
| 固本延龄丸 | 固本培元，滋阴，补髓填精，强壮筋骨 | 用于虚劳损伤，须发早白，腰痛失眠 |
| 无比山药丸 | 健脾补肾 | 用于脾肾两虚，食少肌瘦，腰膝酸软，目眩耳鸣 |

| 药品名称 | 主要功效 | 适应证 |
|---|---|---|
| 抗衰复春片 | 补肾壮阳,滋阴养血 | 用于阳痿早泄,四肢乏力 |
| 固本回元口服液 | 补肾益精,滋阴助阳 | 用于肾虚而致的腰膝酸痛,神疲乏力,失眠健忘 |

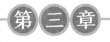

# 第三章
# 中成药的外科用药

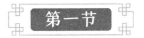

烧烫伤是生活中常见的一种损伤。烧烫伤是热力（燃烧物，灼热的液体、固体、气体）作用于人体而引起的损伤，主要表现为伤处红肿灼痛，起水疱、结焦痂；重者伴有发热、烦躁、口干尿黄，甚至神昏等。烧烫伤的严重程度主要根据烧烫伤的部位、面积大小和烧烫伤的深浅度来判断。烧烫伤在头面部，或虽不在头面部，但烧烫伤面积大、深度深的，都属于严重者。

烧烫伤按深度，一般分为 3 度。

Ⅰ度烧烫伤：只伤及表皮层，受伤的皮肤发红、肿胀，觉得火辣辣地痛，但无水疱出现。

Ⅱ度烧烫伤：伤及真皮层，局部红肿、发热，疼痛难忍，有明显水疱。

Ⅲ度烧烫伤：全层皮肤包括皮肤下面的脂肪、肌肉和骨都受到伤害，皮肤焦黑、坏死，这时因为许多神经也都一起被损坏，反而疼痛不剧烈。

烧烫伤的程度不同，救护措施也不同。

对Ⅰ度烧烫伤，应立即将伤处浸在凉水中进行"冷却治疗"，有降温、减轻余热损伤、减轻肿胀、止痛、防止起疱等作用，如有冰块，把冰块敷于伤处效果更佳。"冷却"30分钟左右就能完全止痛。随后用鸡蛋清或万花油或烫伤膏涂于烫伤部位，这样只需3～5天便可自愈。应当注意，这种"冷却治疗"在烧烫伤后要立即进行，如过了5分钟后才浸泡在冷水中，则只能起止痛作用，不能保证不起水疱，因为这5分钟内烧烫的余热还继续损伤肌肤。如果烧烫伤部位不是手或足，不能将伤处浸泡在水中进行"冷却治疗"时，则可将受伤部位用毛巾包好，再在毛巾上浇水，用冰块敷效果可能更佳。如果穿着衣服或鞋袜的部位被烫伤，千万不要急忙脱去被烫部位的鞋袜或衣裤，否则会使表皮随同鞋袜、衣裤一起脱落，这样不但痛苦，还容易感染，迁延病程。最好的方法就是马上用食醋（食醋有收敛、散痛、消肿、杀菌、止痛作用）或冷水隔着衣裤或鞋袜浇到伤处及周围，然后再脱去鞋袜或衣裤，这样可以防止揭掉表皮，发生水肿和感染，同时又能止痛。接着，再将伤处进行"冷却治疗"，最后涂抹鸡蛋清、万花油或烫伤膏便可。

烧烫伤者经"冷却治疗"一定时间后，仍疼痛难受，且伤处长起了水疱，这说明是Ⅱ度烧烫伤。这时不要弄破水疱，要迅速到医院治疗。

对于Ⅲ度烧烫伤，应立即用清洁的被单或衣服简单包扎，避免污染和再次损伤，创伤面不要涂擦药物，保持清洁，迅速送医院治疗。

一般来说，针对小面积的Ⅰ度烧烫伤或浅Ⅱ度烧烫伤可以自己用药治疗，较重的必须去医院处理，以免造成严重感染等不良后果。中医主要采用清热解毒、消肿止痛类的中成药去治疗，多为外用膏药、喷雾剂或药水。下边就简单介绍几种常见的治疗烧烫伤的中成药。

| 药物名称 | 最佳适应证 |
| --- | --- |
| 烧伤喷雾剂 | 用于轻度水、火烫伤 |
| 烧伤净喷雾剂 | 用于轻度水、火烫伤 |

| 药物名称 | 最佳适应证 |
|---|---|
| 京万红软膏 | 用于轻度水、火烫伤,疮疡肿痛,创面溃烂 |
| 紫云膏 | 用于轻度水、火烫伤,溃烂化脓 |
| 烧烫宁喷雾剂 | 用于轻度小面积水、火烫伤 |
| 烫疮油 | 用于烧烫伤、表皮破溃、创面渗水等症 |
| 复方蛇油烫伤膏 | 用于轻度小面积(不超过 5%)水、火烫伤的辅助治疗 |
| 片仔癀 | 用于烧烫伤及外伤、疮疡等疼痛发热 |
| 复方紫草气雾剂 | 用于轻度小面积水、火烫伤 |
| 长春烫伤膏 | 用于轻度水、火烫伤、烧伤 |
| 虎杖矾石搽剂 | 用于水、火烧烫伤,皮肤疮溃,外伤性感染,脚气等症 |
| 虎参软膏 | 用于轻度小面积水、火烫伤的辅助治疗 |
| 紫花烧伤膏 | 用于轻度水、火烧烫伤 |
| 创灼膏 | 用于烧伤,烫伤,挫裂创口,老烂脚,压疮等 |
| 复方樟脑软膏 | 用于轻度小面积的烧烫伤及手足皲裂 |

使用注意:

① 忌烟酒、辛辣刺激性食物,饮食宜清淡。

② 用药前应先清洁好创面,保持环境清洁,防止感染。

③ 受伤肢体放置稳妥,以利于休息和有效治疗;最好局部不用包扎,采取暴露疗法。

④ 严格控制使用范围,若伤势过重或已有化脓感染等情况,应尽快到医院就诊,不应自行处理。

⑤ 本类药品大部分为外用药,不宜喷入眼、口腔内,不宜内服,使用时参考药品说明书。

⑥ 高血压、心脏病、肝病、糖尿病、肾病等慢性病严重者应在医师指导下使用。

⑦ 儿童、孕妇、哺乳期妇女、年老体弱者应在医师指导下

使用。

⑧ 用药时应注意观察创面，用药 1 天内症状无改善，或创面出现脓苔，应去医院就诊。

⑨ 对本类药品过敏者禁用，过敏体质者慎用。

⑩ 如正在使用其他药品，使用前请咨询医师或药师。

## 烧伤喷雾剂

【组成成分】黄连、黄柏、大黄、紫草、川芎、白芷、细辛、红花、地榆、榆树皮、酸枣树皮、冰片等。

【药物性状】本品为红棕色的澄清液体；味辛、苦。

【主要功效】清热解毒，消肿止痛。

【主要作用】用于轻度水、火烫伤。

【剂型规格】喷雾剂，每瓶装 40 毫升、500 毫升。

【使用方法】外用。每 2～3 小时喷药 1 次，一日 6～8 次。

【用药提醒】使用本药时，严禁抹油、膏、紫药水等。

## 烧伤净喷雾剂

【组成成分】五倍子、诃子、北刘寄奴、苦参、桉叶。

【药物性状】本品为棕色液体；气芳香。

【主要功效】解毒止痛，利湿消肿。

【主要作用】用于轻度水、火烫伤。

【剂型规格】喷雾剂，每瓶装 60 毫升。

【使用方法】外用。用时振摇，倒置，距伤处 15～30 厘米，揿压喷头，喷涂患处，一日 3～4 次。

## 京万红软膏

【组成成分】地榆、地黄、罂粟壳、当归、桃仁、黄连、木鳖子、血余炭、棕榈、半边莲、土鳖虫、白蔹、黄柏、紫草、金银花、红花、大黄、苦参、五倍子、槐米、木瓜、苍术、白芷、赤芍、黄芩、胡黄连、川芎、栀子、乌梅、冰片、血竭、乳香、没药。

【药物性状】本品为深棕红色的软膏；具特殊的油腻气。

【主要功效】消肿活血，解毒止痛，去腐生肌。

【主要作用】用于轻度水、火烫伤，疮疡肿痛，创面溃烂。

【剂型规格】膏剂，每支装 10 克。

【使用方法】外用。用生理盐水清理创面，涂敷本品；或将本品涂于消毒纱布上，敷盖创面，消毒纱布包扎，每日换药 1 次。

## 紫云膏

【组成成分】紫草、冰片、当归、地榆。

【药物性状】本品为紫红色的油膏；具冰片香气。

【主要功效】消热解毒，去腐生肌。

【主要作用】用于轻度水、火烫伤，溃烂化脓。

【剂型规格】膏剂，每支装 15 克。

【使用方法】外用。取适量摊于纱布上贴患处，每日换药 1 次。

## 烧烫宁喷雾剂

【组成成分】虎杖、牡丹皮、黄柏、紫珠叶、忍冬藤、连翘、蒲黄、五味子、儿茶、冰片。

【药物性状】本品为喷雾剂，容器内的药液为棕褐色的液体，久置有微量混浊；气香。

【主要功效】清热解毒，活血化瘀，收敛生肌。

【主要作用】用于轻度小面积水、火烫伤。

【剂型规格】喷雾剂，每瓶装 20 毫升、50 毫升、100 毫升。

【使用方法】外用。喷于烧烫伤处，一日 1～3 次，一次约 3 毫升（体表面积 1‰ 的创面）。

【用药提醒】治疗期间禁含酒饮品。

## 烫疮油

【组成成分】冰片、紫草、当归、白芷、龙血竭、虫白蜡、麻油、甘草。

【药物性状】本品为红色油状液体；气香。

【主要功效】清热止痛，解毒消肿，祛腐生肌。

【主要作用】用于烧烫伤、表皮破溃、创面渗水、疥疮、痔疮、压疮等各类常见皮肤疮口，症见局部肿胀、红斑、糜烂、渗液、疼痛等。

【剂型规格】油剂，每瓶装 10 毫升、30 毫升、50 毫升。

【使用方法】外用。创面清创后，用消毒棉签将药液均匀地涂于患处，以湿润而不流淌为度（约 15 毫升/1％体表面积）。有水疱者，先将水疱剪去，再涂药液（如创面分泌物较多者，可每日用生理盐水清洗）。第一日每日涂 2 次，以后每日涂一次，或遵医嘱。

【用药提醒】偶见轻度红斑、瘙痒、刺激性疼痛，一般不影响继续使用。

## 复方蛇油烫伤膏

【组成成分】蛇油、冰片。

【药物性状】本品为白色或类白色膏体。

【主要功效】解毒止痛，消肿生肌。

【主要作用】用于轻度小面积（不超过 5％）水、火烫伤的辅助治疗。

【剂型规格】膏剂，每支装 50 克。

【使用方法】外用。临用时调匀，适量涂于患处，一日 2～3 次。

【用药提醒】皮肤破溃处禁用。

## 片仔癀

【组成成分】牛黄、三七、蛇胆、麝香。

【药物性状】本品为类扁椭圆形块状，块上有一椭圆环。表面棕黄色或灰褐色，有密细纹，可见霉斑。质坚硬，难折断。折断面微粗糙，呈棕褐色，色泽均匀，偶见少量菌丝体。粉末呈棕黄色或淡棕黄色；气微香，味苦、微甘。

【主要功效】清热解毒，凉血化瘀，消肿止痛。

【主要作用】用于带状疱疹，单纯疱疹，脓疱疮，毛囊炎，痤疮，烧烫伤，急慢性肝炎，耳炎，眼炎，牙龈化脓，无名肿毒及一切炎症引起的疼痛发热。

【剂型规格】曲剂，每块重3克或每包装0.6克。

【使用方法】口服，一次0.6克，8岁以下儿童一次0.15～0.3克，一日2～3次。外用，研末用冷开水或食醋少许调匀涂在患处，每日数次，常保持湿润。

【用药提醒】孕妇忌服。

## 复方紫草气雾剂

【组成成分】紫草、冰片、忍冬藤、白芷、麻油、二氯二氟甲烷。

【药物性状】本品为气雾剂，内装药液为紫红色的澄清液体；略具冰片香气。揿压阀门，药液即呈雾粒喷出。

【主要功效】清热凉血，解毒止痛。

【主要作用】用于轻度小面积水、火烫伤。

【剂型规格】气雾剂，每瓶装30毫升、50毫升、120毫升。

【使用方法】外用。喷于患处，一日数次。

【用药提醒】本品严禁高温和剧烈碰撞。

## 长春烫伤膏

【组成成分】银朱、冰片、人发、大黄、龙骨、黄连、苦杏仁、火麻仁。辅料为虫白蜡、豆油。

【药物性状】本品为红色黏稠状的半固体。

【主要功效】消炎，止痛。

【主要作用】用于轻度水、火烫伤、烧伤。

【剂型规格】膏剂，每瓶装75克、500克。

【使用方法】外用。涂敷患处，一日1次。

【用药提醒】①皮肤破溃处禁用；②用药2～3天症状无缓解或创面有脓苔者应去医院就诊。

## 虎杖矾石搽剂

【组成成分】虎杖、明矾、石膏。

【药物性状】本品为棕黄色至棕红色的液体，有少量轻摇易散的沉淀。

【主要功效】清热解毒，消肿生肌。

【主要作用】用于水、火烧烫伤，皮肤疮溃，病毒疮疹，外伤性感染，脚气等症。

【剂型规格】搽剂，每瓶装 50 毫升、100 毫升。

【使用方法】外用。涂于患部，或用纱布或药棉蘸取药液湿敷，一日 3～6 次。

【用药提醒】用药 2～3 天症状无缓解或创面有脓苔者应去医院就诊。

## 虎参软膏

【组成成分】虎杖（炭）、黄连（炭）、红参（炭）、蜂蜜、鸡血藤等。

【药物性状】本品为黑色的软膏。

【主要功效】凉血解毒，化瘀消肿。

【主要作用】用于轻度小面积水、火烫伤的辅助治疗。

【剂型规格】膏剂，每支装 60 克。

【使用方法】外用。涂敷患处，二日 1 次。

## 紫花烧伤膏

【组成成分】紫草、地黄、熟地黄、冰片、黄连、花椒、甘草、当归等。

【药物性状】本品为紫棕色的软膏；气微香。

【主要功效】清热凉血，化瘀解毒，止痛生肌。

【主要作用】用于轻度水、火烧烫伤。

【剂型规格】膏剂，每支装 40 克。

【使用方法】外用。清创后，将药膏均匀涂敷于创面，一日

1～2 次。采用湿润暴露疗法，必要时特殊部位可用包扎疗法或遵医嘱。

## 创灼膏

【组成成分】白及、石膏、炉甘石、冰片等。

【药物性状】本品为灰褐色的软膏；具冰片香气。

【主要功效】排脓，拔毒，去腐，生肌。

【主要作用】用于烧伤，烫伤，挫裂创口，老烂脚，压疮，手术后创口感染，冻疮溃烂，慢性湿疹及常见疮疖。

【剂型规格】膏剂，每支装 35 克。

【使用方法】外用。涂敷患处，如分泌物较多，每日换药 1 次，分泌物较少，二三日换药 1 次。

## 复方樟脑软膏

【组成成分】人参、金银花、白芍、鱼腥草、益母草、党参、辛夷、丹参、茯苓、青蒿、黄芩、樟脑。

【药物性状】本品为浅黄色软膏；有樟脑香气。

【主要功效】清热解毒，活血凉血，补气养血。

【主要作用】用于浅Ⅱ度，面积 5% 以内的烧烫伤以及手足皲裂。

【剂型规格】膏剂，每支装 10 克。

【使用方法】外用。取适量，涂敷患处，一日 1 次。

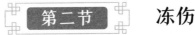

## 第二节　冻伤

冻伤是一种由寒冷所致的末梢部局限性炎症性皮肤病，是一种冬季常见病，以暴露部位出现充血性水肿红斑，遇温高时皮肤瘙痒为特征，严重者可能会出现患处皮肤糜烂、溃疡等现象。该病病程较长，冬季还会反复发作，不易根治。

冻伤按损伤的性质可分为冻结性损伤与非冻结性损伤两类。两者之间的区别主要在于受损伤时环境的温度是否达到组织冰点以下和局部组织有无冻结史。在实际遇到的伤员中，以局部冻伤最为常见，通常所说的冻伤，即指此类损伤。有时轻微的局部冻伤与冻疮往往不易区别。此外，也有以损伤进行分类的，即分为全身性损伤（包括冻僵与冻亡）和局部性损伤〔包括冻伤、冻疮、战壕足、浸泡足（手）等〕。

冻伤按范围和程度一般可分为 4 度：

Ⅰ度冻伤最轻，亦即常见的"冻疮"，受损在表皮层，受冻部位皮肤红肿充血，自觉热、痒、灼痛，症状在数日后消失，愈后除有表皮脱落外，不留瘢痕。

Ⅱ度冻伤伤及真皮浅层，伤后除红肿外，伴有水疱，疱内可为血性液，深部可出现水肿，剧痛，皮肤感觉迟钝。

Ⅲ度冻伤伤及皮肤全层，出现黑色或紫褐色，痛感觉丧失。伤后不易愈合，除遗有瘢痕外，可有长期感觉过敏或疼痛。

Ⅳ度冻伤伤及皮肤、皮下组织、肌肉甚至骨头，可出现坏死，感觉丧失，愈后可有瘢痕形成。

值得注意的是，除Ⅰ度冻伤可以自用一些外用药治疗之外，其他的都应该去医院接受及时的治疗，以免到最后发生肢体坏死甚至死亡的严重后果。

中医称之为"冻疮"，主要是因为寒邪侵袭，局部血脉凝滞，肌肤失于温煦所引起的损伤，主要发生于手背、脚背、耳郭、面颊等外露部位的皮肤。治疗时主要以活血散瘀、温通散寒、祛风消肿、止痒止痛等治法为主，以外用为主，一般用于局部小面积的轻度冻伤。

以下几种常见中成药都能用于冻伤，但是因为各自的药物组成不一样，所以，在治疗时有各自的最佳适应证。

| 药物名称 | 最佳适应证 |
| --- | --- |
| 风痛灵 | 冻疮皮肤红肿明显者 |

| 药物名称 | 最佳适应证 |
|---|---|
| 双灵油 | 冻疮皮肤瘙痒比较明显者 |
| 如意油 | 冻疮皮肤麻木、瘙痒等症比较明显者 |
| 冻疮消酊 | 冻疮表面皮肤颜色暗紫、瘙痒、红肿等明显者 |
| 冻疮未溃膏 | 冻疮皮肤未溃烂者,表面暗红、肿胀明显者 |
| 治冻灵 | 冻疮未溃烂或者已溃烂者,皮肤表面肿胀、瘙痒者 |
| 冻可消搽剂 | 冻疮皮肤处冷痛、红肿明显者 |
| 复方三七冻疮软膏 | 冻疮皮肤红肿、发热、瘙痒等症状明显者 |

使用注意:

① 忌烟酒、辛辣刺激性食物,饮食宜清淡。

② 用药前应先清洁好冻伤部皮肤,保持环境清洁,如有溃烂、皲裂,防止感染。

③ 严格控制使用范围,中药 OTC 仅适用于轻症局部小面积的冻伤患者,若为全身性冻伤的重症应到医院诊治。

④ 对于皮肤有溃疡的冻伤患者禁用,并参考说明书使用,尽快到医院就诊。

⑤ 本类药品大部分为外用药,不宜喷入眼、口腔内,不宜内服,使用时参考药品说明书。

⑥ 高血压、心脏病、肝病、糖尿病、肾病等慢性病严重者应在医师指导下使用。

⑦ 儿童、孕妇、哺乳期妇女、年老体弱者应在医师指导下使用。

⑧ 用药时应注意观察,用药 1 周内症状无改善,或冻伤部分皮肤发生变化,应尽快去医院就诊。

⑨ 对本类药品过敏者禁用,过敏体质者慎用。

⑩ 如正在使用其他药品,使用前请咨询医师或药师。

## 风痛灵

【组成成分】乳香、没药、血竭、麝香草脑、冰片、樟脑、薄荷脑、氯仿、香精、丁香罗勒油、水杨酸甲酯。

【药物性状】本品为橙红色油状液体；有特殊香气及清凉感。

【主要功效】活血散瘀，消肿止痛。

【主要作用】用于扭挫伤痛、风湿痹痛、冻疮红肿等。

【剂型规格】油剂，每瓶装 6 毫升、9 毫升。

【使用方法】外用。适量涂擦患处，一日数次。必要时用湿毛巾热敷后，随即涂擦。

【用药提醒】孕妇禁用，3 岁以下儿童慎用。

## 双灵油

【组成成分】薄荷脑、桉油、樟脑、水杨酸甲酯等。

【药物性状】本品为无色或微黄色的澄清油状液体；气芳香。

【主要功效】祛风止痒。

【主要作用】用于冻疮、虫咬、皮肤瘙痒、伤风鼻塞等症。

【剂型规格】油剂，每瓶装 3.5 毫升。

【使用方法】外用。适量，涂擦患处。

【用药提醒】冻伤溃破后禁用。

## 如意油

【组成成分】乳香、防己、细辛、甘草、苦杏仁、荆芥、桂枝、木香、香附、大黄、薄荷油、冰片、丁香罗勒油、广藿香油。

【药物性状】本品为深褐色澄清液体；气香。

【主要功效】祛风，兴奋。

【主要作用】用于伤风鼻塞，局部冻伤。

【剂型规格】油剂，每瓶装 10 毫升。

【使用方法】外用。涂擦患处。

【用药提醒】冻疮已有破溃者不宜使用。

## 冻疮消酊

【组成成分】红花、冰片、樟脑、桂皮油。辅料：乙醇。

【药物性状】本品为黄色的澄明液体；气芳香。

【主要功效】活血祛瘀，止痒止痛，消肿。

【主要作用】用于冻疮、压疮。

【剂型规格】酊剂，每瓶装 20 毫升。

【使用方法】外用。擦患处，一日数次。

【用药提醒】勿涂擦皮肤溃烂处。

## 冻疮未溃膏

【组成成分】干辣椒、樟脑、颠茄流浸膏。

【药物性状】本品为土黄色的片状橡胶膏；气芳香，具辛辣感。

【主要功效】活血散瘀。

【主要作用】用于未溃冻疮。

【剂型规格】膏剂，大小为 7 厘米×10 厘米或 5 厘米×7 厘米。

【使用方法】外用。贴患处。

【用药提醒】①冻疮有紫疱、破溃者不宜使用；②青光眼、前列腺肥大患者应在医师指导下使用。

## 治冻灵

【组成成分】蟹壳粉（煅）、樟脑。

【药物性状】本品为灰黑色的软膏；具樟脑特异臭。

【主要功效】消肿，止痒。

【主要作用】用于治疗冻疮。

【剂型规格】膏剂，每瓶装 10 克。

【使用方法】外用。冻疮初起时，涂抹于患处，轻轻按摩，一日 2~3 次；溃疡冻疮，摊涂于纱布，贴敷患处，每 2~3 天更换一次。勿用双氧水洗涤创面。

【用药提醒】用于轻症未溃冻疮，按摩不宜用力；用于已破溃冻疮，敷后可能有疼痛感。

## 冻可消搽剂

【组成成分】辣椒、冰片、干姜、水杨酸甲酯、樟脑、甘油。

【药物性状】本品为黄棕色的液体；有冰片、樟脑的特异臭气。

【主要功效】辛温祛寒，温通血脉，活血化瘀，消肿止痛。

【主要作用】用于未溃烂的冻疮。

【剂型规格】搽剂，每瓶装 40 毫升。

【使用方法】外用。温水洗后取适量涂于患处，一日 1～2 次。

【用药提醒】皮肤破损处禁用。

## 复方三七冻疮软膏

【组成成分】三七、白芷、白蔹、红花、当归、重楼、白及。

【药物性状】本品为黄色的软膏；气清香。

【主要功效】温经通络，活血消肿。

【主要作用】用于轻度冻疮。可缓解皮肤红肿、发热、瘙痒等症状。

【剂型规格】膏剂，每支装 30 克。

【使用方法】外用。涂患处，一日 3～4 次。

【用药提醒】本品适用于冻疮轻症初期，冻疮有紫疱、破溃者不宜使用。

## 第三节　痔疮

痔疮是一种"难言之隐"，会使人的生活质量大大降低。痔疮发病率较高。俗话说"十人九痔"说的就是本病的普遍性。

凡肛门内外突起的柔软肿物都叫痔疮。因为直肠下端或肛管存在丰富的静脉丛，如果在一处或数处发生扩张或曲张，即成为痔。狭义的痔疮是位于肛管直肠黏膜下端及肛管皮肤下的静脉瘀血、曲张，而后形成的血管团，是肛肠疾病中的一种。

目前临床上认为痔疮形成的原因主要有：①解剖学原因；②腹内压力增加；③肛门部感染；④遗传关系；⑤职业关系；⑥肛门局部刺激和饮食不节。这些原因或单独作用，或共同互相作用，最后形成了痔疮。

临床上，对痔疮的分类一般按痔疮的发生部位分为内痔、外痔、混合痔3种。痔疮是以齿状线为界来进行区分的。内痔发生在齿状线上，表面覆盖黏膜，平常不能看见，大便时可脱出肛门，也可不脱出肛门，脱出时可自行或人工还纳，常伴有便血。外痔是由痔外静脉丛曲张而形成的，在齿状线下，表面覆盖皮肤，可以看见，不能送回肛门，不常出血，外痔患者多半有内痔。混合痔则跨越齿状线的上下，具有内痔、外痔两种特性。

内痔的临床症状最常见的就是无痛性、间歇性便后有鲜红色血，也是内痔或混合痔早期常见症状，出血一般发生在便前或者便后，有单纯的便血，也会与大便混合而下，出血时呈喷射状、点滴状、擦拭带血等。其他还有大便时肛周疼痛（一般表现为轻微疼痛、刺痛、灼痛、胀痛等）、肛门直肠坠痛（主要是外痔的症状；如果内痔被感染、嵌顿、出现绞窄性坏死，这样会导致剧烈的坠痛）、肛门内部出现肿物脱出（这主要是中晚期内痔的症状）、肛门流分泌物、肛门瘙痒等。根据以上临床常见症状，还可以把内痔分为以下4度：

Ⅰ度：便时带血、滴血，便后出血可自行停止；无痔脱出。

Ⅱ度：常有便血；排便时有痔脱出，便后可自行还纳。

Ⅲ度：可有便血；排便或久站及咳嗽、劳累、负重时有痔脱出，需用手还纳。

Ⅳ度：可有便血；痔持续脱出或还纳后易脱出。

外痔平时无特殊症状，发生血栓及炎症时可有肿胀、疼痛。混合痔主要表现为内痔和外痔的症状同时存在。

痔疮久拖不治，可以造成痔核脱出形成嵌顿，加重疼痛和病情；一旦出现痔疮出血症状，细菌、毒素、脓栓极易侵入血液引发脓毒败血症等。此外，由于痔块脱出导致括约肌松弛，黏液流出肛门外长期刺激周围皮肤，易引起瘙痒及皮肤湿疹。

现代医学认为，治疗痔疮的目的是消除或减轻其主要症状，而非通过手术将痔切除达到痔的根治，没有必要甚至错误的手术治疗可导致肛门功能障碍，因此治疗轻、中度痔疮应尽量采取非手术的方法。重度痔、急性痔，无论是病理解剖还是生理功能已经不再具有可逆性，选择手术治疗是必要的，但手术中不可任意扩大手术范围，应尽可能地保存肛垫组织，保护肛门功能。对于孕妇痔疮的治疗，考虑到药物可能对胎儿的影响，孕期痔疮一般不进行处理，但要注意饮食和休息，每天早上起床或早餐后养成定期排便的良好习惯以防便秘，肛门局部用药物浸洗，必要时用栓剂进行润滑以保护直肠黏膜。

中医理论通过长期的临床经验，总结出痔的发病原因，不单纯是局部因素，更主要的是由于人体阴阳失调，加之外感、内伤、六淫、七情等因素所致，归纳起来有以下几个方面：饮食不节，便秘，劳累过度，感受外邪，妇人妊娠、月经不调，遗传因素，情志不调，脏腑虚弱，房事过度等。

中医对痔疮的治疗可以采用针灸、方药等方法进行，强调未病先防，效果明显。根据历代经验，多按风伤肠络证、湿热下注证、气滞血瘀证、脾虚气陷证、热毒炽盛证等进行辨证论治，尤以前三种多见，多采用汤剂内服和外用相结合的方法。

## 自我鉴别

风伤肠络证：大便带血，滴血或喷射状出血，血色鲜红；肛门瘙痒，或伴有湿疹。

湿热下注证：便血血色鲜红，量多，多有痔核脱出，便后可自行回纳，肛门灼热，为内痔出血；或表现为肛缘肿胀隆起，灼热疼痛，大便干或黏滞。

气滞血瘀证：痔核脱出，或不能回纳，嵌顿于肛外；肛门发紧，坠胀疼痛，甚则肛缘有血栓、水肿，触痛明显，或肛缘肿物突起，排便时可增大，有异物感，有胀痛或坠痛，可触及结节。

脾虚气陷证：痔核脱出，或不能回纳；肛门松弛，有胀痛或坠痛，时有分泌物；便血量少，色淡；大便黏滞，伴见神疲乏力、短气懒言、食欲减退、消化不良等症。

热毒炽盛证：大便带血，血色鲜红；大便难下，肛门灼热；痔核红肿脱出，或肛缘肿物红肿热痛，伴见全身发热、口干、口臭等症。

中成药治疗痔疮，一般用于痔疮初起、轻症或术后辅助治疗，使用的时候参考以上自我鉴别，选用适合自己的中成药。

| 药品名称 | 最佳适应证 |
| --- | --- |
| 地榆槐角丸 | 风伤肠络、湿热下注、热毒炽盛等型痔疮 |
| 九华痔疮栓 | 便血色鲜红，肛周灼热疼痛明显，甚者皮肤溃烂的痔疮 |
| 肛泰（栓、软膏、片） | 痔疮引起的便血、肿胀、疼痛等症状明显者 |
| 脏连丸 | 湿热下注型痔疮，症见痔疮红肿疼痛、肛门灼热、便血等 |
| 麝香痔疮栓 | 热毒炽盛型痔疮，便血、血色鲜红、肛门灼热疼痛等明显者 |
| 马应龙麝香痔疮膏 | 各型痔疮或肛裂，症见大便出血，或疼痛、有下坠感等 |
| 化痔栓 | 各种痔疮，便血、肿痛、脱肛等症较明显者 |
| 熊胆痔灵膏 | 各种痔疮，便血、红肿灼热较明显者 |
| 痔疮片 | 各种痔疮，症见便血、肛门灼热肿痛等 |
| 熊胆栓 | 气滞血瘀型的痔疮，症见便血、痔核肿胀明显者 |
| 鳖甲消痔胶囊 | 湿热下注型痔疮，症见便血、痔核肿痛、肛周瘙痒等 |
| 榆槐片 | 各种痔疮，症见痔核肿痛，便血，肛门部有湿疹、瘙痒等 |
| 痔痛安搽剂 | 外痔，痔核肿痛、便血、肛周瘙痒等症明显者 |

使用注意：

① 忌烟酒、辛辣刺激性食物，饮食宜清淡，保持大便通畅。

② 未明确诊断的便血，必须去医院就诊。

③ 痔疮便血、发炎肿痛严重和便血呈喷射状者，应去医院就诊。

④ 本类药品部分为栓剂或外用药，不宜喷入眼、口腔内，不宜内服，皮肤破溃处慎用，使用时参考药品说明书。

⑤ 高血压、心脏病、肝病、糖尿病、肾病等慢性病严重者应在医师指导下使用。

⑥ 儿童、孕妇、哺乳期妇女、年老体弱者应在医师指导下使用。

⑦ 用药 1 周内症状无改善，应去医院就诊。

⑧ 对本类药品过敏者禁用，过敏体质者慎用。

⑨ 药品性状发生改变时禁止使用。

⑩ 如正在使用其他药品，使用前请咨询医师或药师。

## 地榆槐角丸

【组成成分】地榆（炭）、槐花（炒）、槐角（蜜炙）、大黄、黄芩、地黄、当归、赤芍、红花、防风、荆芥穗、枳壳（麸炒）等。

【药物性状】本品为黑色大蜜丸或水蜜丸；气微，味苦、涩。

【主要功效】疏风凉血，泻热润燥。

【主要作用】用于腑脏实热，大肠火盛，肠风便血，痔疮漏疮，湿热便秘，肛门肿痛。

【剂型规格】丸剂；水蜜丸每 100 丸重 10 克，大蜜丸每丸重 9 克。

【服用方法】口服。水蜜丸一次 5 克，大蜜丸一次 1 丸，一日 2 次。

【用药提醒】①孕妇忌服，3 岁以下儿童慎用；②失血过多者、身体虚弱者禁用。

# 九华痔疮栓

**【组成成分】** 大黄、浙贝母、侧柏叶（炒）、厚朴、白及、冰片、紫草等。

**【药物性状】** 本品为棕褐色至棕黑色的长圆锥形栓剂；气特异。

**【主要功效】** 消肿化瘀，生肌止血，清热止痛。

**【主要作用】** 用于各种类型的痔疮、肛裂等肛门疾患。

**【剂型规格】** 栓剂，每粒重2.1克。

**【使用方法】** 外用。大便后或临睡前用温水洗净肛门，塞入栓剂1粒。一次1粒，一日1次，痔疮严重或出血量较多者，早晚各塞1粒。

**【用药提醒】** ①要求将栓剂完全塞入肛门内，一次性手指套应取下扔掉；②用药后宜稍事休息几分钟再起立行走，以利药物能较好地融化、吸收。

## 肛泰（栓、软膏、片）

**【组成成分】** 地榆（炭）、盐酸小檗碱、五倍子、盐酸罂粟碱、冰片。

**【药物性状】** 栓剂：本品为暗绿色鱼雷形的栓剂；气香。软膏：本品为暗绿色的软膏；气香。片剂：本品为暗绿色或绿褐色圆形药片，置方形医用无纺胶布中间；气芳香。

**【主要功效】** 凉血止血，清热解毒，燥湿敛疮，消肿止痛。

**【主要作用】** 用于内痔、外痔、混合痔等出现的便血、肿胀、疼痛等症状。

**【剂型规格】** 栓剂，每粒重1克。膏剂，每支装10克。片剂，每片7.5厘米×7.5厘米，药片重0.5克。

**【使用方法】**

栓剂：直肠给药，一次1粒，一日1～2次，早、晚或便后使用；使用时先将配备的指套戴在食指上，撕开栓剂包装，取出栓剂，轻轻塞入肛门内约2厘米处。

软膏剂：外用，一次 1 克，一日 1～2 次，早、晚或便后使用。使用时先将患部用温水洗净，擦干，肛门内适量给药或外涂于患部。

片剂：外用，洗净脐部（神阙穴）周围皮肤，擦干，然后将无纺胶布与 PVC 片分离，将药片对准脐部，粘贴牢固；一次 1 片，一日 1 次。

【用药提醒】①皮肤破溃或感染处禁用；②本品不宜作为预防用药或 1 日内多次重复使用。

## 脏连丸

【组成成分】黄芩、黄连、地黄、赤芍、当归、槐角、槐花、荆芥穗、地榆炭、阿胶。

【药物性状】本品为棕褐色至黑褐色的水蜜丸、黑褐色的大蜜丸；味苦。

【主要功效】清肠止血。

【主要作用】用于肠热便血，肛门灼热，痔疮肿痛。

【剂型规格】丸剂；水蜜丸每瓶重 30 克，大蜜丸每丸重 9 克。

【服用方法】口服。水蜜丸一次 6～9 克，大蜜丸一次 1 丸，一日 2 次。

## 麝香痔疮栓

【组成成分】人工麝香、人工牛黄、珍珠、冰片、三七、五倍子、炉甘石粉、颠茄流浸膏等。

【药物性状】本品为灰黄色至棕褐色弹头形或鱼雷形的栓剂；具冰片香气。

【主要功效】清热解毒，消肿止痛，止血生肌。

【主要作用】用于大肠热盛所致的各类痔疮和肛裂，症见大便出血、血色鲜红、肛门灼热疼痛等。

【剂型规格】栓剂，每粒相当于原药材 0.33 克。

【使用方法】外用。早晚或大便后塞于肛门内，一次 1 粒，一日 2 次。

【用药提醒】①前列腺肥大、青光眼患者禁用；②哺乳期妇女禁用。

## 马应龙麝香痔疮膏

【组成成分】人工麝香、人工牛黄、珍珠、炉甘石粉（煅）、硼砂、冰片、琥珀等。

【药物性状】本品为浅灰黄色或粉红色的软膏；气香，有清凉感。

【主要功效】清热燥湿，活血消肿，去腐生肌。

【主要作用】用于各类痔疮和肛裂，症见大便出血，或疼痛、有下坠感。

【剂型规格】膏剂，每支装 10 克。

【使用方法】外用。适量，涂擦患处或挤入肛内。

【用药提醒】运动员慎用。

## 化痔栓

【组成成分】次没食子酸铋、苦参、黄柏、洋金花、冰片等。

【药物性状】本品为暗黄褐色的栓剂。

【主要功效】清热燥湿，收涩止血。

【主要作用】用于大肠湿热所致的内外痔、混合痔疮。

【剂型规格】栓剂，每粒重 1.4 克。

【使用方法】外用。患者取侧卧位，置入肛门 2～2.5 厘米深处，一次 1 粒，一日 1～2 次。

【用药提醒】肛裂患者不宜使用。

## 熊胆痔灵膏

【组成成分】熊胆粉、冰片、煅炉甘石、珍珠母、胆糖膏、蛋黄油。辅料为凡士林。

【药物性状】本品为棕黄色的软膏；具清香气。

【主要功效】清热解毒，消肿止痛，敛疮生肌，止痒，止血。

【主要作用】用于内外痔，或伴少量出血。

【剂型规格】膏剂，每支装 10 克。

【使用方法】外用。洗净肛门，涂布于肛门内外，一日 2 次。

【用药提醒】肛周皮肤渗液较多或糜烂明显者不宜使用。

## 痔疮片

【组成成分】大黄、功劳木、蒺藜、白芷、冰片、猪胆粉。辅料为蔗糖、滑石粉、薄膜包衣料。

【药物性状】本品为薄膜衣片，除去包衣后显棕色至棕褐色；气芳香，味苦、凉。

【主要功效】清热解毒，凉血止痛，祛风消肿。

【主要作用】用于痔疮，肛裂，大便秘结。

【剂型规格】片剂，每片重 0.3 克。

【服用方法】口服。一次 4～5 片，一日 3 次。

【用药提醒】孕妇禁用。

## 熊胆栓

【组成成分】熊胆粉等。

【药物性状】本品为浅黄色栓剂。

【主要功效】清热解毒，化瘀消肿。

【主要作用】用于血热瘀阻所致的痔疮。

【剂型规格】栓剂，每粒重 1.2 克。

【使用方法】直肠给药。一次 1 粒，一日 2 次，早晚各一次；清洗肛门后塞入肛门内 3 厘米处。

## 鳖甲消痔胶囊

【组成成分】黄柏、地榆、槐角、栀子、忍冬藤、土大黄、鳖甲、地瓜藤。辅料为淀粉。

【药物性状】本品为胶囊剂，内容物为棕色至黑褐色的颗粒或粉末；气微、味微苦。

【主要功效】清热解毒、凉血止血，消肿止痛。

【主要作用】用于湿热蕴结所致的痔疮。内痔可见少量出血；

外痔可见肿痛、肛周瘙痒等症。

【剂型规格】胶囊剂，每粒装 0.4 克。

【服用方法】口服。一次 3 粒，一日 3 次。

## 榆槐片

【组成成分】地榆、牡丹皮、槐花、枳壳、栀子、黄芩、甘草。

【药物性状】本品为深棕色的片；气香，味苦。

【主要功效】清热燥湿，凉血止血。

【主要作用】用于内外痔，症见肛门肿痛、肛门部瘙痒、大便下血等。

【剂型规格】片剂，每片重 0.45 克。

【服用方法】口服。一次 6～8 片，一日 3 次。

## 痔痛安搽剂

【组成成分】苦参、金银花、薯莨、土大黄、枳壳、槐花、野花椒。辅料为苯甲酸、羟苯乙酯。

【药物性状】本品为黑褐色黏稠液体；气微香，味苦。

【主要功效】清热燥湿，凉血止血，消肿止痛。

【主要作用】用于湿热蕴结所致的外痔，症见痔核肿痛、便血、肛周瘙痒等。

【剂型规格】搽剂；每瓶装 25 毫升、50 毫升、100 毫升。

【使用方法】外用。先用温开水清洗患处，再以药棉蘸取本品擦患处，每日早晚各涂擦一次。每晚临睡前以本品 8 毫升加入 800 毫升开水中搅匀后，趁热先熏肛门，待水温降至能坐浴时，再坐浴 15 分钟。

【用药提醒】孕妇忌用。


以上列举的是临床上常用的，但是因为各地域或者各药店的采购不一样，所以有些地方或者药店不一定药品齐全，这时候可根据自己的症状选择相对接近适应证的中成药。

| 药品名称 | 主要功效 | 适应证 |
|---|---|---|
| 痔疾洗液 | 清热解毒,燥湿敛疮,消肿止痛 | 用于湿热蕴结所致的外痔肿痛 |
| 痔炎消颗粒 | 清热解毒,润肠通便 | 用于血热毒盛所致的痔疮肿痛、肛裂疼痛、少量便血及老年人便秘 |
| 九味痔疮胶囊 | 清热解毒,燥湿消肿,凉血止血 | 用于湿热蕴结所致内痔出血,外痔肿痛 |
| 平痔胶囊 | 清热解毒,凉血止血 | 用于大肠湿热蕴结所致内痔出血,外痔肿痛 |
| 消痔软膏 | 消肿,止血,止痛 | 用于炎性、血栓性外痔或内痔(Ⅰ度、Ⅱ度) |

**防治提醒:**

痔疮要注意预防的重要性,防治结合,一旦发现就要尽早治疗,以免病情加重,造成不必要的伤害。出现便血症状(特别是老年人无痛性便血)的时候,一定要到医院检查,排除直肠癌;长期便血有贫血的表现时,应及早去医院检查,排除其他肛肠疾病。

此外,保持好的生活习惯,不仅可以预防和减少痔疮的发生,对于已经患有痔疮者,也可以使其症状减轻,减少和防止痔疮的发作。主要有以下几点:

① 饮食合理。凡辛辣刺激的食物,如榨菜、辣椒、辣酱、生姜、大葱、蒜头、茴香等,痔疮患者应少吃或尽量不吃。多吃些蔬菜水果,多喝白开水或喝有通便作用的饮料,便干难解者可用番泻叶泡水代茶饮。痔疮术后,患者饮食宜清淡,少吃油腻过重或熏煎食物,不吸烟,不喝酒。饮食最好定时定量,饭吃八分饱,不能暴饮暴食、饥饱不均,以防胃肠道功能紊乱。

② 养成良好的排便习惯,保持大便通畅,防止便秘或泄泻。排便时间不宜过长,便时看书读报的不良习惯要改变。便后用温盐水清洗肛门,改善局部血液循环。此外,为防痔疮,提倡坐便,因

蹲的排便姿势容易诱发痔疮以致脱肛。

③ 适当运动，注意改变体位。除做操、打拳之类全身性的体育锻炼外，还需加强局部的功能锻炼，如肛门收缩运动，又称"提肛"。长期从事久坐、久站、久蹲工作的人，要适当改变体位，定时活动下肢和臀部肌肉，力求劳逸适度，动静适宜。

④ 注意肛门卫生。肛门不洁，容易引起局部发炎、水肿，导致病情加重，增加患者痛苦。注意勤洗下身，勤换内裤；应穿棉织品内裤，以利透气及吸收局部分泌物；坐浴及熏洗肛门是有效的防治方法，既清洁肛门，又改善局部血液循环。

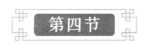 第四节　腰腿痛

腰腿痛以腰部和腿部疼痛为主要症状。腰腿痛的病因复杂，有先天性的，有外伤、身体功能退变造成的，还有一些内脏疾病也可表现为腰腿痛，甚至心理因素引起的腰腿痛近年也逐步增多。很多疾病都可引起腰腿痛，主要见于以下几种：

腰部扭挫伤：多发生于青壮年，一般为突然遭受间接暴力所致，如搬运重物用力过度或体位不正确，或闪腰岔气筋膜扭闪，或骨节错缝。主要表现为腰部即刻出现剧烈疼痛，且为持续性，休息后稍减轻，但不消失，咳嗽、打喷嚏、用力大便时疼痛加重，腰不能伸直，行走不利等。

腰部损伤：主要指腰部肌肉、筋膜、韧带等软组织慢性损伤。主要表现为腰部隐痛，时轻时重，反复发作，休息后减轻，弯腰工作困难，勉强弯腰则腰痛加剧，病程较长，是引起腰腿痛的最常见的情况之一。

腰椎间盘突出症：多有不同程度的腰部外伤史。主要表现为腰部疼痛放射到下肢，咳嗽、打喷嚏、用力大便时疼痛加重，病程较长者，腿部窜痛部位感觉麻木。

腰腿痛除了急性损伤之外，大部分都是因劳力过度或受风寒湿邪而诱发。

中医多采用辨证治疗，根据其他伴随症状判断出证型，然后施治。中医认为，腰为肾之府，腰部病变（除急性损伤外）多责之于肾；腰部位于下焦，湿性黏滞趋下，多易犯腰腿部，停留为患。结合内外因，临床上根据症状的不同，中医多从寒湿阻络、瘀血阻络、肝肾不足三型治疗腰腿痛，主要区别参考自我鉴别。

## 自我鉴别

寒湿阻络：腰部冷痛沉重，转侧不利，逐渐加重，即使静卧疼痛也并不减轻反而加重，阴雨潮湿天气疼痛加重。

瘀血阻络：刺痛，痛处固定不移，按压时疼痛加剧，严重时因剧痛不能转侧；有时可见疼痛处皮肤暗紫、有瘀斑。

肝肾不足：腰腿酸痛，或隐痛，喜按喜揉，腰部无力，遇劳加重，平卧后疼痛减轻，反复发作；偏阳虚者，腰酸冷痛，手足不温，喜暖恶寒，出虚汗；偏阴虚者，面色潮红，心烦失眠，口燥咽干，手足心热，盗汗。

只有查清楚病因才能对症施治，获得最佳治疗效果。所以要谨记，如果出现明显腰腿疼痛的症状，一定先要去医院做相关的检查，确诊疾病，排除骨骼等器质性急性病变，在医生指导下合理选用中成药治疗。不要过于简单处理，"腰痛归结于腰，腿痛归结于腿"的处理思维，虽不能说是完全错误的，但却是片面的，最根本的是要针对原发病治疗，那样才最有效。

| 药物名称 | 最佳适应证 |
| --- | --- |
| 冯了性风湿跌打药酒 | 用于寒湿阻络型腰腿痛,可伴有手足麻木等症 |
| 田七跌打风湿软膏 | 用于急性软组织扭挫伤及寒湿阻络型腰痛 |
| 舒筋活血定痛散 | 用于瘀血阻络型腰腿痛 |

| 药物名称 | 最佳适应证 |
|---|---|
| 舒筋活络酒 | 用于寒湿阻络型腰腿痛 |
| 止痛透骨膏 | 用于血瘀、风寒阻络所致的腰腿痛 |
| 消痛贴膏 | 用于急慢性扭挫伤、腰肌劳损及陈旧性腰腿痛等 |
| 通络祛痛膏 | 用于瘀血、寒湿阻络所致的腰腿痛 |
| 跌打镇痛膏 | 用于急、慢性扭挫伤,瘀血、风湿阻络所致的腰腿痛 |
| 麝香舒活灵 | 用于各种闭合性新旧软组织损伤和肌肉疲劳酸痛 |
| 外用万应膏 | 用于瘀血阻络型腰腿痛等 |
| 天麻追风膏 | 用于风寒湿痹所致的腰腿酸痛、麻木等 |
| 无敌药酒 | 用于肝肾不足、寒湿阻络所致的腰腿痛等 |

使用注意:

① 忌烟酒、辛辣刺激性食物,饮食宜清淡。

② 急性损伤者应至医院就诊,排除其他器质性病变。

③ 感冒等呼吸道急、慢性感染时慎用。

④ 高血压、心脏病、肝病、糖尿病、肾病等慢性病严重者应在医师指导下使用。

⑤ 儿童、孕妇、哺乳期妇女、年老体弱者应在医师指导下使用;活血化瘀类孕妇忌用。

⑥ 本类药品中酒剂多含乙醇(酒精),服药后不得驾驶车、船,不得从事高空作业、机械作业及操作精密仪器;对酒精过敏者也不宜使用;运动员慎用。

⑦ 本类药品如外用时,用毕洗手,切勿接触眼睛,皮肤破溃处禁用或慎用,均应参考说明书或遵医嘱使用。

⑧ 用药3天到1周症状无缓解,应去医院就诊。

⑨ 对本类药品过敏者禁用，过敏体质者慎用。

⑩ 如正在使用其他药品，使用前请咨询医师或药师。

## 冯了性风湿跌打药酒

【组成成分】丁公藤、桂枝、麻黄、羌活、当归、川芎、白芷、补骨脂、乳香、猪牙皂、陈皮、苍术、厚朴、香附、木香、枳壳、白术、山药、黄精、菟丝子、小茴香、苦杏仁、泽泻、五灵脂、蚕沙、牡丹皮、没药。辅料为白酒。

【药物性状】本品为棕黄色至红棕色的液体；气香，味微苦、甘。

【主要功效】祛风除湿，活血止痛。

【主要作用】用于风寒湿痹所致的腰腿酸痛、手足麻木等症；也可用于跌打损伤。

【剂型规格】酒剂，每瓶装 250 毫升。

【使用方法】口服，一次 10～15 毫升，一日 2～3 次。外用，擦于患处；若有肿痛黑瘀，用生姜捣碎炒热，加入药酒适量，擦患处。

【用药提醒】孕妇禁内服，忌擦腹部。

## 田七跌打风湿软膏

【组成成分】三七、独活、当归尾、续断、羌活、栀子、豨莶草、苏木、五加皮、防风、白芷、海桐皮、威灵仙、连钱草、桃仁、大黄、黄柏、泽兰、忍冬、木瓜、甘草、伸筋草、薄荷脑、樟脑、骨碎补等。

【药物性状】本品为棕色软膏；具薄荷的香气。

【主要功效】活血祛瘀，舒筋通络，消肿止痛，祛风除湿。

【主要作用】用于软组织扭挫伤，风湿腰痛。

【剂型规格】膏剂，每支装 15 克、20 克、25 克、35 克。

【使用方法】外用。涂擦患处，一日 2～3 次。

【用药提醒】孕妇禁用。

# 舒筋活血定痛散

【组成成分】当归、乳香（醋炙）、没药（醋炙）、红花、延胡索（醋炙）、血竭、骨碎补、香附（醋炙）、自然铜（醋淬）。

【药物性状】本品为红褐色的粉末；气微香，味微苦。

【主要功效】舒筋活血，散瘀止痛。

【主要作用】用于跌打损伤，闪腰岔气，伤筋动骨，血瘀肿痛。

【剂型规格】散剂，每袋装 12 克。

【使用方法】温黄酒或温开水冲服，一次 6 克，一日 2 次；外用，白酒调敷患处。

【用药提醒】孕妇禁用。

# 舒筋活络酒

【组成成分】木瓜、桑寄生、玉竹、续断、川牛膝、当归、川芎、红花、独活、羌活、防风、白术、蚕沙、红曲、甘草等。

【药物性状】本品为棕红色的澄清液体；气香，味微甜、略苦。

【主要功效】祛风除湿，活血通络，养阴生津。

【主要作用】用于风湿阻络、血脉瘀阻兼有阴虚所致的痹病，症见关节疼痛、屈伸不利、四肢麻木。

【剂型规格】酒剂，每瓶装 250 毫升。

【服用方法】口服。一次 20～30 毫升，一日 2 次。

# 止痛透骨膏

【组成成分】急性子、白芷、藤黄、威灵仙、川芎、蜂蜜。

【药物性状】本品为贴膏，药芯为棕黄色的长方形类膏状物；气微香。

【主要功效】祛风散寒，活血行滞，通络止痛。

【主要作用】用于血瘀、风寒阻络所致的膝、腰椎部骨性关节炎，症见关节疼痛、肿胀、压痛或功能障碍等。

【剂型规格】膏剂，每贴净重 7 克。

【使用方法】外用。先将皮肤患处洗净拭干，然后将贴膏塑料薄膜揭去，把药贴在患处。腰椎部位，贴药时取坐姿，一次 3～5 贴；膝关节部位，贴药时屈膝约 90°，一次 2～4 贴；屈伸不利者可加贴委中穴 1 贴，48 小时换药 1 次，可连续贴敷 2 周。

【用药提醒】孕妇忌用；皮肤破损处禁用。

## 消痛贴膏

【组成成分】独一味、棘豆、姜黄、花椒、水牛角、水柏枝。

【药物性状】本品为附在胶布上的药芯袋，内容物为黄色至黄褐色的粉末；具特殊香气。

【主要功效】活血化瘀，消肿止痛。

【主要作用】用于急慢性扭挫伤、跌打瘀痛、骨质增生、风湿及类风湿疼痛、腰肌劳损和陈旧性伤痛等。

【剂型规格】膏剂，每贴装 1.2 克。

【使用方法】外用。将小袋内润湿剂均匀涂在药垫表面，润湿后直接贴于患处或穴位，每贴敷 24 小时。

【用药提醒】开放性创伤忌用。

## 通络祛痛膏

【组成成分】当归、川芎、红花、山柰、花椒、胡椒、丁香、肉桂、荜茇、干姜、大黄、樟脑、冰片、薄荷脑。辅料为橡胶、松香、氧化锌、羊毛脂、凡士林、液体石蜡、二甲基亚砜。

【药物性状】本品为淡黄色至淡棕色的片状橡胶膏；气芳香。

【主要功效】活血通络，散寒除湿，消肿止痛。

【主要作用】用于瘀血停滞、寒湿阻络所致的腰腿疼痛或骨性关节炎，症见关节刺痛或钝痛，关节僵硬，屈伸不利，畏寒肢冷等。

【剂型规格】膏剂，每片 7 厘米×10 厘米。

【使用方法】外用。贴患处，一次 1～2 贴，一日 1 次。

【用药提醒】每次贴敷不宜超过 12 小时，防止贴敷处发生过敏。

## 跌打镇痛膏

【组成成分】土鳖虫、生草乌、马钱子（炒）、大黄、降香、两面针、黄芩、黄柏、虎杖、冰片、薄荷素油、樟脑、水杨酸甲酯、薄荷脑等。

【药物性状】本品为棕黑色的片状橡胶膏，久置后膏背面有轻微泛黄；气芳香。

【主要功效】活血止痛，散瘀消肿，祛风胜湿。

【主要作用】用于急、慢性扭挫伤，慢性腰腿痛，风湿关节痛等。

【剂型规格】膏剂；每片10厘米×7厘米，每卷10厘米×400厘米或10厘米×500厘米。

【使用方法】外用。按需要面积剪下药膏，顺着隔粘纸纵纹撕开，贴于洗净揩干之患处，用手按压贴牢；如气温较低时使用，药膏黏性可能降低，应稍加温，使之易于贴牢。

【用药提醒】皮肤破溃或感染处禁用。

## 麝香舒活灵

【组成成分】人工麝香、三七、血竭、红花、地黄、樟脑、冰片、薄荷脑等。

【药物性状】本品为红棕色的澄清液体；具樟脑、冰片香气。

【主要功效】活血化瘀，消肿止痛，舒筋活络。

【主要作用】用于各种闭合性新旧软组织损伤和肌肉疲劳酸痛。

【剂型规格】酒剂，每瓶装50毫升。

【使用方法】外用。一次适量，涂擦患处并按摩，一日1～2次。

【用药提醒】孕妇禁用。

## 外用万应膏

【组成成分】乌药、苏合香、香附（制）、全蝎、檀香、生川乌、生草乌、乳香（制）、没药（制）、肉桂、血竭、儿茶、木香、排草、丁香、辛夷、山柰、甘松、赤芍、桃仁、白附子、血余炭、红花、麻黄、三棱、防风、桂枝、白芷、僵蚕、秦艽、香加皮、大黄、莪术、栀子、当归、高良姜、威灵仙、羌活、独活、地黄。辅料为红丹、植物油。

【药物性状】本品为摊于纸上的黑膏药。

【主要功效】活血镇痛。

【主要作用】用于跌打损伤，负重闪腰，筋骨疼痛，足膝拘挛。症见肌肉、关节刺痛，痛处固定不移，久痛不已，痛处拒按，局部肿胀，可有瘀斑或硬结，或面部暗黧，肌肤甲错或干燥无光泽，口干不欲饮。

【剂型规格】膏剂，每张净重 12 克。

【使用方法】外用。加温软化，贴于患处。

【用药提醒】皮肤破溃处禁用。

## 天麻追风膏

【组成成分】天麻、乌梢蛇、桂枝、油松节、桑枝、麻黄、威灵仙、白附子、生川乌、生草乌、防风、粉萆薢、薄荷、独活、当归、川牛膝、钩藤、荆芥、秦艽、川芎、续断、防己、干姜、红花、细辛、藁本、补骨脂、羌活、乳香、没药、公丁香、冰片、菜油、黄丹。

【药物性状】本品为摊于布上的黑膏药。

【主要功效】追风祛湿，活血通络，散寒止痛。

【主要作用】用于风寒湿痹所致的腰腿酸痛、麻木等。

【剂型规格】膏剂；每张净重 15 克、30 克。

【使用方法】外用。用生姜擦净患处或穴位，将本品加温软化，贴于患处或穴位。

【用药提醒】皮肤破溃处禁用。

## 无敌药酒

【组成成分】黄芪、当归、熟地黄、赤芍、人参、白术、菟丝子、川芎、杜仲、桂枝、肉桂、桃仁、覆盆子、女贞子、金樱子、葫芦巴、骨碎补、肉苁蓉、血竭、白芷、枸杞子、乳香（制）、没药（制）、炮象皮、穿山甲、桑寄生、续断、熟地黄、细辛、紫丹参、牡丹皮、黄精（制）、葛根、三棱、地龙、鸡血藤羔、木瓜、丝瓜络、秦艽。

【药物性状】本品为深棕红色或红棕色液体，久置有少量轻摇易散的沉淀；气香，味苦、微麻。

【主要功效】气血双补、滋补肝肾，强筋健骨，止痛消肿，祛风除湿。

【主要作用】用于急、慢性扭挫伤，肩背腰痛，腰酸腿痛，风湿性关节炎，痛风，骨质增生，骨折，老年体虚。

【剂型规格】酒剂，每瓶装200毫升。

【服用方法】口服。一次20毫升，一日2次；早餐及临睡前服。

【用药提醒】儿童、孕妇、经期及哺乳期妇女、肝肾功能不全者、酒精过敏者、风寒外感及湿热有痰时禁用。

以上列举的是临床上常用的，但是因为各地域或者各药店的采购不一样，所以有些地方或者药店不一定药品齐全，这时候可根据自己的症状选择相对接近适应证的中成药。

| 药品名称 | 主要功效 | 适应证 |
|---|---|---|
| 壮腰健肾丸 | 壮腰健肾，祛风活络 | 用于肾亏腰痛及风湿骨痛；伴见膝软无力、小便频数、神经衰弱等 |
| 复方热敷散 | 祛风散寒，温筋通脉，活血化瘀，活络消肿，止痛 | 用于骨关节、韧带等软组织的挫伤、损伤和扭伤，骨退行性病变引起的疼痛、水肿和炎症等 |
| 独活寄生合剂 | 养血舒筋，祛风除湿，补益肝肾 | 用于风寒湿痹所致腰膝冷痛、屈伸不利等症 |

| 药品名称 | 主要功效 | 适应证 |
|---|---|---|
| 舒筋活络丸 | 祛风祛湿,舒筋活络 | 用于一般骨节风痛、腰膝酸痛 |
| 骨痛贴膏 | 祛风散寒,活血通络,消肿止痛 | 主要用于寒湿阻络兼血瘀所致的局部关节疼痛、肿胀、麻木重着、屈伸不利或活动受限等 |

**防治提醒：**

对于腰腿痛，要注意防止急性损伤，并且要防止急性转变为慢性，进一步造成治疗的困难。生活方面主要注意以下几点：

① 保持良好的生活习惯，工作中注意劳逸结合，避寒保暖，防止腰腿受凉，防止过度劳累。

② 站姿或坐姿要正确，不宜久坐久站；锻炼时压腿弯腰的幅度不要太大，否则不但达不到预期目的，还会造成椎间盘突出。

③ 提重物时不要弯腰，应该先蹲下拿到重物，然后慢慢起身，尽量做到不弯腰。

④ 饮食均衡，蛋白质、维生素含量宜高，脂肪、胆固醇宜低，防止肥胖，戒烟控酒。

⑤ 卧床休息宜选用硬板床，保持脊柱生理弯曲。

⑥ 平时应加强腰背肌锻炼，加强腰椎稳定性。

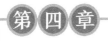

# 中成药的妇科用药

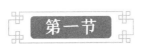

月经病

　　月经是指有规律的、周期性的阴道出血。13 岁左右开始大多数女生都会来第一次月经即初潮。月经血色一般为暗红色，偶尔有血块。月经周期是两次相邻月经第一天的间隔天数，一般为 28 天左右，经期为持续天数，一般为 3～5 天，月经总量为 30～50 毫升。月经的出现是生殖功能成熟的外在表现之一，此时女性第二生理特征基本发育完全。初潮开始的 2～3 年里由于性腺发育不完全，月经不规则属于正常生理现象，不必过分紧张，如果持续出血，或长时间不来月经应考虑咨询医生。

　　工作压力和生活环境的改变严重影响女性内分泌功能，月经病就是女性内分泌失调，引起稀发排卵或不排卵等一系列生理变化。不孕一定程度上与长期月经不规则相关，应引起广大女性朋友的关注。月经病范围很宽泛，如月经不调、痛经等。

## ❧ 月经不调 ❧

　　月经不调，是指月经的周期、经量、经色、质以及持续时间发生异常，或伴有月经周期所出现的症状，是妇科的常见病、多发病。

中医认为月经不调主要原因是七情所伤（怒、喜、思、悲、恐、惊、忧），或外感六淫邪气（风、寒、暑、湿、燥、火），或先天性体质虚弱、气血不足。或性生活过早、过频，性伴侣不单一，多次妊娠使脏气受损，主要是肝、脾、肾不能发挥自身的功能，气血受损所致。常见的月经不调可以有以下几种分类：月经先期、月经后期、月经先后无定期、月经过多或过少、经期延长。

月经先期：是指月经提前 7 天以上，甚至十余天。

月经后期：是指月经延后 7 天以上，甚至 40～50 天。

月经先后无定期：是指月经有时提前，有时延后 7 天以上。

月经过多：是指月经量较以往明显增多，月经周期基本正常。

月经过少：是指月经量较以往明显减少，甚至点滴即净，周期基本正常。

经期延长：是指月经周期基本正常，行经时间超过 7 天，甚至淋漓半个月才干净。

女子以血为本，经血可以反映女性卵巢和子宫的功能。根据经量、色、质和周期、经期的不同，将月经不调主要分为四型。

## 1. 气血亏虚型

主要由于从小体质虚弱，或过度节食所致，主要表现为月经周期提前，经期延长，经量少，血色淡、质清稀，伴有精神疲倦、身体乏力、出汗、头晕眼花等症状。可以选用性味甘温的中药来提高自身免疫力，如补气养血的中成药。

## 2. 血瘀型

主要由于受凉后寒凝血瘀或产后恶露不尽、子宫肌瘤等所致，主要表现为月经后期，经期延长，月经持续时间 7 天以上，或月经点滴不尽甚至持续半个月，经量少，血色紫暗，有血块，小腹或小腹两侧疼痛，或伴行经时头痛等症状。可以选用活血调经的中成药。

### 3. 血热型

主要由于过多食用辛辣刺激食物如姜、葱、蒜及性情急躁所致，主要表现为月经提前，经期延长，经量多，血色深红，有血块，伴心烦，容易发脾气，口渴喜欢喝冷饮，大便干，小便少而红。可以选用寒凉的中药调理，如清热凉血、补血调经的中成药。

### 4. 气滞型

主要由于情志不畅，如易怒、暴躁、抑郁，工作压力大所致，主要表现为月经周期推后或先后无定期，经量少，颜色暗红或有血块，伴有乳房胀痛，小腹胀，或食欲不好等症状。可以选用辛香发散的中药，如行气调经的中成药。

**自我鉴别**

月经不调的鉴别，首先应根据月经的周期来分辨，月经提前多为身体有热或气血亏虚；月经推后多为体内有瘀浊。其次根据经血的颜色和性状分辨，颜色偏红、有血块多为体内有热或者瘀血；颜色淡红、无血块多为气血亏虚。再者根据典型的伴随症状来分辨，面色苍白或发黄多为气血亏虚；行经时腹痛拒按多为血瘀；经期易长痘、脸红多为血热；乳房胀痛多为气滞。

以下几种常见中成药都能用于月经不调，但是因为各自的药物组成不一样，所以，在治疗时有各自的最佳适应证。

| 药品名称 | 最佳适应证 |
| --- | --- |
| 乌鸡白凤丸、四物膏 | 气血虚弱之月经量少,色淡 |
| 益母草膏、丹莪妇康煎膏 | 血瘀之月经量少,腹部针刺样疼痛,拒按 |
| 妇科调经片 | 肝郁血虚之月经不调 |
| 固经丸 | 血热之月经提前并经期延长 |
| 逍遥丸 | 气滞之月经周期不规则,乳房胀痛 |

使用注意：

① 忌辛辣、刺激食物。

② 感冒发热患者不宜服。

③ 高血压、心脏病、肝病、糖尿病、肾病等慢性病严重者在医师指导下服用。

④ 青春期少女及更年期妇女应在医师指导下服用。

⑤ 平素月经正常，突然出现月经过少，或经期错后，或阴道不规则出血者应去医院就医。

⑥ 服药1个月症状无缓解，应去医院就诊。

⑦ 对该类药过敏者禁用，过敏体质慎用。

⑧ 请将药品放在儿童不能接触的地方。

⑨ 如正在使用其他药品，使用前请咨询医师或药师。

## 乌鸡白凤丸

【组成成分】乌鸡（去毛爪肠）、鹿角胶、醋鳖甲、煅牡蛎、桑螵蛸、人参、黄芪、当归、白芍、醋香附、天冬、甘草、地黄、熟地黄、川芎、银柴胡、丹参、山药、芡实（炒）、鹿角霜等。

【药物性状】本品为黑褐色至黑色大蜜丸；味甜，味苦。

【主要功效】补气养血，调经止带。

【主要作用】用于气血亏虚引起的月经不调，经行腹痛，少腹冷痛，体弱乏力，腰酸腿软。

【剂型规格】丸剂，每丸重9克。

【服用方法】口服。一次9克，一日1次；或将药丸加适量开水溶后服。

## 四物膏

【组成成分】当归、川芎、熟地黄、白芍等。

【药物性状】本品为棕黑色稠厚的半流体；味甜、微苦。

【主要功效】调经养血。

【主要作用】用于血虚所致的月经量少、色淡、头晕乏力。

【剂型规格】膏剂，每瓶装 250 克。

【服用方法】口服。一次 14～21 克，一日 3 次。

## 益母草膏

【组成成分】益母草等。

【药物性状】本品为棕黑色稠厚的半流体；气微，味苦、甜。

【主要功效】活血调经。

【主要作用】用于血瘀所致的月经量少，点滴不尽。

【剂型规格】膏剂，每瓶装 250 克。

【服用方法】口服。一次 10 克，一日 1～2 次。

## 丹莪妇康煎膏

【组成成分】紫丹参、莪术、竹叶柴胡、三七、赤芍、当归、三棱、香附、延胡索、甘草。

【药物性状】本品为黑褐色稠厚的半流体；味苦、甜。

【主要功效】活血化瘀，疏肝理气，调经止痛。

【主要作用】用于瘀血阻滞所致月经不调，痛经，经期不适。

【剂型规格】膏剂，每瓶装 150 克。

【服用方法】口服。一次 10 克，一日 2 次。

## 妇科调经片

【组成成分】当归、麸炒白术、醋延胡索、甘草、川芎、白芍、熟地黄、醋香附、赤芍、大枣等。

【药物性状】本品为糖衣片，除去糖衣后显棕色或黑棕色；味苦、辛。

【主要功效】养血柔肝，理气调经。

【主要作用】用于肝郁血虚所致的月经不调、经期前后不定、经行腹痛。

【剂型规格】片剂，每片重 0.32 克。

【服用方法】口服。一次 4 片，一日 4 次。

## 固经丸

【组成成分】盐关黄柏、酒黄芩、麸炒椿皮、醋香附、炒白芍、醋龟甲。

【药物性状】本品为黄色至黄棕色的水丸；味苦。

【主要功效】滋阴清热，固经止带。

【主要作用】用于阴虚血热，月经先期，经血量多，色紫黑，白带量多。

【剂型规格】丸剂，每100粒重6克。

【服用方法】口服。一次6克，一日2次。

【用药提醒】脾虚大便溏者慎服。

## 逍遥丸

【组成成分】柴胡、当归、白芍、炒白术、茯苓、薄荷、炙甘草等。

【药物性状】本品为棕褐色的小蜜丸或大蜜丸；味甜。

【主要功效】疏肝健脾，养血调经。

【主要作用】用于肝气不疏，胸胁胀痛，头晕目眩，食欲减退，月经不调，乳腺增生。

【剂型规格】丸剂；小蜜丸每100丸重20克，大蜜丸每丸重9克。

【服用方法】口服。小蜜丸一次9克，大蜜丸一次1丸，一日2次。

以上列举的是临床上常用的，但是因为各地域或者各药店的采购不一样，所以有些地方或者药店不一定药品齐全，这时候可根据自己的症状选择相对接近适应证的中成药。

| 药品名称 | 主要功效 | 适应证 |
|---------|---------|--------|
| 八珍益母丸 | 益气养血，活血调经 | 月经不调而气血虚弱 |

| 药品名称 | 主要功效 | 适应证 |
|---|---|---|
| 妇宝颗粒 | 益肾和血,理气止痛 | 月经后期而经期腹痛 |
| 调经化瘀丸 | 调经行血,理气化瘀 | 月经不调而小腹冷痛 |
| 活血调经丸 | 活血理气,行瘀调经 | 月经后期而小腹胀痛拒按 |
| 调经止带丸 | 补血调经,清热利湿 | 月经不调 |
| 艾附暖宫丸 | 理气补血,暖宫调经 | 月经后期而小腹冷痛 |
| 调经补血丸 | 理气,养血,通经 | 月经不调 |

## ❀ 痛经 ❀

每个女性都经历过经期前后或经期小腹疼痛不适。痛经为经期或行经前后周期性小腹疼痛,伴坠胀感或腰酸痛等不适,影响正常的生活和工作。有些女性从月经初潮开始就出现痛经,属于原发性痛经,其多为功能性。而因阴道炎、盆腔炎等炎症刺激,子宫内包块如子宫腺肌病、子宫内膜异位症等其他疾病导致的痛经属于继发性痛经,经过对原发病的积极治疗后痛经明显缓解或消除。

中医认为痛经主要由于个人情志、生活习惯和外界邪气引起气血不通或气血亏虚而致疼痛。长期处于紧张应激环境下容易出现痛经。经前或经期感受风寒,涉水易致宫寒疼痛。根据痛经出现的症状主要有以下三种类型。

### 1. 气滞血瘀型

由于情志抑郁、暴躁、易怒而致气不顺,血液运行不通,表现为腹痛拒按,或者乳房胀痛,经量少,有血块,血块排出后疼痛减轻等临床表现。治疗首先应调理情绪,亦可选用一些辛香的中药来调理气机，如行气解郁、活血止痛的中成药。

## 2. 寒湿聚集型

由于经前或经期过度接触冷水，或感冒受凉，或者贪吃冷饮引起宫寒，表现为腹痛，得热缓解，经量少，伴有四肢怕冷明显、下肢水肿等临床症状。治疗应注意改善周围环境和饮食习惯，可选用一些温性的药去除体内湿寒之气，如暖宫调经、活血散寒的中成药。

## 3. 气血亏虚型

大多由于大病或久病出现慢性营养不良，或者从小体质差，表现为小腹隐隐作痛、喜欢按揉，经量少，易疲劳，头晕眼花，容易受惊等临床症状。可选用一些补益的中成药调理身体，如益气养血、活血调经的中成药。

**自我鉴别**

痛经的鉴别，应根据寒热症状、面色及疼痛性质来综合辨证。如经行腹痛呈针扎样，并伴有经前乳房胀痛，应考虑为气滞血瘀型；若经行腹痛伴怕冷、肢体乏力、水肿，应考虑为寒湿聚集型；若经行腹痛伴面色苍白、气短乏力、形体消瘦，应考虑为气血亏虚型。

以下几种常见中成药都能用于痛经，但是因为各自的药物组成不一样，所以，在治疗时有各自的最佳适应证。

| 药品名称 | 最佳适应证 |
| --- | --- |
| 元胡止痛片 | 气滞血瘀之痛经并见拒按、血块、胸闷、乳胀 |
| 少腹逐瘀丸 | 寒湿聚集之痛经并见小腹、四肢冷痛 |
| 八珍益母丸 | 气血亏虚之痛经喜按、量少色暗 |

使用注意同月经不调。

# 元胡止痛片

【组成成分】醋延胡索、白芷等。

【药物性状】本品为糖衣片，除去包衣后显棕黄色至棕褐色；气香，味苦。

【主要功效】理气，活血，止痛。

【主要作用】用于气滞血瘀所致的经行腹痛。

【剂型规格】片剂，每片重 0.3 克。

【服用方法】口服。一次 4～6 片，一日 3 次。

# 少腹逐瘀丸

【组成成分】当归、蒲黄、五灵脂（醋炒）、赤芍、小茴香（盐炒）、延胡索（醋制）、没药（炒）、川芎、肉桂、炮姜等。

【药物性状】本品为棕黑色的大蜜丸；气芳香，味辛、苦。

【主要功效】温经活血，散寒止痛。

【主要作用】用于血瘀有寒引起的月经不调，小腹胀痛，腰酸，白带增多。

【剂型规格】丸剂，每丸重 9 克。

【服用方法】温黄酒或温开水送服。一次 1 丸，一日 2～3 次。

【用药提醒】有出血倾向者不宜服用。

# 八珍益母丸

【组成成分】益母草、党参、麸炒白术、茯苓、甘草、当归、酒白芍、川芎、熟地黄等。

【药物性状】本品为棕黑色的水蜜丸、小蜜丸或大蜜丸；微有香气，味甜而微苦。

【主要功效】益气养血，活血调经。

【主要作用】用于气血两虚兼有血瘀引起的月经不调，痛经，伴白带增多。

【剂型规格】丸剂；水蜜丸每 100 粒重 10 克，小蜜丸每袋装 9 克，大蜜丸每丸重 9 克。

【服用方法】口服。水蜜丸一次 6 克，小蜜丸一次 9 克，大蜜丸一次 1 丸，一日 2 次。

其他常用中成药列表

| 药品名称 | 主要功效 | 适应证 |
| --- | --- | --- |
| 妇女痛经丸 | 活血，调经，止痛 | 气滞血瘀之痛经，经量少，拒按，乳房刺痛 |
| 痛经宝颗粒 | 温经化瘀，理气止痛 | 寒湿聚集之痛经，小腹冷痛，经色淡暗 |
| 田七痛经胶囊 | 通调气血，止痛调经 | 痛经之痛处不移，有血块 |
| 妇宁丸 | 养血调经，顺气通郁 | 产后经行腹痛 |
| 宁坤养血丸 | 补气和营，养血调经 | 月经不调伴痛经、面色苍白 |

此外，月经病也可以采用简单易行、行之有效的食疗方法。月经量少，血色暗，经行腹痛，可选用生姜少许、红糖适量煎水（经前或经期服用）。月经量少，颜色淡，面色苍白，可选用阿胶少许，大枣数枚久蒸（经前或长期服用）。月经延后，经量少，可选用当归适量，黑豆适量，土鸡蛋一个久炖（经期服用）。

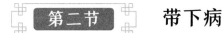 **第二节** **带下病**

正常健康的女性，虽然外阴及阴道中可以存在各种细菌，但由于生殖系统特殊的解剖结构和阴道处在酸性环境下，对病原体的侵入有自然防御功能。同时每月一次的月经有利于病原体的清除。如果经期不注意卫生、频繁流产、性生活不洁、腐蚀性药物等改变阴道的酸碱度，破坏了阴道的天然屏障，潜在的致病菌便乘虚而入迅速繁殖引起阴道炎，致病菌沿阴道上行导致宫颈炎和盆腔炎。

女性从青春期开始，阴道内有少量白色或无色透明、无臭味的黏性分泌物是正常生理现象。在下次月经来的第 14 天左右出现蛋清样白带拉丝，这意味着正处于排卵期，此时发生性行为受孕的可能性极大。如果出现白带量、色、质的改变，外阴痒，腰酸多提示有炎症。

中医认为带下病主要是由于自身抵抗力低下，饮食过于油腻，体内湿气较重所产生的以白带量、色、质的改变，伴外阴瘙痒、腰酸痛为主要临床表现的病症。此外，由于湿邪致病，病程长，易反复发作。根据临床症状不同，带下病主要分为两类。

## 1. 湿热下注型

主要由于脾虚湿盛，肝郁化热，或者性生活不洁，公共游泳池等感染，表现为白带增多，色黄，质黏稠，有臭味，外阴瘙痒，伴有心烦失眠、口干。治疗可选用清热除湿、杀虫止痒的中成药。

## 2. 脾肾虚弱型

主要由于饮食不干净，过度劳累或者多次妊娠伤及脾肾，主要表现为白带增多，色白，质稀甚至呈水样，无异味，伴腰酸、疲乏、大便稀。治疗宜选用健脾利湿、补肾固摄的中成药。

### 自我鉴别

带下病的鉴别，首先应分辨白带的颜色、性状，白带黏稠呈豆腐渣样或脓性，偏黄，有异味多为湿热下注；白带清稀，色白多为脾肾虚弱。其次辨伴随症状，若容易发脾气或口舌生疮多为湿热下注；若精神欠佳、饮食差、腰酸、下肢水肿多为脾肾虚弱。

以下几种常见中成药都能用于带下病，但是因为各自的药物组成不一样，所以，在治疗时有各自的最佳适应证。

| 药品名称 | 最佳适应证 |
| --- | --- |
| 妇科止带片、妇科千金片 | 湿热下注之白带多，色黄，有异味，伴易怒、口干 |
| 妇科白带膏 | 脾肾虚弱之白带多，质清稀，伴腰酸、水肿 |

使用注意：

① 忌辛辣、生冷、油腻食物。

② 高血压、心脏病、肝病、糖尿病、肾病等慢性病严重者应在医师指导下使用。

③ 少女、孕妇、绝经后患者均应在医师指导下使用，月经期停用。

④ 伴有赤带者，应去医院就诊。

⑤ 腹痛较重者，应及时去医院就诊。

⑥ 用药2周症状无缓解，应去医院就诊。

⑦ 对本类药品过敏者禁用，过敏体质者慎用。

⑧ 药品性状发生改变时禁止使用。

⑨ 请将药品放在儿童不能接触的地方。

⑩ 如正在使用其他药品，使用前请咨询医师或药师。

## 妇科止带片

【组成成分】椿皮、五味子、黄柏、龟甲、茯苓、阿胶、山药。

【药物性状】本品为薄膜衣片，除去薄膜衣后显棕褐色；气微、味苦、微酸腥。

【主要功效】清热燥湿，收敛止带。

【主要作用】用于湿热下注型带下病，白带色黄，有异味。

【剂型规格】片剂，薄膜衣片每片重0.25克。

【服用方法】口服。一次4～6片，一日2～3次。

## 妇科千金片

【组成成分】千斤拔、单面针、金樱根、穿心莲、功劳木、党参、当归、鸡血藤。

【药物性状】本品为薄膜衣片，除去包衣后显灰褐色；味苦。

【主要功效】清热除湿，益气化瘀。

【主要作用】用于湿热瘀阻所致的带下病、腹痛，症见带下量多、色黄质稠、臭秽，小腹疼痛，腰骶酸痛，神疲乏力；慢性盆腔炎、子宫内膜炎、慢性宫颈炎见上述证候者。

【剂型规格】片剂，每片重 0.32 克。

【服用方法】口服。一次 2 片，一日 3 次；温开水送下。

## 妇科白带膏

【组成成分】白术（炒）、苍术、党参、陈皮、山药、甘草、荆芥、车前子、柴胡、白芍等。

【药物性状】本品为棕褐色稠厚的半流体；气微香，味甜、微苦。

【主要功效】健脾舒肝，除湿止带。

【主要作用】用于脾虚湿盛，白带量多，腰腿酸痛。

【剂型规格】煎膏剂，每瓶装 120 克。

【服用方法】口服。一次 15 克（约 2 匙），一日 2 次。

其他中成药列表：

| 药品名称 | 主要功效 | 适应证 |
|---|---|---|
| 温经白带丸 | 温经散寒,祛湿,固涩止带 | 脾肾虚弱之白带绵绵不断,下肢水肿 |
| 妇炎净胶囊 | 清热祛湿,调经止带 | 湿热蕴结之白带色黄,有臭味 |
| 金鸡胶囊 | 清热解毒,健脾除湿,通络活血 | 白带呈泡沫状或豆腐渣样 |

非经期使用外阴药，通过局部吸收增强疗效可以有效缓解外阴瘙痒症状，但应严格按照使用说明或遵医嘱，切忌长时间使用外用产品。

| 药品名称 | 最佳适应证 |
|---|---|
| 甘霖洗剂 | 湿热下注导致的外阴及皮肤瘙痒 |
| 洁尔阴泡腾片 | 湿热下注导致的阴部瘙痒红肿,白带色黄稠 |
| 康妇消炎栓 | 湿热下注导致的阴部瘙痒 |

# 甘霖洗剂

【组成成分】甘草、苦参、白鲜皮、土荆皮、冰皮、薄荷脑等。

【药物性状】本品为棕黄色液体；气香。

【主要功效】清热除湿，祛风止痒。

【主要作用】用于风湿热蕴肌肤所致皮肤瘙痒和下焦湿热导致的外阴瘙痒。

【剂型规格】每瓶装 150 毫升。

【使用方法】外用。外阴瘙痒取本品适量，稀释 10 倍，冲洗外阴和阴道，再用带尾线的棉球浸稀释 5 倍的药液，置于阴道内，次日取出，每日一次。

# 洁尔阴泡腾片

【组成成分】蛇床子、艾叶、独活、石菖蒲、苍术、薄荷、黄柏、黄芩、苦参、地肤子、茵陈、土荆皮、栀子、金银花等。

【药物性状】本品为黄棕色的片；气香。

【主要功效】清热燥湿，杀虫止痒。

【主要作用】用于妇女湿热带下，症见阴部瘙痒红肿，带下量多、色黄或如豆渣状，口苦口干，尿黄便结。

【剂型规格】每片重 0.3 克。

【使用方法】外用。置阴道深部，每晚 1 片，或早晚各 1 片，或遵医嘱，7 日为一个疗程。

# 康妇消炎栓

【组成成分】苦参、败酱草、紫花地丁、穿心莲、蒲公英、猪胆粉、紫草、芦荟。

【药物性状】本品为黑褐色的栓剂。

【主要功效】清热解毒，利湿散结，杀虫止痒。

【主要作用】用于湿热、湿毒所致的腰痛，小腹痛，带下病，阴痒，阴蚀。

【剂型规格】每枚重 2.8 克。

**【使用方法】**直肠给药。一次 1 粒，一日 1～2 次。

### 第三节　乳腺增生

乳腺疾病最常见的是乳腺增生。青春期女性乳腺增生现象较为普遍，大多未引起女性朋友的重视。青春期和生育期女性应定期自行触摸乳房，观察乳房颜色、有无溢乳及结节。月经前乳房稍胀甚至疼痛属于正常的生理现象，经后自行缓解。若发现多个颗粒状结节，与皮肤和周围的组织没有粘连，可以移动，多为乳腺增生。

乳腺增生一般为良性的，少数可发展为乳腺癌，但如果出现结节或肿块与周围组织粘连，不易移动、乳房皮肤呈"橘皮样"，则发展为乳腺癌的可能性极大，应及时去医院就诊。大部分乳腺癌患者会出现胸闷、眩晕、心烦易怒，甚至失眠、健忘、月经紊乱等不适的感觉。

乳腺增生属于中医的"乳癖"范畴。中医认为乳腺增生与情绪密切相关，忧思郁怒、暴躁易导致气滞血瘀、痰浊，引起胸闷、头晕、心烦易怒，甚至失眠、健忘、饮食差、月经紊乱、脉涩等临床症状。根据症状不同主要分为以下两种类型。

### 1. 肝郁气滞型

主要是忧思郁怒、急躁，日常生活中承受的压力大导致肝气不疏，表现为乳房胀痛或有结节，一般月经来之前会加重，经后好转，常伴有心烦易怒、失眠多梦等症状。治疗上需要用发散的药调节情绪，多选用一些疏肝解郁、软坚散结的中成药。

### 2. 痰瘀互结型

主要是长期郁郁寡欢，酷爱吃一些油腻的食物或者运动量少导致脾胃功能减退，表现为乳房刺痛、失眠、乏力、消化不良、舌苔黄腻等症状，治疗上需要用一些咸淡之品以散结，多选用疏肝养血、软坚散结的中成药。

　　乳腺增生鉴别，首先要区分疼痛的性质，肝郁气滞型多为胀痛，而痰瘀互结型多为刺痛，可伴有胀痛；其次要区分疼痛的时间，肝郁气滞型一般随月经周期的变化而变化，表现为经前加重，经后缓解，而痰瘀互结型则无明显周期性变化。

　　以下几种常见中成药都能用于乳腺增生，但是因为各自的药物组成不一样，所以，在治疗时有各自的最佳适应证。

| 药品名称 | 最佳适应证 |
| --- | --- |
| 乳宁颗粒 | 肝郁气滞之乳腺增生,经前疼痛加重 |
| 乳癖消片 | 肝郁气滞,痰瘀互结之乳腺增生 |
| 乳康片 | 痰瘀互结之乳腺增生伴刺痛 |

使用注意同月经病类。

## 乳宁颗粒

　　【组成成分】柴胡、当归、醋香附、丹参、炒白芍、王不留行、赤芍、炒白术、茯苓、青皮、陈皮、薄荷。

　　【药物性状】本品为浅黄色至黄棕色颗粒；味甜、微苦。

　　【主要功效】疏肝养血，理气解郁。

　　【主要作用】乳腺增生，两胁胀痛，乳房压痛，月经不调。

　　【剂型规格】颗粒剂，每袋装 15 克。

　　【服用方法】开水冲服。一次 1 袋，一日 3 次；20 天为 1 个疗程。

## 乳癖消片

　　【组成成分】鹿角、蒲公英、昆布、天花粉、鸡血藤、三七、赤芍、海藻、漏芦、木香、玄参、牡丹皮、夏枯草、连翘、红花。

　　【药物性状】本品为薄膜衣片，除去包衣后显棕褐色至棕黑色；

气微，味苦、咸。

【主要功效】软坚散结，活血消痈，清热解毒。

【主要作用】用于乳癖结块，乳痈初起。

【剂型规格】片剂，每片重 0.34 克。

【服用方法】口服。一次 5~6 片，一日 3 次。

## 乳康片

【组成成分】夏枯草、丹参、三棱、莪术、乳香、没药、玄参、牡蛎、浙贝母、瓜蒌、海藻、黄芪、白术、鸡内金、天冬。

【药物性状】本品为糖衣片，除去包衣后显棕褐色；味苦、微辛。

【主要功效】疏肝解郁，理气止痛，活血破瘀，消积化痰，软坚散结，补气健脾。

【主要作用】用于乳腺增生。

【剂型规格】片剂，每片重 0.35 克。

【服用方法】口服。一次 2~3 片，一日 2 次，饭后服用，20天为一个疗程。间隔 5~7 天，继续第二个疗程，亦可连续用。

乳腺增生的其他常用中成药如下。

| 药品名称 | 主要功效 | 适应证 |
|---|---|---|
| 乳增宁片 | 疏肝解郁,调理冲任 | 肝郁气滞所致乳痛症及乳腺增生 |
| 乳疾灵颗粒 | 疏肝活血,祛痰软坚 | 肝气郁结、痰瘀互结所致乳腺肿痛、胸胁胀满 |
| 乳块消片 | 疏肝理气,活血化瘀,消散乳块 | 气滞血瘀之乳房胀痛、乳腺增生 |

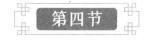 第四节　妊娠呕吐

妊娠呕吐发生于妊娠早期至妊娠 16 周之间，多见于年轻初孕妇。一般停经 40 天左右出现早孕反应，逐渐加重，直至频繁呕吐，不能进

食。妊娠呕吐属于中医的"恶阻"，多不需要治疗，在妊娠12周前后逐渐减轻并消失。这主要与孕妇体内分泌的激素和精神因素有关。

中医认为妊娠呕吐主要与脾胃虚弱、胎气上逆有关，表现为恶心、呕吐清水或苦水或未消化食物及头晕等临床症状。根据呕吐物颜色、质地、有无气味及全身症状的不同，主要分为两种类型。

### 1. 脾胃虚弱型

主要由于怀孕后饮食不干净，或者过度劳累、忧思，脾胃消化功能下降，胃气上逆而出现呕吐清水、清涎或未消化的食物，常伴有头晕、腹胀、嗜睡等症状。可选用一些健脾和胃的中成药。

### 2. 痰湿阻滞型

主要由于怀孕妇女身形肥胖，体内痰湿较重，水湿停留在胃肠道而出现呕吐，呕吐物黏稠，伴有厌食、胃胀满不适、头晕目眩等症状。可选用化痰除湿的中成药。

**自我鉴别**

妊娠呕吐的鉴别，首先应分辨呕吐物的性状，呕吐物为进食的食物甚至为清水多为脾胃虚弱；呕吐物黏稠多为痰湿阻滞。其次根据口感来分辨，若感觉口甜淡多为脾胃虚弱；若感觉口淡腻多为痰湿阻滞。

以下几种常见中成药都能用于妊娠呕吐，但是因为各自的药物组成不一样，所以，在治疗时有各自的最佳适应证。

| 药品名称 | 最佳适应证 |
| --- | --- |
| 香砂六君丸 | 脾胃虚弱之呕吐清水或未消化的食物 |
| 二陈丸 | 痰湿阻滞之呕吐、胃胀 |

使用注意：

① 忌不易消化食物。

② 高血压、心脏病、肝病、糖尿病、肾病等慢性病严重者应在医师指导下服用。

③ 服药一个疗程症状无缓解，应去医院就诊。

④ 对该类药品过敏者禁用，过敏体质者慎用。

⑤ 药品性状发生改变时禁止使用。

⑥ 请将药品放在儿童不能接触的地方。

### 香砂六君丸

【组成成分】木香、砂仁、党参、炒白术、茯苓、炙甘草、陈皮、姜半夏、生姜、大枣。

【药物性状】本品为黄棕色的水丸；气微香，味微甜、辛。

【主要功效】益气健脾，和胃。

【主要作用】用于脾虚气滞，消化不良，嗳气食少，脘腹胀满，大便溏泄。

【剂型规格】丸剂，每瓶装 60 克。

【服用方法】口服。一次 6～9 克，一日 2～3 次。

### 二陈丸

【组成成分】陈皮、半夏（制）、茯苓、甘草。辅料：生姜。

【药物性状】本品为灰棕色至黄棕色的水丸；气微香，味甘、微辛。

【主要功效】燥湿化痰，理气和胃。

【主要作用】用于痰湿停滞导致的咳嗽痰多，胸脘胀闷，恶心呕吐。

【剂型规格】丸剂，每 100 粒重 6 克。

【服用方法】口服。一次 9～15 克，一日 2 次。

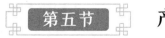 **第五节**　　**产后缺乳**

产后哺乳期内，乳腺无乳汁分泌，或者分泌的乳汁少不能满足

婴儿需要，即产后缺乳，属于中医的"产后乳汁不行"等。多发生在产后2～3天或半个月内。正常情况下，妊娠晚期即可以分泌少量的初乳，产后1～2天增多，4天后为成熟乳。在婴儿出生后应尽早开奶，最好母婴同室，按照婴儿需要喂奶。

中医认为产后缺乳多因为平时气血虚弱，加之分娩时出血耗气；或脾胃虚弱，气血生成缺乏来源，抑或产后抑郁，肝气不疏，乳汁不下。根据乳房有无胀痛及乳汁的稀稠，结合其他症状和舌脉，可以分为以下两类。

### 1. 气血虚弱型

主要由于分娩时失血过多，食欲不好而致营养不良，乳汁生化不足，表现为产后少乳或完全无乳汁、乳汁清稀、乳房柔软、面色淡白、疲乏无力、头晕等临床症状，可选用补气养血、通乳的中成药。

### 2. 肝郁气滞型

主要由于怀孕早期和产后抑郁，情绪失常致气机不畅，表现为产后乳汁少甚至全无、乳汁浓稠、乳房胀或疼痛、食欲不振等临床症状，可选用疏肝解郁、通络下乳的中成药。

**自我鉴别**

产后缺乳的鉴别，可以根据乳房胀痛和乳汁稀稠予以鉴别。乳房柔软，乳汁清稀，面色淡白多为气血虚弱；乳房胀或疼痛，乳汁浓稠多为肝郁气滞。

以下几种常见中成药都能用于产后缺乳，但是因为各自的药物组成不一样，所以，在治疗时有各自的最佳适应证。

| 药品名称 | 最佳适应证 |
| --- | --- |
| 催乳丸、通乳颗粒 | 气血虚弱之产后少乳,乳汁清稀 |
| 下乳涌泉散、柴胡舒肝丸 | 肝郁气滞之产后少乳,乳汁浓稠,乳胀 |

使用注意：

① 忌食辛辣食物，勿过食咸味、酸味食物，宜食富有营养的食物。

② 恶露过多者不宜服用；感冒时不宜服用。

③ 合并有肝病、肾病、心脏病、结核病、糖尿病等疾病者，应向医师咨询。若乳房红肿热痛，或乳汁突然减少，应去医院就诊。

④ 服药 7 天，乳汁未见增多，应去医院就诊。

⑤ 若服药过程中出现不良反应，或乳儿有不良反应，均应停药并向医师咨询。

⑥ 对本类药品过敏者禁用，过敏体质者慎用。

⑦ 药品性状发生改变时禁止服用。

⑧ 请将药品放在儿童不能接触的地方。

⑨ 如正在服用其他药品，使用前请咨询医师或药师。

## 催乳丸

【组成成分】当归、通草、麦芽、川芎、穿山甲、漏芦、地黄、黄芪、鹿角霜、白芍、木香、王不留行。

【药物性状】本品为棕褐色的大蜜丸；味甜、微苦。

【主要功效】助气补血，活络下乳。

【主要作用】用于产后气血亏损，乳汁不通，乳汁稀少。

【剂型规格】丸剂，每丸重 9 克。

【服用方法】口服。一次 1 丸，一日 2 次。

## 通乳颗粒

【组成成分】黄芪、熟地黄、通草、瞿麦、天花粉、路路通、漏芦、党参、当归、川芎、白芍（酒炒）、王不留行、柴胡、穿山甲（烫）、鹿角霜等。

【药物性状】本品为棕黄色至棕褐色的颗粒；味甜。

【主要功效】益气养血，通络下乳。

【主要作用】用于产后气血亏损，乳少，无乳，乳汁不通等症。

【剂型规格】颗粒剂，每袋装 15 克。

【服用方法】口服。一次 30 克，一日 3 次。

## 下乳涌泉散

【组成成分】当归、川芎、天花粉、白芍、生地黄、柴胡、麦芽、漏芦、桔梗、木通、白芷、通草、穿山甲、王不留行、甘草。

【药物性状】本品为粗粉；气微、味微苦。

【主要功效】养血催乳。

【主要作用】用于肝郁气滞所致的产后少乳。

【剂型规格】散剂，每袋装 30 克。

【服用方法】口服。水煎服，一次 1 袋，水煎 2 次，煎液混合后分 2 次服。

## 柴胡舒肝丸

【组成成分】茯苓、白芍（酒炒）、陈皮、枳壳（麸炒）、甘草、桔梗、豆蔻、香附（醋制）、厚朴（姜制）、山楂（炒）、柴胡、紫苏梗、三棱（醋制）、莪术（醋制）、当归、防风、黄芩、木香、大黄（酒炒）、半夏（姜制）、六神曲（炒）、薄荷、槟榔（炒）、青皮（炒）、乌药等。

【药物性状】本品为黑褐色的小蜜丸或大蜜丸；味甜而苦。

【主要功效】舒肝理气，消胀止痛。

【主要作用】用于肝气不舒，胸胁痞闷，食滞不清，呕吐酸水。

【剂型规格】丸剂；小蜜丸每 100 丸重 20 克，大蜜丸每丸重 10 克。

【服用方法】口服。小蜜丸一次 10 克，大蜜丸一次 1 丸，一日 2 次。

此外，产妇还可采用食疗催乳，如通草与猪蹄一起熬汤，效果不错。产妇还应放松心情，保持乐观情绪，做好乳头清洁，掌握正确的哺乳方法，这些都对防治缺乳有帮助。

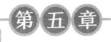

# 中成药的儿科用药

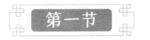 感冒

感冒虽然只是一个小病，但不容忽视，尤其在选择治疗方式上不可盲目。感冒一年四季都可以发生，以气候突然变化时和冬春季节多发，任何年龄阶段的小孩都可以发生，但婴幼儿由于自身免疫系统不完善，患感冒的概率更大，并且感冒后在极短的时间内症状变化很大，若未能及时治疗将引发一系列并发症。因此小儿感冒应引起广大父母的重视。

中医认为小儿感冒是由于感受自然界的风寒、风热、暑湿，影响肺的正常生理功能，表现为发热、怕风、鼻塞、流鼻涕和咳嗽等临床症状，根据症状的不同主要分为以下三种类型。

### 1. 风寒感冒

主要是风寒从口鼻侵入人体闭阻肌肤，所以表现为发热轻、怕冷明显，不出汗，鼻塞、流清鼻涕，头身疼痛，咳嗽等临床症状，治疗需要用温性的药祛散体内风寒之气，可以选用辛温解表的中成药。

### 2. 风热感冒

主要是风热之邪从肺部侵入，所以表现为发热较重、微微出汗、鼻塞、流黄稠浊涕、打喷嚏、咳嗽等临床症状，治疗需要寒凉的中药清解体内风热之气，可以选用辛凉解表的中成药。

### 3. 暑湿感冒

主要是夏季湿气较重束缚肌表，表现为发热，出汗后热不退，头晕或头痛，身体乏力，食欲不好甚至呕吐，腹泻等临床症状，治疗需要用淡渗的中药，可以选用清解暑热的中成药。

**自我鉴别**

小儿感冒的鉴别，首先应分辨证型，风寒感冒表现为怕冷明显，不出汗；风热感冒表现为发热明显，出汗；暑湿感冒表现为出汗后发热未见明显改善。其次应根据伴随症状来分辨，风寒感冒表现为流清涕；风热感冒表现为流浊涕；暑湿感冒表现为身体沉重无力。

以下几种常见中成药都能用于小儿感冒，但是因为各自的药物组成不一样，所以，在治疗时有各自的最佳适应证。

| 药品名称 | 最佳适应证 |
|---|---|
| 小儿四症丸 | 风寒感冒伴有食积、腹胀 |
| 小儿感冒颗粒、小儿热速清口服液 | 风热感冒伴有咽喉肿痛、大便干结 |
| 小儿暑感宁糖浆 | 暑湿感冒之出汗后发热不减，头身困重疲乏 |

使用注意：

① 忌辛辣、生冷、油腻食物。

② 不宜在服药期间同时服用滋补性中药。

③ 婴儿应在医师指导下服用。

④ 对于糖浆制剂和膏剂，糖尿病患儿、脾虚易腹泻者应在医师指导下服用。

⑤ 发热体温超过38.5℃的患者，应去医院就诊。

⑥ 服药3天症状无缓解，应去医院就诊。

⑦ 对本类药品过敏者禁用，过敏体质者慎用。

⑧ 药品性状发生改变时禁止使用。

⑨ 儿童必须在成人监护下使用。

⑩ 请将药品放在儿童不能接触的地方。

⑪ 如正在使用其他药品，使用前请咨询医师或药师。

## 小儿四症丸

【组成成分】广木香、紫苏叶、陈皮、厚朴（姜制）、藿香、白术（麸炒）、茯苓、炒麦芽、炒苍术、花粉、泽泻、山楂、猪苓、制半夏、白芷、桔梗、滑石、砂仁、神曲（麸炒）。

【药物性状】本品为棕褐色的大蜜丸；气香，味甜、微苦。

【主要功效】疏散风寒，消食导滞，健脾利湿。

【主要作用】用于风寒感冒、食积、腹胀、泄泻。

【剂型规格】丸剂，每丸重 3 克。

【服用方法】口服。温开水或生姜水送服，一次 1 丸，一日 2～3 次。周岁以内酌减。

## 小儿感冒颗粒

【组成成分】广藿香、菊花、连翘、大青叶、板蓝根、地黄、地骨皮、白薇、薄荷、石膏等。

【药物性状】本品为浅棕色的颗粒；味甜、微苦。

【主要功效】疏风解表，清热解毒。

【主要作用】用于小儿风热感冒，症见发热、头胀痛、咳嗽痰黏、咽喉肿痛；流感见上述证候者。

【剂型规格】颗粒剂，每袋装 6 克。

【服用方法】开水冲服。1 岁以内一次 6 克（1 袋），1～3 岁一次 6～12 克（1～2 袋），4～7 岁一次 12～18 克（2～3 袋），8～12 岁一次 24 克（4 袋），一日 2 次。

## 小儿热速清口服液

【组成成分】柴胡、黄芩、板蓝根、葛根、金银花、水牛角、连翘、大黄等。

【药物性状】本品为红棕色的澄清液体；气香、味甜、微苦。

【主要功效】清热解毒，泻火利咽。

【主要作用】用于小儿外感风热所致的感冒，症见发热、头痛、咽喉肿痛、鼻塞流涕、咳嗽、大便干结。

【剂型规格】口服液，每支装 10 毫升。

【服用方法】口服。1 岁以内一次 2.5～5 毫升，1～3 岁一次 5～10 毫升，3～7 岁一次 10～15 毫升，7～12 岁一次 15～20 毫升，一日 3～4 次。

## 小儿暑感宁糖浆

【组成成分】香薷、佩兰、扁豆花、黄连、黄芩、厚朴、青蒿、芦根、滑石粉、甘草、苦杏仁、薄荷、荆芥穗等。

【药物性状】本品为棕色的澄清液体；味甜、微苦、辛凉。

【主要功效】清暑解表，退热。

【主要作用】用于小儿暑季外感发热，头痛少汗，咽喉肿痛，食欲不振，二便不畅。

【剂型规格】糖浆剂，每瓶装 100 毫升。

【服用方法】口服。1 岁以下一次 5 毫升，2～3 岁一次 5～10 毫升，4～6 岁一次 10～15 毫升，7～12 岁一次 15～20 毫升，一日 3～4 次。

其他中成药列表：

| 药品名称 | 主要功效 | 适应证 |
|---------|---------|--------|
| 小儿退热颗粒 | 疏风解表，解毒利咽 | 风热感冒之发热恶风,咽喉肿痛 |
| 小儿清热灵 | 清热解毒，利咽止咳 | 感冒发热,咽喉肿痛 |
| 黄栀花口服液 | 清肺泄热 | 风热感冒之头痛、咽痛、心烦 |
| 藿香正气口服液 | 解表化湿，理气和中 | 暑湿感冒之呕吐、腹泻 |

# ❈ ［附］ 兼证 ❈

小儿感冒和成人感冒最大的区别在于小儿肺脏娇嫩，感受外界邪气之后若未及时治疗或治疗不当很容易变生其他症状，主要有三种类型。

（1）感冒夹痰　主要由于感冒后气机不畅，津液聚集生痰，表现为咳嗽加重、喉间有痰鸣声。

（2）感冒夹滞　主要由于感冒后消化减弱，饮食停聚于胃肠道，表现为胃胀、不想进食。

（3）感冒夹惊　主要由于感冒后热扰心肝，表现为心神不安，惊惕哭闹，入睡难、易惊醒甚至突然抽搐。

以下是一些常用药，家长可以根据自己患儿的情况酌情选用。

| 药品名称 | 最佳适应证 |
| --- | --- |
| 小儿清肺化痰口服液 | 感冒伴喉间痰鸣、痰稠色黄 |
| 香苏正胃丸 | 感冒伴伤食、呕吐 |
| 小儿金丹片 | 感冒伴惊惕哭闹 |

使用注意同小儿感冒类中成药。

## 小儿清肺化痰口服液

【组成成分】麻黄、前胡、黄芩、炒紫苏子、石膏、苦杏仁（炒）、葶苈子、竹茹等。

【药物性状】本品为黄棕色至棕红色的液体；味甜、微苦。

【主要功效】清热化痰，止咳平喘。

【主要作用】用于小儿肺热感冒引起的呼吸气促，咳嗽痰喘，喉中作响。

【剂型规格】口服液，每支装10毫升。

【服用方法】口服。1岁以内一次服3毫升，1～5岁一次服10

毫升，5 岁以上一次服 15～20 毫升，一日 2～3 次，用时摇匀。

【用药提醒】①脾虚泄泻者慎用；②糖尿病患儿慎用。

# 香苏正胃丸

【组成成分】广藿香、紫苏叶、香薷、陈皮、厚朴（姜制）、枳壳（炒）、砂仁、白扁豆（炒）、山楂（炒）、六神曲（炒）、麦芽（炒）、茯苓、甘草、滑石、朱砂。

【药物性状】本品为棕褐色至黑褐色的大蜜丸；味微甜、略酸苦。

【主要功效】解表化湿，和中消食。

【主要作用】用于小儿暑湿感冒，症见头痛发热、停食停乳、腹痛胀满、呕吐泄泻、小便不利。

【剂型规格】丸剂，每丸重 3 克。

【服用方法】口服。一次 1 丸，一日 1～2 次；周岁以内小儿酌减。

【用药提醒】①本品含朱砂，不宜过量久服，肝肾功能不全者慎用。②服用前应除去蜡皮、塑料球壳；本品可嚼服，也可分份吞服。

# 小儿金丹片

【组成成分】朱砂、橘红、川贝母、胆南星、前胡、玄参、清半夏、大青叶、关木通、桔梗、荆芥穗、羌活、西河柳、地黄、枳壳、赤芍、钩藤、葛根、牛蒡子、天麻、甘草、防风、冰片、水牛角浓缩粉、羚羊角粉、薄荷脑。

【药物性状】本品为暗红色的片；气辛，味苦。

【主要功效】祛风化痰，清热解毒。

【主要作用】用于外感风热、痰火内盛所致的感冒，症见发热、头痛、咳嗽、气喘、咽喉肿痛、呕吐及高热惊风。

【剂型规格】片剂，每片重 0.3 克。

【服用方法】口服。周岁一次 2 片，周岁以下酌减，一日 3 次。

## 第二节　咳嗽

咳嗽与感冒往往同时出现，日常生活中我们往往把咳嗽和感冒混为一谈。虽然咳嗽是感冒的一个伴随症状，但感冒和咳嗽还是有主次轻重之别。感冒主要表现为发热、怕冷，可伴有咳嗽咳痰，而咳嗽主要表现为干咳或咳嗽有痰，可伴有发热、怕冷。

中医认为小儿咳嗽主要是由于感受外界邪气〔以风邪为主（风为百病之长）〕影响肺的正常生理功能，表现为咳嗽有痰或干咳等症状。根据临床症状的不同将咳嗽分为外感咳嗽和内伤咳嗽。外感咳嗽较内伤咳嗽更为常见，以冬春二季更为明显。

### 1. 外感咳嗽

主要是感受外界风邪闭塞呼吸道，但由于风邪夹杂寒热的不同而呈现不同的症状。若风夹寒邪，表现为咳嗽频频发作，痰白清稀；若风夹热邪，表现为咳嗽不畅，痰黄稠。治疗要用辛散的药物祛除体内邪气，可以选用疏散外邪、宣通肺气的中成药。

### 2. 内伤咳嗽

主要是小儿体质虚弱或者外感咳嗽长久不愈引起，表现为咳嗽无力、痰白清稀或干咳无痰。治疗要用补益的中药扶助正气，可以选用健脾补肺、益气化痰的中成药。

### 自我鉴别

小儿咳嗽的鉴别，主要分外感和内伤，外感咳嗽发病比较急，咳嗽声音高昂，病程短，多伴有发热、鼻塞、流涕等症状；内伤咳嗽发病比较缓慢，咳嗽声音低沉，病程较长，多伴有咳嗽无力、神疲乏力等症状。

以下几种常见中成药都能用于小儿咳嗽，但是因为各自的药物组成不一样，所以，在治疗时有各自的最佳适应证。

| 药品名称 | 最佳适应证 |
|---|---|
| 小儿肺热咳喘口服液、小儿咳喘灵颗粒 | 外感咳嗽之风热伴痰黄黏稠 |
| 解肌宁嗽丸 | 外感咳嗽之风寒伴痰白清稀 |
| 养阴清肺口服液 | 内伤咳嗽伴声音嘶哑 |

使用注意同感冒类中成药。

## 小儿肺热咳喘口服液

【组成成分】麻黄、苦杏仁、石膏、甘草、金银花、黄芩、连翘、板蓝根、鱼腥草、知母、麦冬等。

【药物性状】本品为棕红色液体，久置有少量沉淀；味苦、微甜。

【主要功效】清热解毒，宣肺化痰。

【主要作用】用于热邪犯于肺卫所致发热、汗出、微恶风寒、咳嗽、痰黄，或兼喘息、口干而渴。

【剂型规格】口服液，每瓶装 10 毫升。

【服用方法】口服。1～3 岁一次 10 毫升，一日 3 次；4～7 岁一次 10 毫升，一日 4 次；8～12 岁一次 20 毫升，一日 3 次，或遵医嘱。

## 小儿咳喘灵颗粒

【组成成分】麻黄、金银花、苦杏仁、板蓝根、石膏、甘草、瓜蒌等。

【药物性状】本品为黄棕色的颗粒；味甜、微苦、辛。

【主要功效】宣肺清热，止咳祛痰。

【主要作用】用于风热犯肺引起的发热微恶风寒，咳嗽，痰黄稠。

【剂型规格】颗粒剂，每袋装 2 克。

【服用方法】开水冲服。2 岁以内一次 1 克，3～4 岁一次 1.5

克，5～7 岁一次 2 克，一日 3～4 次。

## 解肌宁嗽丸

【组成成分】紫苏叶、前胡、葛根、苦杏仁、桔梗、半夏（制）、陈皮、浙贝母、天花粉、枳壳、茯苓、木香、玄参、甘草。

【药物性状】本品为黑绿色或棕褐色的大蜜丸；味微苦、辛。

【主要功效】解表宣肺，止咳化痰。

【主要作用】用于外感风寒、痰浊阻肺所致的小儿感冒发热、咳嗽痰多。

【剂型规格】丸剂，每丸重 3 克。

【服用方法】口服。小儿周岁一次半丸，2～3 岁一次 1 丸，一日 2 次。

## 养阴清肺口服液

【组成成分】地黄、川贝母、麦冬、白芍、玄参、薄荷、牡丹皮、甘草。

【药物性状】本品为黄棕色至红棕色的澄清液体；有薄荷及牡丹皮的香气，味甜、微苦，有清凉感。

【主要功效】养阴润肺，清肺利咽。

【主要作用】用于阴虚肺燥，咽喉干痛，干咳少痰，或痰中带血。

【剂型规格】口服液，每支装 10 毫升。

【服用方法】口服。一次 10 毫升，一日 2～3 次。

其他中成药列表：

| 药品名称 | 主要功效 | 适应证 |
|---|---|---|
| 小儿咳嗽宁糖浆 | 宣肺，止咳，化痰 | 风热袭肺所致咳嗽，痰多色黄 |
| 小儿止嗽金丸 | 解热润肺，化痰止嗽 | 外感风热所致咳嗽痰盛，便秘 |
| 小儿牛黄清肺片 | 清热，化痰，止咳 | 痰热内蕴所致痰稠黏难咳 |

| 药品名称 | 主要功效 | 适应证 |
|---|---|---|
| 儿童咳液 | 清热润肺,祛痰止咳 | 痰热内蕴,吐痰黄稠 |
| 百合固金丸 | 养阴润肺,化痰止咳 | 内伤咳嗽之干咳少痰 |

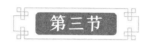

# 第三节　厌食

　　小儿身体总是处在生长发育的动态变化过程中。各个年龄阶段生长并非等速,年龄越小增长越快,体重、身长在出生后第一年,尤其是出生后最初 6 个月增长很快,后半年逐渐减慢,但到青春期生长速度又猛然加快。营养是保证小儿正常生长发育和身心健康的重要物质基础。胎儿在母体内靠孕母提供营养,出生后的营养素则主要来自日常生活中所摄取的食物。因此小儿喂养应注意蛋白质、脂肪、糖类、维生素、矿物质等营养均衡。厌食可导致摄入不足,进而引起营养缺乏,导致生长发育迟缓,甚至引起营养不良。

　　厌食属于中医的"恶食""不思食"。厌食可以发生在任何季节,但夏季更为常见。各个年龄阶段都可以发生,但以 1～6 岁更为多见。厌食主要由于喂养不当、生后体质虚弱或精神原因引起厌食、挑食、腹泻等临床症状,根据症状的不同主要分为三类。

## 1. 喂养不当

　　由于父母缺乏育婴保健知识,婴儿期没有及时添加辅食;或片面强调高营养饮食,过度地吃肥腻的食物;或过于溺爱,任其所好,乱吃零食,过食冷饮、高糖食物等损伤脾胃,产生厌食。表现为不思主食,挑食,腹胀,形体发育尚可,精神正常。主要是纠正不当的喂养方式和引导小儿改变饮食习惯,均衡摄入营养。可选用一些健胃消食的中成药。

## 2. 脾胃虚弱

早产儿体质虚弱容易患其他疾病而影响胃肠道消化吸收功能，表现为不思饮食，大便偏稀夹有不消化的食物，面色发黄或白，身体消瘦，乏力。治疗上可用补益的方法扶助人体正气，可选用一些益气健脾的中成药。

## 3. 神经性厌食

由于家长对小儿要求过高，限制自由，阻止与其他儿童玩耍而影响饮食，或家长过分注意儿童的进食，反复诱导或以威胁的手段强迫小儿进食引起儿童反感。或由于受到过度惊吓、精神受到刺激等表现为自主性厌食。父母应予适当的心理诱导，可选用一些消食健脾定惊的中成药。

### 自我鉴别

小儿厌食的鉴别，首先应分辨患儿饮食习惯，若不爱吃五谷杂粮，偏爱辛香的食物多为喂养不当；若对食物没有偏爱，不思饮食则为脾胃虚弱。其次观察体质，若身形适当或偏胖多为喂养不当，反之，形体消瘦、面色发黄多为脾胃虚弱。再次观察大便性状，若大便干结甚至2～3天一次多为喂养不当；若大便稀甚至夹有不消化的食物，大便次数增多则为脾胃虚弱。若患儿入睡后易惊醒，多为神经性厌食。

以下几种常见中成药都能用于小儿厌食，但是因为各自的药物组成不一样，所以，在治疗时有各自的最佳适应证。

| 药品名称 | 最佳适应证 |
|---|---|
| 小儿增食丸、食积口服液 | 厌食伴挑食、胃胀、便秘 |
| 儿康宁糖浆、儿宝颗粒 | 厌食伴大便稀 |
| 小儿七星茶颗粒 | 厌食伴易受惊 |

使用注意：

① 服药期间忌食生冷、油腻等不易消化的食物。

② 治疗 1 周后症状未见改善者，应及时到医院咨询医师。

③ 对本类药品过敏者禁用，过敏体质者慎用。

④ 药品性状发生改变时禁止服用。

⑤ 儿童必须在成人的监护下使用。

⑥ 请将药品放在儿童不能接触的地方。

⑦ 如正在服用其他药品，使用前请咨询医师或药师。

## 小儿增食丸

【组成成分】焦山楂、焦神曲、焦麦芽、焦槟榔、黄芩、化橘红、砂仁、枳壳、代代花、鸡内金、莱菔子。

【药物性状】本品为棕黑色的大蜜丸；气微香，味微甜带苦。

【主要功效】消食化滞，健脾和胃。

【主要作用】用于食欲不振，停食停乳，嗳气胀满，消化不良。

【剂型规格】丸剂，每丸重 3 克。

【服用方法】口服。周岁以内半丸，1～3 岁一丸，3～7 岁一丸半，7～12 岁二丸，一日 2～3 次。

## 食积口服液

【组成成分】白术、鸡内金、山楂、甘草、蚕蛹。

【药物性状】本品为黄棕色至棕褐色的液体；气香，味微酸、甘。

【主要功效】消积化食。

【主要作用】用于食积停滞所致的偏食、厌食。

【剂型规格】口服液，每支装 10 毫升。

【服用方法】口服。一次 10 毫升，一日 2 次。

## 儿康宁糖浆

【组成成分】党参、黄芪、白术、茯苓、山药、薏苡仁、麦冬、制何首乌、大枣、焦山楂、炒麦芽、桑枝等。

【药物性状】本品为棕黄色至棕褐色的黏稠液体；气芳香，味甜。

【主要功效】益气健脾，和中开胃。

【主要作用】用于脾胃气虚所致的厌食，症见食欲不振、消化不良、面黄身瘦、大便稀溏。

【剂型规格】糖浆剂，每支装 10 毫升，每瓶装 150 毫升。

【服用方法】口服。一次 10 毫升，一日 3 次，20～30 天为一个疗程。

## 儿宝颗粒

【组成成分】太子参、北沙参、茯苓、山药、炒山楂、炒麦芽、陈皮、炒白芍、炒白扁豆、麦冬、葛根等。

【药物性状】本品为淡黄色至棕黄色的颗粒；味甜、微酸。

【主要功效】健脾益气，生津开胃。

【主要作用】用于脾气虚弱、胃阴不足所致的纳呆厌食、口干燥渴、大便久泻、面黄体弱、精神不振、盗汗。

【剂型规格】颗粒剂，每袋装 5 克。

【服用方法】开水冲服。1～3 岁一次 5 克，4～6 岁一次 7.5 克，6 岁以上一次 10 克，一日 2～3 次。

## 小儿七星茶颗粒

【组成成分】薏苡仁、稻芽、山楂、淡竹叶、钩藤、蝉蜕、甘草等。

【药物性状】本品为浅黄棕色至红棕色的颗粒；气微，味甜、微苦。

【主要功效】开胃消滞，清热定惊。

【主要作用】用于小儿积滞化热，消化不良，不思饮食，烦躁易惊，夜寐不安，大便不畅，小便短赤。

【剂型规格】颗粒剂，每袋装 7 克。

【服用方法】开水冲服。一次 3.5～7 克，一日 3 次。

小儿腹泻以大便次数增多为主要表现，每天几次到数十次，多为黄色水样或蛋花样大便。一年四季都可以发生，而夏秋季节尤其容易发病。6个月至2岁的婴幼儿发病率高。但6个月以内的婴儿，外观虚胖，常有湿疹，出生后不久就出现腹泻，除了大便次数增多外，没有其他症状，食欲好，不影响生长发育，这属于生理性腹泻，一般添加辅食后大便可转为正常。

小儿腹泻属于中医的"泄泻"。中医认为泄泻是由于感受外界风寒、饮食没有节制或不洁净、小儿脾胃虚弱而引起的大便次数增多和性状改变，伴有腹痛、食欲不振，甚至呕吐为主要临床表现的病症。根据临床症状的不同主要分为三种类型。

### 1. 风寒泄

主要是小儿冷暖不知，感受风寒邪气较重，寒气聚集在体内，所以表现为大便清稀，夹有泡沫，腹部咕噜作响或腹痛，伴随怕冷、流清鼻涕、咳嗽，一年四季都可以发生。治疗上要用一些温性的中药疏散体内寒湿，所以多选用疏风散寒、化湿和中的中成药。

### 2. 湿热泄

主要是夏季湿气较重混杂着外界的热邪，所以表现为大便水样或者蛋花样，泻下急迫，量和次数多，气味臭秽，偶腹痛，食欲不好。一般以夏季最为明显。治疗上要用辛凉淡渗的中药祛除体内湿热，所以选用清肠解热的中成药。

### 3. 伤食泄

主要是小儿喂养不定时或过量，突然改变食物的品种，过度地吃生冷瓜果和难以消化的食物，表现为大便稀，夹有食物残渣，大便酸臭如变质的鸡蛋，腹胀痛，不喜欢按压，排便之后腹痛好转。治疗选用消食化滞的中成药。

**自我鉴别**

小儿腹泻的鉴别，首先要分辨大便的性状和气味，大便清稀有泡沫多为风寒泄，大便水样或蛋花样有臭味多为湿热泄，大便夹有不消化的食物而气味酸臭多为伤食泄。其次根据季节进行分辨，风寒泄虽然一年四季都可发生但春冬季节更为常见，湿热泄多在夏季出现，而伤食泄没有明显的季节性。

以下几种常见中成药都能用于小儿腹泻，但是因为各自的药物组成不一样，所以，在治疗时有各自的最佳适应证。

| 药品名称 | 最佳适应证 |
| --- | --- |
| 藿香正气口服液 | 风寒泄之大便清稀，夹有泡沫 |
| 小儿泻速停颗粒 | 湿热泄之大便恶臭，食积 |
| 婴儿健脾颗粒 | 伤食泄之粪便酸臭，泻后痛减 |

使用注意：

① 服药期间忌食生冷、油腻及不易消化的食物。

② 按照用法用量服用，用药1～2天症状无改善或用药期间症状加重者，应及时就医。

③ 对本类药品过敏者禁用，过敏体质者慎用。

④ 药品性状发生改变时禁止使用。

⑤ 儿童必须在成人监护下使用。

⑥ 请将药品放在儿童不能接触的地方。

⑦ 如正在使用其他药品，使用前请咨询医师或药师。

## 藿香正气口服液

【组成成分】苍术、陈皮、厚朴（姜制）、白芷、茯苓、大腹皮、生半夏、甘草浸膏、广藿香油、紫苏叶油等。

【药物性状】本品为棕色的澄清液体；味辛、微甜。

【主要功效】解表化湿，理气和中。

【主要作用】用于外感风寒引起的胸闷呕吐，腹泻便溏，发热不畅。

【剂型规格】口服液，每支装 10 毫升。

【服用方法】口服。1 岁以下一次 1 毫升，1～6 岁一次 2～3 毫升，7～14 岁一次 5～10 毫升，一日 2～3 次。

## 小儿泻速停颗粒

【组成成分】地锦草、儿茶、乌梅、山楂（炒焦）、茯苓、白芍、甘草等。

【药物性状】本品为棕黄色的颗粒；味甜、微涩。

【主要功效】清热利湿，健脾止泻，缓急止痛。

【主要作用】用于小儿湿热壅遏大肠所致的泄泻，症见大便稀薄如水样、腹痛、纳差。

【剂型规格】颗粒剂，每袋装 3 克、5 克、10 克。

【服用方法】开水冲服。1 岁以内一次 1.5～3 克，1～3 岁一次 3～6 克，4～7 岁一次 6～9 克，一日 3～4 次。

## 婴儿健脾颗粒

【组成成分】白扁豆（炒）、山药（炒）、鸡内金（炒）、白术（炒）、川贝母、木香、碳酸氢钠、人工牛黄等。

【药物性状】本品为淡黄色的颗粒；气香，味甜。

【主要功效】健脾，消食，止泻。

【主要作用】用于泄泻，症见粪质稀、气臭、含有未消化之物、面色不华、乳食少进、腹胀腹痛。

【剂型规格】颗粒剂，每袋装 4 克。

【服用方法】口服。1 岁以下一次 1 克，1～3 岁一次 4 克，4～7 岁一次 8 克，一日 2 次。

此外，小儿腹泻可以选用外用中成药治疗，可以减少胃肠道刺激，如丁桂儿脐贴、儿泻康贴膜。

| 药品名称 | 最佳适应证 |
|---|---|
| 丁桂儿脐贴 | 脾虚泄泻之大便清稀,腹痛畏寒 |
| 儿泻康贴膜 | 风寒泄泻之大便如水,肠鸣腹痛 |

使用注意：

① 脐部皮肤有炎症者或皮肤过敏者慎用；用药期间忌食生冷、油腻及不易消化的食物。

② 为外用药，禁止内服，皮肤破溃处禁用。

③ 婴儿应在医师指导下使用。

④ 在应用贴膜后如发现脐部瘙痒，红肿有皮疹者即应停用。

⑤ 用药2～3天症状无缓解，应去医院就诊。

⑥ 药品性状发生改变时禁止使用。

⑦ 儿童必须在成人监护下使用。

⑧ 请将药品放在儿童不能接触的地方。

⑨ 如正在使用其他药品，使用前请咨询医师或药师。

## 丁桂儿脐贴

【组成成分】丁香、肉桂、荜茇等。

【药物性状】本品为棕褐色的圆形软膏；气芳香。

【主要功效】健脾温中，散寒止泻。

【主要作用】用于小儿泄泻，腹痛的辅助治疗。

【剂型规格】贴剂，每贴重1.6克。

【使用方法】外用。贴于脐部，一次1贴，24小时换药一次。

## 儿泻康贴膜

【组成成分】丁香、白胡椒、吴茱萸、肉桂等。

【药物性状】本品为棕色的片状贴膜；具丁香的香气。

【主要功效】温中散寒止泻。

【主要作用】用于小儿风寒泄泻者，症见泄泻、腹痛、肠鸣。

【剂型规格】贴剂，每张重 0.23 克。

【使用方法】外用。贴于脐部，一次 1 张，一日 1 次。

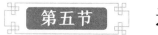

第五节　　遗尿

　　遗尿即通常所说的尿床，即小儿在 3 岁以后白天不能控制排尿或不能从睡眠中醒来而自行排尿的症状。虽然遗尿并不是很常见，但由于给家庭带来不便，还是得重视。生长发育在整个小儿时期不断进行，正常小儿 1 岁后白天渐渐能控制小便。广大家长要观察小儿尿床的特点，排除生理性尿床如婴幼儿因排尿控制能力差而出现尿床，学龄儿童因白天游戏过度、精神疲劳、睡前饮水过多偶尔遗尿。遗尿多见于 10 岁以下的儿童，此后随着生长发育的渐趋完善，尿床将明显减少以至消失。

　　如果尿床现象频繁，应就医检查排除精神因素或遗传因素，特别是尿道梗阻、大脑发育不全等器质性病变，此外可以改善生活方式，睡前少饮水，睡觉前排尿一次，或夜间叫醒排尿，必要时给予心理暗示。

　　根据临床症状的不同，遗尿主要分为两种类型。

### 1. 肾气不固型

睡中经常遗尿，甚者一夜数次，尿清而长，醒后方觉，神疲乏力，面白肢冷，腰腿酸软，智力较差，舌质淡，苔薄白，脉沉细无力。

### 2. 脾肺气虚型

睡中遗尿，少气懒言，神倦乏力，面色少华，常自汗出，食欲不振，大便溏薄，舌淡，苔薄，脉细无力。

　　小儿遗尿病因主要为肺脾肾虚损，有时候临床可出现多个脏器虚损交叉，临床难以辨别，因此可以着重抓主症进行鉴别。肾气不固型遗尿主症为：尿清不黄而细长，腰腿酸软或无精打采。脾肺气虚型遗尿主症为：神倦乏力，饮食差，大便稀溏。

　　以下几种常见中成药都能用于小儿遗尿，但是因为各自的药物组成不一样，所以，在治疗时有各自的最佳适应证。

| 药品名称 | 最佳适应证 |
| --- | --- |
| 夜尿宁丸 | 肾气不固型遗尿,症见尿清而长、神疲乏力、面白肢冷、腰腿酸软、智力较差 |
| 健脾止遗片 | 脾肺气虚型遗尿,偏重脾胃虚弱者,症见食积、饮食差、大便稀溏 |

使用注意：

① 忌饮凉水和凉食，并应避免着凉和劳累。服药期间饮食宜清淡，晚饭后不再喝水，临睡前一定排尿，有助于病症的好转与恢复。

② 对本类药品过敏者禁用，过敏体质者慎用。

③ 药品性状发生改变时禁止使用。

④ 儿童必须在成人监护下使用。

⑤ 请将药品放在儿童不能接触的地方。

⑥ 如正在使用其他药品，使用前请咨询医师或药师。

# 夜尿宁丸

【组成成分】肉桂、桑螵蛸、补骨脂、大青盐。

【药物性状】本品为黑褐色的大蜜丸；气微香，味咸而甘。

【主要功效】补肾散寒，止湿缩尿。

【主要作用】用于小儿遗尿。

【剂型规格】丸剂，每丸重6克。

【服用方法】温开水送服。一次1丸，一日3次，10岁以下减半。

## 健脾止遗片

【组成成分】鸡肠、鸡内金等。

【药物性状】本品为橘黄色糖衣片，除去糖衣后显棕褐色；气微腥。

【主要功效】健脾和胃，缩尿止遗。

【主要作用】用于脾胃不和的小儿遗尿。

【剂型规格】片剂，每片重0.3克。

【服用方法】口服。5～9岁一次8片，10岁以上一次12片，一日2次。

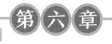

# 第六章

# 中成药的五官科用药

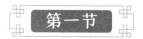

耳鸣、耳聋

耳鸣是指患者自觉耳内鸣响，如闻蝉声，或如潮声。耳聋是指单耳或双耳不同程度的听觉减退或丧失，或客观检查听力障碍的症状。耳鸣可伴有耳聋，耳聋也可由耳鸣发展而来。多种耳病或全身性疾病均可引起耳鸣、耳聋的症状。

耳鸣有自觉性（主观性）和他觉性（客观性）之分。临床上绝大多数耳鸣是一种主观症状，即自觉性耳鸣；他觉性耳鸣是一种很少见的现象，其特点为耳鸣的声音不但患者自己感觉到，而且检查者或旁人也可以听到。耳聋西医根据病变性质分为器质性聋和功能性聋两大类。器质性聋按病变部位又分为传音性聋、感音神经性聋和混合型聋三类；功能性聋又称非器质性聋、精神性聋或癔症性聋。感音神经性聋按病变部位又可以分为中枢性聋、神经性聋和感音性聋。

西医对于耳聋的治疗以预防为主，原则是早期发现、早期治疗、适时进行言语训练、适当应用人工听觉。目前尚无特效药物或手术疗法能使感音神经性聋患者完全恢复听力，对于突发性聋药物治疗尚有一定疗效，可恢复部分听力，对于久聋、耳鸣的治疗则疗效不显著，后期只能依赖助听器或人工耳蜗植入手术等提高患者生活质量。

中医对于耳鸣、耳聋有很深刻的认识，一般认为耳鸣为耳聋的先兆和轻症，一般不单独将耳鸣作为疾病诊断。中医常将耳聋根据疾病发病特点分为暴聋、久聋等，根据病因特点分为毒聋、老聋、热病耳聋、噪聋等。中医一般认为，暴聋、新聋多属实证，渐聋、久聋多属虚证。实证多由于风邪外袭、肝胆火盛、痰火郁结及痰阻宗脉，虚证多由于气、血、阴、阳及脏腑不足。在治疗上尤其重视肾、肝胆，再根据病因病机，辨证论治。

中成药治疗耳聋耳鸣主要从风热、肝火、肾虚三方面论治，一般单独使用或配合汤剂，均可以取得较好的疗效。

## 自我鉴别

(1) 风热型耳鸣耳聋　多发生在风热感冒后，自觉耳鸣如风声，耳内胀闷，一般无明显听力下降；或有感冒带来的症状，如伴见发热恶寒、头痛、鼻塞等。

(2) 肝火型耳鸣耳聋　耳鸣如风雷声，耳胀痛时轻时重，头晕，听力下降或见突发性聋，多伴有口苦咽干、烦躁易怒、胸胁胀痛等症。多因暴怒诱发或使症状加重。

(3) 肾虚型耳鸣耳聋　起病缓慢，耳鸣声细微，耳聋逐渐加重，夜间症状明显，劳累后症状加重，常伴有头晕目眩、颧红潮热、腰膝酸软等肾虚症状。

治疗耳鸣耳聋的专科中成药相对较少，可根据辨证适当选用其他内科类中成药，比如风热型可选用辛凉解表类药物，肝火型可选用清肝泻火类中成药，肾虚型可选用滋补肝肾类的药物，根据全身症状配合调整身体气血阴阳的药物，以取得较好的疗效。下面列举几种临床上常用的几种治疗耳鸣耳聋的中成药，患者可以根据上面所述的自我鉴别或者在专科医生的指导下加以选用。

| 药物名称 | 最佳适应证 |
| --- | --- |
| 耳聋左慈丸 | 耳鸣耳聋、头晕目眩，伴见口目干痛、颧红盗汗、腰膝酸软、五心烦热者 |

| 药物名称 | 最佳适应证 |
|---------|-----------|
| 滴耳油 | 耳鸣耳聋或耳内生疮,伴见胁肋胀痛、口苦、恶闻荤腥等症者 |
| 耳聋胶囊 | 耳鸣耳聋,伴见头晕头痛、耳内流脓、胸闷咳嗽等症者 |
| 耳聋通窍丸 | 耳鸣耳聋,伴见头眩目胀、耳内流脓、大便干燥、小便黄赤者 |
| 泻青丸 | 耳鸣耳聋,伴见口苦头晕、两胁疼痛、小便赤涩者 |
| 益气聪明丸 | 耳鸣耳聋,伴见视物昏花、头昏目眩、身体疲倦等症者 |
| 龙胆泻肝丸 | 耳鸣耳聋,伴见头晕目赤、耳肿疼痛、胁痛口苦、尿赤涩痛等症者 |

使用注意：

① 忌烟酒、辛辣刺激性食物，饮食宜清淡。

② 感冒等呼吸道急、慢性感染时慎用。

③ 高血压、心脏病、肝病、糖尿病、肾病等慢性病严重者应在医师指导下使用。

④ 儿童、孕妇、哺乳期妇女、年老体弱者应在医师指导下使用。

⑤ 突发耳鸣耳聋者应去医院就诊。

⑥ 用药2周症状无缓解，应去医院就诊。

⑦ 对本类药品过敏者禁用，过敏体质者慎用。

⑧ 如正在使用其他药品，使用前请咨询医师或药师。

# 耳聋左慈丸

【组成成分】磁石（煅）、熟地黄、山茱萸（制）、牡丹皮、山药、茯苓、泽泻、竹叶柴胡等。

【药物性状】本品为棕黑色的水蜜丸，或为黑褐色的大蜜丸；味甜、微酸。

【主要功效】滋肾平肝。

【主要作用】用于肝肾阴虚，耳鸣耳聋，头晕目眩。

【剂型规格】丸剂；水蜜丸每 10 丸重 1 克，大蜜丸每丸重 9 克。

【服用方法】口服。水蜜丸一次 6 克，大蜜丸一次 1 丸，一日 2 次。

【用药提醒】本药只用于肝肾阴虚证之听力逐渐减退，耳鸣如蝉声者，凡属外耳、中耳病变而出现的耳鸣，如外耳道异物等，应去医院就诊。

## 滴耳油

【组成成分】核桃油、黄柏、五倍子、薄荷油、冰片。

【药物性状】本品为棕黄色澄清的液体；具冰片香气，味辛、凉。

【主要功效】清热解毒，消肿止痛。

【主要作用】用于耳鸣耳聋或耳内生疮，疮疖肿痛刺痒、破流脓水、久不收敛，可伴见胁肋胀痛、口苦、恶闻荤腥等症。

【剂型规格】油剂，每瓶装 3 克。

【使用方法】滴耳用。先擦净脓水，一次 2～3 滴，一日 3～5 次。

【用药提醒】凡耳病如化脓性中耳炎出现头痛重者忌用。

## 耳聋胶囊

【组成成分】龙胆、黄芩、地黄、泽泻、川木通、栀子、当归、九节菖蒲、甘草、羚羊角。

【药物性状】本品为胶囊剂，内容物为棕黄色至棕褐色的粉末；气香，味苦。

【主要功效】清肝泻火，利湿通窍。

【主要作用】用于耳鸣耳聋，伴见头晕头痛、耳内流脓、胸闷咳嗽等症。

【剂型规格】胶囊剂，每粒内含药物重 0.42 克。

【服用方法】口服。一次 3 粒，一日 2 次。7 日为一个疗程。

【用药提醒】偶见口干等不良反应。

## 耳聋通窍丸

【组成成分】龙胆、黄柏、大黄、栀子（姜制）、石菖蒲、当归、芦荟、黄芩、黄连、磁石（煅）、木香、路路通。辅料为青黛、滑石粉、明胶、虫白蜡。

【药物性状】本品为灰黑色的水丸，除去包衣呈灰褐色；味苦。

【主要功效】清热泻火，利湿通便。

【主要作用】用于肝胆火盛，头眩目胀、耳聋耳鸣、耳内流脓、大便干燥、小便黄赤等。

【剂型规格】丸剂，每袋装5克。

【服用方法】口服。一次5克，一日1次。

【用药提醒】孕妇忌服。

## 泻青丸

【组成成分】龙胆、酒大黄、防风、羌活、川芎、当归、栀子、青黛。

【药物性状】本品为黑褐色的水蜜丸或大蜜丸；味苦。

【主要功效】清肝泻火。

【主要作用】用于耳鸣耳聋，伴见口苦头晕、两胁疼痛、小便赤涩等症。

【剂型规格】丸剂；水蜜丸每100丸重10克，大蜜丸每丸重9克。

【服用方法】口服。水蜜丸一次7克，大蜜丸一次1丸，一日2次。

【用药提醒】孕妇忌服。

## 益气聪明丸

【组成成分】黄芪、党参、葛根、升麻、蔓荆子、白芍、黄柏（炒）、甘草（炙）等。

【药物性状】本品为棕色至棕黑色的水蜜丸；气微，味甜。

【主要功效】益气升阳，聪耳明目。

【主要作用】多用于阳气不足、清阳不升所致的耳鸣耳聋、视觉疲劳等病，症见耳鸣耳聋、视物昏花、头昏目眩、身体疲倦等。

【剂型规格】丸剂，每瓶装 4.5 克。

【服用方法】口服。一次 9 克，一日 1 次。

【用药提醒】本药用于虚性耳鸣耳聋，凡实证者慎用。

## 龙胆泻肝丸

【组成成分】龙胆、柴胡、黄芩、栀子（炒）、泽泻、木通、车前子（盐炒）、当归（酒炒）、地黄、炙甘草。

【药物性状】本品为暗黄色的水丸；味苦。

【主要功效】清肝胆，利湿热。

【主要作用】用于耳鸣耳聋等，伴见头晕目赤、耳肿疼痛、胁痛口苦、尿赤涩痛等症。

【剂型规格】丸剂，每袋装 6 克。

【服用方法】口服。一次 3～6 克，一日 2 次。

【用药提醒】服药后大便次数增多且不成形者，应酌情减量。

**防治提醒：**

耳鸣耳聋治疗时要同时注意养成较好的生活习惯，远离噪声，饮食清淡，保证睡眠，减少情绪波动，减少使用耳毒性药物，这样才能充分发挥药物的治疗作用。

## 第二节　白内障

白内障是发生在眼内晶状体上的一种疾病。世界卫生组织从群体防盲、治盲角度出发，将晶状体发生变性和混浊，变为不透明，以致影响视力，而矫正视力在 0.7 或以下者，归入白内障诊断范围。

凡是各种原因如老化、遗传、局部营养障碍、免疫与代谢异常、外伤、中毒、辐射等，都能引起晶状体代谢紊乱，导致晶状体蛋白质变性而发生混浊，从而形成白内障。根据不同的标准有不同的分类方法，比如按照年龄可分为先天性、婴儿性、青年性、成年性、老年性，按照混浊程度可分为未熟期、肿胀期、成熟期、过熟期。

白内障治疗方面，目前认为药物治疗没有确切的效果，临床上常用的药物不下几十种，有眼药水或口服的中西药，但都没有确切的治疗效果。当前手术手段发展迅速且技术成熟，常用的有白内障超声乳化术、白内障囊外摘除术、白内障囊内摘除术等。对适合手术的患者积极进行手术治疗往往会取得较好的疗效，在手术前后进行相应的抗炎等辅助治疗。

中医认为，本病主要是由肾水匮乏，肝血不足或脾虚气血化生不足，精血亏虚，不能营养于目所致。治疗时主要以补益肝肾、益气养血、明目退翳为原则，辨证施治。

本病在此主要是指老年性白内障，多见于50岁以上，且随年龄增长而增多，病因与老年人代谢缓慢发生退行性病变有关。主要症状有：眼球生长出云翳状物质，视力减退，视物模糊，伴有腰膝酸软、头晕乏力、食欲不振、健忘多梦等。

治疗本病的中成药多以明目退翳、补益肝肾为主，对老年人身体功能退化有一定的改善作用，手术前后服用或者不宜手术的患者使用，可以起到延缓疾病发展或者逆转疾病进展的作用。在使用的时候，患者要辨别症状，挑选合适的药物服用，最好征求专业医师的建议，正确用药。

| 药物名称 | 最佳适应证 |
| --- | --- |
| 冰珍去翳滴眼液 | 老年性白内障初发期 |
| 退障眼膏 | 初发白内障及角膜斑翳 |
| 石斛夜光丸 | 肝肾两亏、阴虚火旺所致的白内障，视物昏花、五心烦热等症 |

| 药物名称 | 最佳适应证 |
|---|---|
| 消朦片 | 白内障兼见神经衰弱症状者 |
| 障眼明片 | 初期及中期老年性白内障 |
| 麝珠明目滴眼液 | 老年性初、中期白内障及视疲劳 |
| 除障则海甫片 | 老年性白内障,症见眼珠较多赘生物及渗出增生久不吸收者 |
| 拨云退翳丸 | 角膜残留瘢痕者,伴视物不清、隐痛流泪等症 |

使用注意:

① 忌生冷、油腻食物,鱼、虾腥物,辛辣刺激性食物;忌烟酒,饮食宜清淡。

② 高血压、心脏病、肝病、糖尿病、肾病等慢性病严重者应在医师指导下使用。

③ 年老体弱者应在医师指导下使用。

④ 突发或伴其他眼病者应去医院就诊。

⑤ 用药后有眼痒、眼睑皮肤潮红、结膜水肿等不适者停用,并到医院就诊;如无不良反应,用药 1 周症状无缓解,应去医院就诊。

⑥ 若为外用滴眼液或眼膏,一般禁止内服,参考说明书使用。

⑦ 对本类药品过敏者禁用,过敏体质者慎用。

⑧ 如正在使用其他药品,使用前请咨询医师或药师。

## 冰珍去翳滴眼液

【组成成分】珍珠层粉水解液、冰片、葡萄糖酸锌、β-胡萝卜素、维生素 E 等。

【药物性状】本品为淡黄色的澄明液体;具有冰片香气。

【主要功效】去翳明目。

【主要作用】用于老年性白内障初发期。

【剂型规格】滴剂,每支装 10 毫升。

【使用方法】滴于眼睑内。一次 1～2 滴，一日 3～4 次，滴眼后闭目 2～3 分钟。

【用药提醒】眼部有创伤及溃疡者禁用。

## 退障眼膏

【组成成分】决明子、木贼、谷精草、蛇蜕、羌活、海藻、莪术、苍术（炒）、黄精、枸杞子、密蒙花、白蒺藜、蝉蜕、石决明、昆布、威灵仙、细辛、当归、何首乌等。

【药物性状】本品为黄棕色的油膏；气芳香。

【主要功效】明目退翳。

【主要作用】用于初发白内障及角膜斑翳。可见到眼珠内有絮状或云雾状增生物，视力下降，视物模糊，头晕目眩。

【剂型规格】膏剂，每支装 4 克。

【使用方法】外用涂眼。一次 0.05～0.1 克，一日 3 次。

## 石斛夜光丸

【组成成分】石斛、人参、山药、茯苓、甘草、肉苁蓉、枸杞子、菟丝子、熟地黄、地黄、麦冬、五味子、天冬、苦杏仁、防风、川芎、枳壳（炒）、黄连、牛膝、菊花、盐蒺藜、青葙子、决明子、水牛角浓缩粉、山羊角等。

【药物性状】本品为棕色的水蜜丸、棕黑色的大蜜丸；味甜而苦。

【主要功效】滋阴补肾，清肝明目。

【主要作用】用于肝肾两亏、阴虚火旺所致的内障目暗，视物昏花。

【剂型规格】丸剂；水蜜丸每袋装 6 克，大蜜丸每丸重 9 克。

【服用方法】口服。水蜜丸一次 6 克，大蜜丸一次 1 丸，一日 2 次。

## 消朦片

【组成成分】珍珠层粉、葡萄糖酸锌等。

【药物性状】本品为白色、类白色至微黄色的片；气微，味淡。

【主要功效】明目退翳，镇静安神。

【主要作用】用于角膜云翳、翳斑、白斑、白内障及神经衰弱，症见眼珠可见絮状、片状或云雾状增生物，视力下降，视物模糊，头晕目眩，神疲乏力等。

【剂型规格】片剂，每片重 0.5 克。

【服用方法】口服。一次 3 片，一日 3 次。

## 障眼明片

【组成成分】白芍、车前子、川芎、党参、甘草、葛根、枸杞子、黄柏、黄精、黄芪、菊花、决明子、蔓荆子、密蒙花、青葙子、肉苁蓉、薏仁、山茱萸、升麻、石菖蒲、熟地黄、菟丝子等。

【药物性状】本品为薄膜衣片，除去包衣后显棕褐色；味甘、微酸。

【主要功效】补益肝肾，退翳明目。

【主要作用】用于初期及中期老年性白内障。

【剂型规格】片剂，每片重 0.21 克。

【服用方法】口服。一次 4 片，一日 3 次。

【用药提醒】如遇外感发热等应停用本药。

## 麝珠明目滴眼液

【组成成分】珍珠（水飞）、麝香、冬虫夏草、石决明（煅）、黄连、黄柏、大黄、冰片、蛇胆汁、猪胆膏、炉甘石（煅）、紫苏叶、荆芥。

【药物性状】本品溶质为淡黄色粉末，具有特异香气；溶剂为无色澄明液体。

【主要功效】消翳明目。

【主要作用】用于老年性初、中期白内障；用于视疲劳，症见眼部疲倦、眼酸胀痛、眼干涩、视物模糊。

【剂型规格】滴剂；每瓶装溶质 0.3 克，每瓶装溶剂 5 毫升。

【使用方法】滴眼。取本品 1 支（0.3 克）倒入装有 5 毫升生理盐水的滴眼瓶中，摇匀，即可滴眼，每滴 1 滴闭眼 15 分钟。白内障者：一次 3 滴，一日 2 次。视疲劳者：一次 1～2 滴，一日 3 次。一个疗程 4 周。

【用药提醒】①偶见用药后球结膜充血、轻度水肿；②本品配制成为滴眼液后，须在 15 天内使用完毕。

## 除障则海甫片

【组成成分】芦荟、盒果藤、玫瑰花、诃子肉、乳香、西红花、司卡摩尼亚脂。辅料为单糖浆、淀粉。

【药物性状】本品为黄棕色片；有特异香气，味苦。

【主要功效】清除异常黑胆质及胆液质，除障明目。

【主要作用】用于白内障，症见眼珠有绿褐色或黑褐色物质渗出增生，久不吸收，生成云雾状或点片状赘生物。

【剂型规格】片剂，每片重 0.5 克。

【服用方法】口服。一次 5～7 片，一日 1 次。

【用药提醒】患慢性腹泻、痢疾及月经过多者不宜服用。

## 拨云退翳丸

【组成成分】密蒙花、蒺藜（盐炒）、菊花、木贼、蛇蜕、蝉蜕、荆芥穗、蔓荆子、薄荷、当归、川芎、黄连、地骨皮、花椒、楮实子、天花粉、甘草等。

【药物性状】本品为黑褐色至黑色的蜜丸；气芳香，味苦。

【主要功效】散风明目，消障退翳。

【主要作用】用于目翳外障；角膜可见愈后大小不等、形状不一的瘢痕，伴见视物不清、隐痛流泪等症。

【剂型规格】丸剂；大蜜丸每丸重 9 克，小蜜丸每丸重 1.5 克。

【服用方法】口服。大蜜丸一次 1 丸，小蜜丸一次 6 丸，一日 2 次。

【用药提醒】孕妇禁用；糖尿病患者禁服。

**防治提醒：**

① 注意精神调摄和良好的作息：保持愉快的心情有助于防治本病；保证睡眠充足，有失眠症或神经衰弱者应用镇静催眠药或中成药调理。

② 加强用眼卫生，平时不用手揉眼，不用不洁手帕、毛巾擦眼、洗眼。

③ 养成健康用眼的习惯：阅读和看电视的时间应控制，晚上或光线较暗时，看书时间不应过长，应合理安排阅读和休息。

④ 饮食宜含丰富的蛋白质、钙、微量元素，多食含维生素 A、B 族维生素、维生素 C、维生素 D 的食物，平时多食鱼类。

⑤ 不要喝过多的牛奶，每天以 250～500 克为宜，牛奶中含乳糖，会促成白内障的形成。

⑥ 吸烟者易患白内障已被证实，应及早戒烟。

⑦ 积极防治慢性病，包括眼部的疾患及全身性疾病；尤其是糖尿病最易并发白内障，要及时有效地控制血糖，防止病情的进一步发展。

⑧ 有远视、近视或散光的老年人应到医院检查，配戴合适的远视镜和老花镜，以减少视疲劳。

⑨ 做了白内障手术的眼睛应滴用抗生素和激素眼药水 1 个月左右，以抗感染；定期复查术眼，同时尽量避免碰撞术眼，以免切口愈合不良而裂开。

⑩ 定期到医院行裂隙灯显微镜检查，观察白内障发展情况；若出现眼睛疼痛、发红、看灯光有彩色光环等症状，应及时到医院检查治疗。

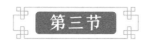

# 第三节　目赤肿痛

目赤肿痛是一种常见的眼部急性症状，西医认为由细菌或病毒感染，或过敏而导致，大多是因为急慢性眼睑、结膜炎症性病变，包括睑腺炎（麦粒肿）、急性结膜炎、沙眼、翼状胬肉等多种外眼病变，主要表现为眼部红肿、疼痛、发痒、流泪、怕光、眼眵增多等症。

中医认为本病多因风热时邪，侵袭目窍，郁而不宣；或因肝胆火盛，循经上扰，以致经脉闭阻、血壅气滞，骤然发生目赤肿痛。根据发病原因、症状急重和流行性，又称"风热眼""暴风客热""天行赤眼"等。主要症状有目赤肿痛、羞明、流泪、眵多，若伴见头痛、发热、脉浮数，为外感风热证；伴口苦、烦热、便秘、脉弦滑，为肝胆火盛证。

由于眼睛功能对人类生活至关重要，一般出现此症的患者会立即去医院就诊，在医生确认病情不严重的情况下，才会自行或在医生的建议下服用一定的药物进行治疗。西医一般以消炎止痛为主，中成药则以清热解毒、消肿止痛、疏风散热、清泻肝胆为主，根据伴随症状的不同，选用合适的药物，尽快恢复眼睛的健康。

**自我鉴别**

（1）**外感风热型**　目赤肿痛，怕光，流泪，眼眵多；伴见头痛、发热、鼻塞、流黄涕、口渴、咽痛、心烦等症。

（2）**肝胆火盛型**　目赤肿痛较甚，怕光，流泪，眼眵多；伴见头晕胀痛、目眩、耳鸣、面红、烦躁易怒、口苦口干、大便秘结、小便黄短等症。

治疗本病的中成药大多有清热解毒、消肿止痛、清泻肝胆或疏风散热的功效，在使用的时候最好征求专业医师的意见。以下是生活中较常见的几种中成药，大家可以在自我鉴别之后，参考药物说明书加以选用，使其发挥治病去痛的良效。

| 药物名称 | 最佳适应证 |
| --- | --- |
| 拨云复光散 | 急性目赤肿痛，目痒流泪，沙眼刺痛，牙龈肿痛等 |

| 药物名称 | 最佳适应证 |
|---|---|
| 拨云眼膏 | 急性目赤肿痛、目痒流泪等症 |
| 风火眼药 | 急性结膜炎、过敏性结膜炎等所致的目赤肿痛 |
| 马应龙八宝眼膏 | 眼部急性炎症所致的目赤肿痛、流泪等症 |
| 明目六味汤散 | 血热引起的眼病,症见目赤肿痛、眼眵增多、刺痛、怕光等 |
| 明目上清丸 | 外感风热引起的目赤肿痛等 |
| 熊胆眼药水 | 急性结膜炎导致的目赤肿痛、视觉疲劳等症 |
| 小儿明目丸 | 上焦热盛引起的目赤肿痛,伴见发热、口干口渴、咽喉肿痛等 |
| 特灵眼药 | 暴发火眼、沙眼等引起的目赤肿痛、眼睑赤烂等症 |
| 五黄膏 | 麦粒肿引起的目赤肿痛;也可用于甲沟炎 |
| 黄连羊肝丸 | 肝火旺盛所致的目赤肿痛、视物昏暗、羞明流泪等症 |
| 六味明目丸 | 肝火上炎所致的目赤肿痛、羞明流泪、视物不清等症 |
| 清凉眼药膏 | 各种眼部炎症引起的目赤肿痛 |
| 赛空青眼药 | 风热上攻所致的目赤肿痛,症见白睛红赤、眼痒涩痛、怕热畏光、眵多胶结等 |
| 清热明目茶 | 伴有高血压、头痛等症的目赤肿痛 |

使用注意:

① 忌生冷、油腻食物,鱼、虾腥物,辛辣刺激性食物;忌烟酒,饮食宜清淡。

② 治疗本病的药物性多寒凉,风寒感冒时不宜使用,平素脾胃虚弱、阳虚畏寒、大便溏泄者不宜使用。

③ 若为外用滴眼液或药膏,一般禁止内服,参考说明书使用。

④ 高血压、心脏病、肝病、糖尿病、肾病等慢性病严重者应在医师指导下使用。

⑤ 儿童、孕妇、哺乳期妇女、年老体弱者应在医师指导下

使用。

⑥ 用药后有眼痒、眼睑皮肤潮红、结膜水肿等不适或症状加重者停用，并到医院就诊；如无不良反应，用药 1 周症状无缓解，应去医院就诊。

⑦ 对本类药品过敏者禁用，过敏体质者慎用。

⑧ 如正在使用其他药品，使用前请咨询医师或药师。

## 拨云复光散

【组成成分】炉甘石（煅）、冰片、人工麝香、没药（制）、乳香（制）、硼砂（煅）、明矾（煅）、芒硝、玄明粉。

【药物性状】本品为淡灰棕色的极细粉末；气香，味微辛，具清凉感。

【主要功效】明目退翳，解毒散结，消肿止痛。

【主要作用】用于暴发火眼，目赤肿痛，沙眼刺痛，目痒流泪，翼状胬肉；牙龈肿痛，喉舌红肿。

【剂型规格】散剂，每管装 0.3 克。

【使用方法】含服，一次 0.3 克，一日 3 次。外用，取适量，用蒸馏水或冷开水溶散后，点入眼睑内，一日 2～4 次。

【用药提醒】孕妇禁用。

## 拨云眼膏

【组成成分】炉甘石（煅）、冰片、麝香、乳香（制）、没药（制）、龙胆浸膏、硼砂（煅）、明矾（煅）、芒硝、玄明粉。

【药物性状】本品为浅灰棕色的软膏；气芳香。

【主要功效】明目退翳，解毒散结，消肿止痛。

【主要作用】用于暴发火眼，目赤肿痛，沙眼刺痛，目痒流泪，翼状胬肉，无名肿痛，红肿痒疮。

【剂型规格】膏剂，每支装 2 克。

【使用方法】外用。点入眼睑内，或涂于患处，一日 2～3 次。

【用药提醒】孕妇禁用。

# 风火眼药

【组成成分】炉甘石（煅）、黄连、硼砂（煅）、琥珀、珍珠、牛黄、冰片、熊胆、麝香。

【药物性状】本品为淡黄白色的粉末；气芳香，味苦。

【主要功效】清热解毒，退翳明目。

【主要作用】用于暴发火眼、翳膜遮睛、沙眼等所致的目赤肿痛、视物不清、怕光多眵、流泪、眼睑红肿溃烂等。

【剂型规格】散剂，每瓶装 0.6 克。

【使用方法】外用。用点眼棒蘸凉开水后沾药点入眼角内，闭目，使药布于全目，点后避风，一日 3 次。

【用药提醒】孕妇禁用。

# 马应龙八宝眼膏

【组成成分】炉甘石、冰片、硼砂、珍珠、人工麝香、人工牛黄、琥珀、硇砂等。

【药物性状】本品为浅黄色至浅黄棕色的软膏；气香，有清凉感。

【主要功效】清热退赤，止痒去翳。

【主要作用】用于急性角膜炎、结膜炎、沙眼等眼部急性炎症，症见眼睛红肿痛痒、流泪、眼睑红肿溃烂等。

【剂型规格】膏剂，每支装 2 克。

【使用方法】外用。点入眼睑内，一日 2～3 次。

【用药提醒】孕妇禁用。

# 明目六味汤散

【组成成分】诃子、栀子、黄柏、苏木、川楝子、木香。

【药物性状】本品为红黄色粉末；气微，味涩、微苦。

【主要功效】清热，凉血，明目。

【主要作用】用于血热引起的眼病，症见眼红、眼眵增多、刺痛、怕光等。

【剂型规格】散剂，每袋装 15 克。

【服用方法】水煎服。一次 3～5 克，一日 1～2 次。

【用药提醒】应用本药时一般配合治疗暴发火眼的外用眼药，不能仅用本药。

## 明目上清丸

【组成成分】黄连、黄芩、栀子、连翘、石膏、熟大黄、车前子、天花粉、玄参、麦冬、蒺藜、菊花、荆芥、蝉蜕、薄荷、当归、赤芍、陈皮、枳壳、桔梗、甘草等。

【药物性状】本品为棕褐色的水丸；味甘、苦。

【主要功效】清热散风，明目止痛。

【主要作用】用于外感风热引起的暴发火眼，症见目赤肿痛、眵多如脓、眼珠灼热、发热、头痛、口干欲饮、大便秘结、小便短赤等。

【剂型规格】丸剂，每瓶装 9 克。

【服用方法】口服。一次 9 克，一日 1～2 次。

【用药提醒】应用本药时一般应配合治疗暴发火眼的外用眼药，不能仅用本药。

## 熊胆眼药水

【组成成分】熊胆粉。

【药物性状】本品为浅绿色或浅黄色澄明液体；气微腥。

【主要功效】清热解毒，去翳明目，消肿止痒。

【主要作用】对病毒性结膜炎、滤泡性结膜炎有较好疗效。多用于目赤肿痛症，还可用于消除视觉疲劳。

【剂型规格】滴剂；每支装 5 毫升、10 毫升。

【使用方法】滴入眼中。一次 1～3 滴，一日 3～5 次。急性患者前 3 日每 2 小时滴 1 次。

【用药提醒】眼外伤患者慎用。

## 小儿明目丸

【组成成分】赤芍、黄芩、栀子、天花粉、大黄、金银花、菊花、车前子（盐制）、黄连、薄荷、甘草。

【药物性状】本品为黑褐色的大蜜丸；味苦。

【主要功效】清热明目，散风止痒。

【主要作用】用于上焦热盛引起的目赤肿痛，症见两眼红肿、疼痒不安、口干口渴、发热、咽喉肿痛、二便不利等。

【剂型规格】丸剂，每丸重1.5克。

【服用方法】口服。一次1丸，一日2次。

【用药提醒】用药时应常戴遮阳帽，减少太阳光直接刺激眼部。

## 特灵眼药

【组成成分】人工牛黄、人工麝香、熊胆、珍珠、冰片、硼砂、琥珀、珊瑚、海螵蛸、红丹、大青盐、石斛、炉甘石。

【药物性状】本品为淡棕色的细粉末；气香，味凉。

【主要功效】明目消炎。

【主要作用】用于暴发火眼、沙眼等引起的目赤肿痛、热眵泪多、眼睑赤烂等症。

【剂型规格】散剂，每瓶装0.75克。

【使用方法】外用。用玻璃棍蘸冷开水，蘸药少许，点于眼内，一日1～3次。

## 五黄膏

【组成成分】五倍子、黄芩苷、冰片。

【药物性状】本品为黄褐色油膏。

【主要功效】清热解毒，消肿止痛，化瘀散结，除湿收敛。

【主要作用】用于针眼（即金黄色葡萄球菌、链球菌等感染引起的麦粒肿）及眼部疖肿等引起的目赤肿痛；也可用于甲沟炎。

【剂型规格】膏剂，每支装2.5克。

【使用方法】外用。取适量（根据患处面积大小）涂敷于外眼及皮肤病变部位，一日1～3次。

【用药提醒】禁涂眼内。

# 黄连羊肝丸

【组成成分】黄连、胡黄连、黄芩、黄柏、龙胆、柴胡、木贼、密蒙花、茺蔚子、决明子（炒）、石决明（煅）、鲜羊肝、夜明砂、青皮（醋炒）等。

【药物性状】本品为黑褐色的大蜜丸；味苦。

【主要功效】泻火明目。

【主要作用】用于肝火旺盛所致的目赤肿痛、视物昏暗、眵多如脓、羞明流泪、视力急剧下降、口渴心烦等症。

【剂型规格】丸剂，每丸重 9 克。

【服用方法】口服。一次 1 丸，一日 1～2 次。

【用药提醒】服用前应除去蜡皮、塑料球壳；黄连羊肝丸不可整丸吞服。

# 六味明目丸

【组成成分】铁粉（制）、小檗皮、葛缕子、诃子、毛诃子、余甘子。

【药物性状】本品为黑色的水丸；气微，味微酸、涩。

【主要功效】清热泻火，平肝明目。

【主要作用】用于肝火上炎所致的目赤肿痛、羞明流泪、视物不清。

【剂型规格】丸剂，每丸重 0.5 克。

【服用方法】嚼碎服用。一次 3 丸，一日 2 次。

【用药提醒】本品含铁粉，请在医生指导下使用。

# 清凉眼药膏

【组成成分】熊胆、冰片、薄荷脑、西瓜霜、硼砂、炉甘石（煅）。

【药物性状】本品为灰黄色的软膏；气芳香，有清凉感。

【主要功效】消炎，抑菌，收敛。

【主要作用】用于结膜炎、睑缘炎、沙眼、麦粒肿等所致的目赤肿痛。

【剂型规格】膏剂，每支装 3 克。

【使用方法】外用。用玻璃棒挑取少许，点入眼睑内，一日 2～3 次。

## 赛空青眼药

【组成成分】赛空青药膏、眼用炉甘石、麝香、冰片、熊胆。

【药物性状】本品为灰棕色的柱状细条；气香。

【主要功效】消炎，明目，退障。

【主要作用】用于风热上攻所致的目赤肿痛，症见白睛红赤、眼痒涩痛、怕热畏光、眵多胶结等；也可用于翳膜外障等眼病。

【剂型规格】柱状细条；每支重 0.25 克。

【使用方法】外用。用冷开水浸润后，涂入眼角，一日 2～4 次。

【用药提醒】孕妇忌用。

## 清热明目茶

【组成成分】决明子、菊花、甜叶菊。

【药物性状】本品内容物为黄褐色至深褐色的粗粉；气香，味甜。

【主要功效】清热祛风，平肝明目。

【主要作用】用于高血压、头痛、目赤目糊等病症，症见血压升高、头晕头痛、目赤肿痛、怕光多泪、便秘、小便黄赤等。

【剂型规格】散剂，每袋装 3 克。

【服用方法】连袋用开水泡服。一次 1 袋，一日 3 次。

【用药提醒】本品应餐后服用。

**防治提醒：**

① 目赤肿痛相对而言是一个急症，初发时应尽快到医院治疗，以免耽误病情。

② 平时注意眼部卫生，避免用手揉眼、擦眼等不良习惯，减

少眼部感染的机会。

③ 如有急性感染，则应尽早进行抗感染治疗。

④ 服药期间要保持情绪乐观，切忌生气恼怒。

## 第四节　视觉疲劳

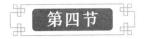

　　眼睛是人最重要的器官之一，我们通过眼睛才能欣赏到这个五彩缤纷的世界，眼睛具有的这种功能称为"视觉"。

　　视觉疲劳是由于长时间不恰当用眼（如近距离目视、用眼过度等）之后出现视物模糊、眼胀、干涩、流泪、眼眶酸痛等眼部症状，甚至于发展为头痛、眩晕、恶心、烦躁、乏力等全身不适的一种综合征。除了长时间不恰当用眼之外，身体衰弱、疲劳或处于某些特殊时期，如更年期、孕期等，以及患有某些疾病，如高血压、贫血等，也可能导致眼睛的调节能力不足，易发生视觉疲劳。此外，眼睛本身的原因，如近视、远视、散光等屈光不正，都容易引发视疲劳；所戴眼镜不合适也会加重眼睛负担，引发视疲劳。

　　中医理论认为，肝藏血，"肝开窍于目，目得血而能视"。眼睛视觉功能的正常发挥有赖于肝血的濡养，如果肝血不足，就容易引起视觉疲劳。此外，还有劳伤心脾及肝肾阴虚所致的视觉疲劳。

　　治疗方面，要注意正确、适度用眼，培养良好的用眼习惯，并且要注意眼部卫生，经常做眼部保健操以提高眼周肌肉的弹性和局部气血的通畅。如果有其他眼病，首先治疗其他疾病，比如近视引起的，就要配戴眼镜或者手术等去降低过度用眼引起的疲劳不适感；其次进行眼肌训练，此法适用于眼肌性视疲劳，多采用目视肌训练方法，若不奏效则可以考虑实施眼肌矫正手术，但疗效尚不肯定。

　　长期临床研究证明，中医中药治疗视疲劳有其独到之处，不仅能消除或缓解眼部症状，而且对全身症状也有明显改善作用，特别适宜于因身心因素所致以及无法配戴矫正眼镜、无条件进行眼肌训练和手术失败者。治疗时根据病因病机参考临床症状辨证论治，当然，如果是身体其他疾病引起的，要以治疗原发病为主，也就是要"治病求本"。中成药治疗视觉疲劳，在用药上遵循中医理论的基本原则，主要从血虚、劳伤心脾、肝肾阴虚三方面去治疗。

## 自我鉴别

（1）血虚型视觉疲劳　视觉疲劳，不能久视，眼珠胀痛，久视则视物昏花，头晕心烦。

（2）劳伤心脾型视觉疲劳　视觉疲劳，眼珠剧痛，久视、熬夜则痛如针刺，用眼阅读或写字稍久则刺痛发作，伴见失眠、心烦口苦、精神疲倦、容易疲劳等。

（3）肝肾阴虚型视觉疲劳　视觉疲劳，阅读、视物不能持久，稍微坚持即头晕眼花，眼珠胀痛，伴见腰膝酸软、耳鸣耳聋、颧红盗汗等。

治疗本病的中成药大部分以滋养阴血为主，血海充足，眼窍得养则疲劳可除；部分采用滴眼液的剂型，主要起到润滑、滋养眼膜的作用。大家在选用的时候可以参考以上所述自我鉴别，选用适合自己的中成药，必要时还可以请教专业医师，在医师指导下用药。

| 药物名称 | 最佳适应证 |
| --- | --- |
| 杞菊地黄口服液 | 肝肾阴虚型视觉疲劳 |
| 益气聪明丸 | 视物昏花、耳鸣耳聋、头昏目眩、身体疲倦等 |
| 复方决明片 | 气阴两虚引起的青少年假性近视，症见视觉疲劳、视物昏花、自觉视力下降明显等 |
| 珍视明滴眼液 | 肝阴不足引起的视觉疲劳，症见不能久视、轻度眼胀、眼痛等 |
| 益视颗粒 | 肝肾不足、气血亏虚引起的视觉疲劳及青少年近视 |

| 药物名称 | 最佳适应证 |
|---|---|
| 增光片 | 气血亏虚、肝肾不足所引起的视觉疲劳及假性近视 |
| 珍珠明目滴眼液 | 视觉疲劳及慢性结膜炎 |
| 近视乐眼药水 | 连续近距离用眼引起的眼疲劳,青少年假性近视 |
| 冰珍清目滴眼液 | 青少年假性近视及视觉疲劳 |
| 夏天无眼药水 | 青少年假性近视及视觉疲劳 |

使用注意:

① 忌生冷、油腻食物,鱼、虾腥物,辛辣刺激性食物;忌烟酒,饮食宜清淡。

② 感冒等呼吸道急、慢性感染时慎用。

③ 若为外用滴眼液或药膏,一般禁止内服,参考说明书使用。

④ 高血压、心脏病、肝病、糖尿病、肾病等慢性病严重者应在医师指导下使用。

⑤ 儿童、孕妇、哺乳期妇女、年老体弱者应在医师指导下使用。

⑥ 突发或伴其他眼病者应去医院就诊。

⑦ 用药后有眼痒、眼睑皮肤潮红、结膜水肿等不适者停用,并到医院就诊;如无不良反应,用药1周症状无缓解,应去医院就诊。

⑧ 对本类药品过敏者禁用,过敏体质者慎用。

⑨ 如正在使用其他药品,使用前请咨询医师或药师。

## 杞菊地黄口服液

【组成成分】枸杞子、菊花、熟地黄、山茱萸(制)、牡丹皮、山药、茯苓、泽泻等。

【药物性状】本品为棕黄色的液体;气香,味微酸。

【主要功效】滋肾养肝。

【主要作用】用于肝肾阴亏所致的眼病,症见视物昏花、目涩畏光、眩晕、耳鸣、腰膝酸软、颧红盗汗等。

【剂型规格】口服液，每支装 10 毫升。

【服用方法】口服。一次 1 支，一日 2 次。

【用药提醒】脾胃虚寒者、大便稀溏者慎用。

## 益气聪明丸

【组成成分】黄芪、党参、葛根、升麻、蔓荆子、白芍、黄柏（炒）、甘草（炙）。

【药物性状】本品为棕黑色的水蜜丸；气微，味甜。

【主要功效】益气升阳，聪耳明目。

【主要作用】用于阳气不足、清阳不升所致的视觉疲劳、耳鸣耳聋等病，症见视物昏花、耳鸣耳聋、头昏目眩、身体疲倦等。

【剂型规格】丸剂，每瓶装 4.5 克。

【服用方法】口服。一次 9 克，一日 1 次。

【用药提醒】本药用于虚证视觉疲劳，凡实证者慎用。

## 复方决明片

【组成成分】制何首乌、桑椹、菟丝子（炒）、黄芪、远志、决明子（微炒）、石菖蒲、丹参、五味子、升麻、鹅不食草、冰片。

【药物性状】本品为糖衣片，除去糖衣后显棕褐色；有冰片香气，味微苦。

【主要功效】养肝益气，开窍明目。

【主要作用】用于气阴两虚证的青少年假性近视，症见视觉疲劳、视物昏花、自觉视力下降明显、盗汗自汗、容易疲劳等。

【剂型规格】片剂，基片重 0.25 克。

【服用方法】口服。一次 4～8 片，一日 2 次。

## 珍视明滴眼液

【组成成分】珍珠层粉、天然冰片、硼砂、硼酸。辅料为氯化钠、乙醇、注射用水、苯氧乙醇。

【药物性状】本品为近无色至微黄色的澄明液体；气香。

【主要功效】明目去翳，清热解痉。

【主要作用】用于肝阴不足、肝气偏盛所致的青少年假性近视、视觉疲劳、轻度青光眼、青少年远视力下降等，症见不能久视、轻度眼胀、眼痛、视觉疲劳等。

【剂型规格】滴剂，每瓶装 8 毫升、15 毫升。

【使用方法】滴于眼睑内。一次 1～2 滴，一日 3～5 次；必要时可酌情增加。

【用药提醒】①本品为外用滴眼液，禁止内服；②滴眼时瓶口勿接触眼睛，使用后应将瓶盖拧紧，以免污染药液；③打开瓶盖后，15 天内用完。

## 益视颗粒

【组成成分】党参、当归、五味子（蒸）、山药、制何首乌、金樱子、覆盆子、厚朴（姜制）、木香、白术（焦）、山楂（焦）、石楠叶、菟丝子、六神曲（焦）等。

【药物性状】本品为黄棕色的颗粒；气香，味甜、微苦涩。

【主要功效】滋肾养肝，健脾益气，调节视力。

【主要作用】用于肝肾不足、气血亏虚引起的青少年近视及视觉疲劳者。

【剂型规格】颗粒剂，每袋装 15 克。

【服用方法】开水冲服。一次 1 袋，一日 3 次。

【用药提醒】糖尿病患者禁服。

## 增光片

【组成成分】党参、当归、枸杞子、茯苓、麦冬、泽泻、五味子、石菖蒲、牡丹皮、远志（甘草水制）等。

【药物性状】本品为糖衣片，除去糖衣后显棕褐色；味酸、微苦。

【主要功效】补益气血，滋养肝肾，明目安神，增加视力。

【主要作用】用于治疗气血亏虚、肝肾不足引起的视觉疲劳及假性近视。

【剂型规格】片剂，每片含生药 0.3 克。

【服用方法】口服。一次 4～6 片，一日 3 次。

【用药提醒】孕妇有视疲劳者忌用。

## 珍珠明目滴眼液

【组成成分】珍珠液、冰片。辅料为氯化钠、抑菌剂（羟苯乙酯）。

【药物性状】本品为无色澄明液体；有冰片香气。

【主要功效】清热泻火，养肝明目。

【主要作用】用于视觉疲劳和慢性结膜炎。长期使用可以保护视力。

【剂型规格】滴剂，每支装 8 毫升。

【使用方法】滴入眼睑内。一次 1～2 滴，一日 3～5 次。

## 近视乐眼药水

【组成成分】紫金龙。辅料为氯化钠。

【药物性状】本品为无色澄明的液体。

【主要功效】调节视力。

【主要作用】用于治疗青少年假性近视和连续近距离使用视力所引起的眼疲劳。

【剂型规格】滴剂，每瓶装 8 毫升。

【使用方法】滴眼。一次 1～2 滴，一日 3 次；或一次 1～2 滴，滴后闭目休息 5 分钟，再滴，连续 5 次。当视力恢复到 1.0 以上时，可酌量减少。

【用药提醒】点药后有轻微的刺痛感，结膜轻度充血，数分钟后消失。

## 冰珍清目滴眼液

【组成成分】珍珠层粉、冰片、葡萄糖酸锌。辅料为氯化钠、枸橼酸钠、聚山梨酯 80、乙醇、苯氧乙醇。

【药物性状】本品为淡黄色的澄明液体；具有冰片香气。

【主要功效】养肝明目。

【主要作用】用于青少年假性近视及缓解视觉疲劳。

【剂型规格】滴剂，每支装 10 毫升。

【使用方法】滴眼。一次 1～2 滴，一日 4 次，滴眼后闭目 2～3 分钟。

【用药提醒】眼部有创伤及溃疡者禁用。

## 夏天无眼药水

【组成成分】夏天无。

【药物性状】本品为淡黄色或黄棕色澄明液体。

【主要功效】舒筋通络，活血祛瘀。

【主要作用】用于防治青少年假性近视眼，改善视觉疲劳。

【剂型规格】滴剂，每支装 5 毫升、8 毫升、10 毫升。

【使用方法】滴于眼睑内。一次 1～2 滴，一日 3～5 次。

【用药提醒】①本品仅为青少年近视眼外用药物，忌内服；②平时有头痛、眼胀、虹视等症状患者慎用。

**防治提醒：**

① 视觉疲劳大多与不正确用眼有关，在使用药物的同时，要注意正确用眼，注意眼睛的休息，避免长时间工作、阅读等引起眼睛疲劳。

② 平时生活中注意眼部卫生，可以经常做眼部保健操，按摩眼周，转动眼球等，提高眼睛的抗疲劳能力。

③ 如果由于近视，未配戴眼镜等引起的眼睛疲劳，要及时配戴眼镜以预防。

④ 不可过多依赖眼药水，以免引起其他眼病。

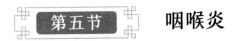

## 第五节　咽喉炎

咽喉根据解剖位置的不同分为咽和喉两部分，从而咽喉炎也有咽炎和喉炎之别。由于二者解剖组织和功能的不同，在发生炎症变化的时候症状有所不同和偏重，但是二者位置相邻，黏膜组织相似，在炎症变化时有共同的病理变化，所以在治疗的时候用药也有共同之处。咽炎、喉炎根据症状和病程等因素又各有急慢性之分，以下就简单列举一下各自的表现，以供大家对照鉴别，在治疗的时候增加针对性。

急性咽炎：多继发于急性鼻炎或急性扁桃体炎，常见于秋、冬季及冬、春季之交的季节。一般起病较急，先有咽部干燥、灼热、粗糙感，继有明显咽痛，吞咽时较重，有时疼痛可放射至耳周围。有时可伴有发热、头痛、食欲不振和四肢酸痛等。若无并发症，一般1周内可痊愈。

慢性咽炎：一般为急性咽炎反复发作所致，另外各种鼻病及呼吸道慢性炎症、长期张口呼吸及炎性分泌物反复刺激咽部、慢性扁桃体炎及牙周炎、烟酒过度、粉尘及有毒气体刺激、嗜食辛辣食物、一些全身性疾病也可引起本病。慢性咽炎临床表现主要有咽部异物感、痒感、灼热感、干燥感或微痛感，常感觉咽部有较多分泌物，引起刺激性咳嗽，伴恶心；无痰或仅有少量分泌物咳出；一般无发热、恶寒等全身症状。在临床上慢性咽炎又可分为单纯性、肥厚性、萎缩性（也可称之为干燥性）三种。

急性喉炎：好发于冬、春季节，常发生于感冒之后；声音嘶哑是急性喉炎的主要症状，其次会发生喉部不适或喉痛、咳嗽、咳痰，但一般不严重，喉痛一般不会影响吞咽；其他症状还有鼻塞、流涕、咽痛等，并可伴有畏寒、发热、乏力等全身症状。

慢性喉炎：发生的原因很多，主要可能与用声过度、急性喉炎长期反复发作或迁延不愈、长期吸入有害气体或粉尘、鼻部炎症或咽部慢性炎症、下呼吸道慢性炎症等因素有关。同急性喉炎一样，声嘶是慢性喉炎的最主要症状，程度轻重不等；其次有喉部不适、干燥感，有的患者讲话多了之后会伴有喉痛，喉部分泌物增加，形成黏痰，讲话费力，须咳出后讲话才感轻松。慢性喉炎根据其临床症状和病理变化又可以分为不同的类型，临床上主要有单纯性、肥厚性、萎缩性三种类型。

西医治疗咽炎和喉炎主要是对因及对症治疗为主，可以根据情况应用抗病毒药物、抗生素等治疗，喉炎要特别注意"禁声"的重要性。此外，还要从生活起居上配合治疗，注意休息，多喝水，避免周围环境对病情的影响。

中医认为咽喉司饮食、行呼吸、发声音、又是经脉循行之要冲。咽喉病的发生，内因多为肺、脾、胃、肾等功能失常，外因多为风、热、湿、疫等邪气乘机侵犯，其表现多为火热上炎，有"咽喉诸病皆属于火"之说。临床上常见的咽喉病有喉痹、乳蛾、喉痈、喉瘖等。喉痹，分急性和慢性两种，急喉痹主要以咽痛为主要症状，相当于西医的急性咽炎及喉炎；慢喉痹主要以咽干微痛、咽异物感为主要症状，相当于西医的慢性咽炎。乳蛾以发热、咽痛、喉核红肿胀大且形如蚕蛾，或表面呈黄白色脓血，或喉核肿大、质硬、暗红等为主要表现，分急、慢两种，相当于西医的急、慢性扁桃体炎。喉痈以咽喉疼痛逐渐加剧，吞咽、言语困难，咽喉红肿高突为主要表现，相当于西医的扁桃体周围脓肿、急性会厌炎及会厌脓肿、咽后脓肿、咽旁脓肿等疾病。喉瘖以声音嘶哑为主要临床表现，常伴有喉痒、干涩微痛等症状，相当于西医的声带、嗓音类疾病。

中医认为咽喉病的治疗主要从外感风寒、风热，肺热，阴虚论治，此外还要根据全身的症状表现，确定病因，从而给予合适的治疗。

**自我鉴别**

辨别咽炎和喉炎，西医医生主要依靠症状和检查，病变部位的不同是主要决定因素，中医医生则是依靠中医的辨证体系。对于普通人来说，只需要根据症状进行大致的判别，有助于治疗就可以了，毕竟咽炎和喉炎发生部位邻近，并且互相影响，病理变化也相似，在治疗上面也有相同之处。病情较轻的，可以参照下文中医辨证的症状，分辨出自己的类型，选择合适的中成药，但是如果服用后治疗效果不佳，则应及时前往医院就诊，求助于专科医生。

### 1. 西医鉴别

症状的鉴别方面，咽炎的主要表现是咽部异物感，不影响声带，发声无异常，急性期伴有比较明显的咽痛；喉炎主要是声音发生异常，严重者甚至不能发声，有时可伴有喉痛。抓住声音变化和咽部异物感这两个区别，就可以做出大致判断。

### 2. 中医辨证

（1）风寒型　大多因受寒感冒后声音低微，甚至声音嘶哑，咽喉微痛，鼻塞，流清涕，头痛，有时伴有全身发热、怕冷、无力等症状。

（2）风热型　多为风热感冒后出现，症状主要有声音低微、嘶哑，咽喉红肿疼痛，咽干灼热，吞咽不利，伴有全身发热、怕风、头痛、身倦等。

（3）肺胃热盛型　咽痛明显，声音嘶哑，甚至不能发声，口干舌燥，伴有高热、咳嗽、黄痰、大便干结、小便黄赤等全身症状。

（4）阴虚型　声音低沉，发声费力，说话不能持久，咽干咽痒，微痛，咳嗽少痰，咽不适感明显，常以清嗓动作缓解，伴午后颧骨发红、手足心热、腰膝酸软等症。

## ❀ 用于治疗风寒型咽喉炎的中成药 ❀

风寒型咽喉炎一般与风寒型感冒症状类似，中医理论认为二者病机也大致相同，所以一般用来治疗风寒型感冒的中成药均可以用来治疗风寒型咽喉炎，在这里就不加赘述，大家可以参考之前的治疗风寒感冒类的中成药加以选择。

# ❀ 用于治疗风热型咽喉炎的中成药 ❀

以下是几种治疗风热型咽喉炎的中成药，均具有疏风清热、利咽止痛的功效，在应用的时候要根据具体的症状辨证使用。

| 药品名称 | 最佳适应证 |
| --- | --- |
| 黄氏响声丸 | 声音嘶哑、咽喉灼痛、痰多者 |
| 金嗓开音丸 | 咽喉肿痛、声音嘶哑明显者 |
| 金嗓子喉片 | 咽喉肿痛、干燥灼热、声音嘶哑等症者 |
| 喉痛灵颗粒 | 咽喉肿痛，喉黏膜溃烂化脓者 |
| 复方草珊瑚含片 | 声音嘶哑、咽喉肿痛明显者 |
| 复方鱼腥草片 | 咽喉疼痛、灼热感明显者 |
| 利咽解毒颗粒 | 咽喉肿痛明显，伴有面颊部肿胀、全身发热者 |
| 银黄口服液 | 咽干咽痛明显，伴见扁桃体肿大、口渴、发热者 |
| 清喉咽颗粒 | 咽喉疼痛、咽干明显者 |
| 甘桔冰梅片 | 声音嘶哑明显，伴咽痛、喉痒、咳嗽有黏痰者 |

使用注意：

①服药期间，饮食宜清淡；忌烟、酒及辛辣、生冷、油腻食物。

②不宜在服药期间同时服用滋补性中成药。

③风寒感冒者不适用，其表现为恶寒重、发热轻、无汗、口不渴、鼻流清涕。

④若声嘶日久，逐渐加重，或伴痰中带血者，应考虑咽喉严重疾病的可能，需及时去医院就诊。

⑤高血压、心脏病、肝病、糖尿病、肾病等慢性病严重者及

孕妇或正在接受其他治疗的患者，均应在医师指导下服用。

⑥ 服药 3 天后症状无改善，或出现发热咳嗽加重、鼻流黄涕，并有其他严重症状如胸闷、心悸等时应去医院就诊。

⑦ 儿童必须在成人的监护下使用，请将药品放在儿童不能接触的地方。

⑧ 对本类药品过敏者禁用，过敏体质者应在医师指导下使用。

## 黄氏响声丸

【组成成分】薄荷、浙贝母、连翘、蝉蜕、胖大海、酒大黄、川芎、儿茶、桔梗、诃子肉、甘草、薄荷脑等。

【药物性状】本品为糖衣浓缩水丸，除去包衣后显褐色或棕褐色；味苦、清凉。

【主要功效】疏风清热，化痰散结，利咽开音。

【主要作用】用于急、慢性喉炎，症见声音嘶哑、咽喉肿痛、咽干灼热、咽中有痰，或寒热头痛，或便秘尿赤。

【剂型规格】丸剂，每丸重 0.133 克。

【服用方法】口服。一次 6 丸，一日 3 次，饭后服用。

【用药提醒】①声哑、咽喉痛同时伴有其他症状，如心悸、胸闷、咳嗽气喘、痰中带血等，应及时去医院就诊；②用于声带小结、息肉之初起，凡声带小结、息肉较重者应当在医生指导下使用。

## 金嗓开音丸

【组成成分】金银花、连翘、玄参、板蓝根、赤芍、黄芩、桑叶、菊花、前胡、苦杏仁（去皮）、牛蒡子、泽泻、胖大海、僵蚕（麸炒）、蝉蜕、木蝴蝶等。

【药物性状】本品为黑褐色的水蜜丸；气微，味甘。

【主要功效】清热解毒，疏风利咽。

【主要作用】用于外感风热邪毒引起的急性、亚急性咽炎、喉炎，主要症状有咽喉肿痛、声音嘶哑、发热、口渴等。

【剂型规格】丸剂，每 10 丸重 1 克。

【服用方法】口服。一次 60～120 丸（6～12 克），一日 2 次。

【用药提醒】凡脾气虚大便溏者慎用。

## 金嗓子喉片

【组成成分】西青果、金银花、薄荷脑、桉油、石斛、罗汉果、橘红、八角茴香油等。

【药物性状】本品为黄棕色至棕褐色的半透明扁圆片；气特异，味甜、有凉喉感。

【主要功效】疏风清热，解毒利咽，芳香辟秽。

【主要作用】用于急性咽炎、急性喉炎所致的咽喉肿痛、干燥灼热、声音嘶哑等症。

【剂型规格】片剂，每片重 2 克。

【服用方法】含服。一次 1 片，一日 6 次，7 天为一个疗程。

## 喉痛灵颗粒

【组成成分】水牛角浓缩粉、野菊花、荆芥穗、板蓝根等。

【药物性状】本品为淡棕色的颗粒；气腥，味甜。

【主要功效】清热，解毒，消炎，利咽喉。

【主要作用】用于咽喉炎、急性化脓性扁桃体炎、感冒发热、上呼吸道炎及疔疮等，主要症见咽喉肿痛、咽喉部可望见白脓点、口腔溃疡等。

【剂型规格】颗粒剂，每袋装 5 克。

【服用方法】温开水冲服。一次 1 袋，一日 3～4 次。

## 复方草珊瑚含片

【组成成分】肿节风浸膏、薄荷脑、薄荷素油。

【药物性状】本品为粉红色至棕红色的片或薄膜衣片；气香，味甜、清凉。

【主要功效】疏风清热，消肿止痛，清利咽喉。

【主要作用】用于外感风热所致的咽喉肿痛、声哑失音。

【剂型规格】片剂，每片重 0.44 克（小片）、1.0 克（大片）。

【服用方法】含服。一次 2 片（小片），每隔 2 小时 1 次，一日 6 次；或一次 1 片（大片），每隔 2 小时 1 次，一日 5～6 次。

【用药提醒】声哑失音较重者，应及时去医院就诊。

## 复方鱼腥草片

【组成成分】鱼腥草、黄芩、板蓝根、连翘、金银花等。

【药物性状】本品为糖衣片，除去糖衣后显棕褐色；味微涩。

【主要功效】清热解毒。

【主要作用】用于外感风热、急性咽炎、扁桃体炎引起的咽喉疼痛。

【剂型规格】片剂，每片重 0.27 克。

【服用方法】口服。一次 4～6 片，一日 3 次。

## 利咽解毒颗粒

【组成成分】板蓝根、金银花、连翘、薄荷、牛蒡子（炒）、山楂（焦）、桔梗、大青叶、僵蚕、玄参、黄芩、地黄、天花粉、大黄、浙贝母、麦冬等。

【药物性状】本品为棕黄色至棕褐色的颗粒；味甜、微苦，或味苦（无蔗糖）。

【主要功效】清肺利咽，解毒退热。

【主要作用】用于外感风热所致的乳蛾、喉痹、痄腮等；急性扁桃体炎、急性咽炎。症见咽痛、咽干、喉核红肿、发热恶寒等症。

【剂型规格】颗粒剂，每袋装 20 克（相当于原药材 19 克）、6 克（无蔗糖，相当于原药材 19 克）。

【服用方法】开水冲服。一次 1 袋，一日 3～4 次。

## 银黄口服液

【组成成分】金银花提取物、黄芩提取物等。

【药物性状】本品为红棕色的澄清液体；味甜、微苦。

【主要功效】清热疏风，利咽解毒。

【主要作用】用于上呼吸道感染、急性扁桃体炎、咽炎，症见咽干、咽痛、扁桃体肿大、口渴、发热等。

【剂型规格】口服液，每支装 10 毫升。

【服用方法】口服。一次 10～20 毫升，一日 3 次；小儿酌减。

## 清喉咽颗粒

【组成成分】连翘、黄芩、玄参、地黄、麦冬。辅料为蔗糖、糊精。

【药物性状】本品为棕色的颗粒；味甜、微苦。

【主要功效】养阴，清咽，解毒。

【主要作用】用于急慢性咽炎、喉炎；急慢性扁桃体炎、局限性白喉、轻度或中度白喉等。症见咽喉疼痛、咽干明显者。

【剂型规格】颗粒剂，每袋装 18 克。

【服用方法】开水冲服。第一次服 2 袋，以后一次服 1 袋，一日 4 次。

【用药提醒】①孕妇慎用；②脾虚大便溏者慎用。

## 甘桔冰梅片

【组成成分】桔梗、薄荷、射干、蝉蜕、乌梅（去核）、冰片、甘草、青果等。

【药物性状】本品为糖衣片，除去糖衣后显褐色；气香，味辛、微苦。

【主要功效】清热开音。

【主要作用】用于失音声哑、咽喉炎，症见声音低沉，甚至嘶哑或不能发声，咽痛，喉痒，黏痰附着，咳嗽，或伴有发热、头痛。

【剂型规格】片剂，每片含药 0.2 克。

【服用方法】口服。一次 2 片，一日 3～4 次。

## ❈ 用于治疗肺胃热盛型咽喉炎的中成药 ❈

以下是几种治疗肺胃热盛型咽喉炎的中成药，均具有清肺泻胃、解毒利咽的功效，在应用的时候要根据具体的症状辨证使用。

| 药品名称 | 最佳适应证 |
|---|---|
| 清火栀麦胶囊 | 咽喉肿痛,伴见发热、目赤、牙痛等症者 |
| 复方青果颗粒 | 咽喉肿痛、口干舌燥、声音嘶哑俱明显者 |
| 冰硼咽喉散 | 咽喉、牙龈肿痛明显,伴有口舌生疮者 |
| 青黛散 | 口腔溃疡、牙龈出血、咽喉灼痛等症明显者 |
| 清咽丸 | 咽喉肿痛、声音嘶哑、口舌干燥者 |
| 西瓜霜润喉片 | 咽喉肿痛、口干舌燥等症者 |
| 喉症丸 | 咽喉红肿灼痛明显者 |
| 珍黄胶囊 | 咽喉红肿灼痛明显,起疔肿者 |
| 消炎灵片 | 咽喉疼痛,伴见发热、咳嗽等症者 |
| 蓝芩口服液 | 咽痛、咽干、咽部灼热感明显者 |

使用注意：

① 用药期间，饮食宜清淡；忌烟、酒及辛辣、生冷、油腻食物。

② 不宜在用药期间同时服用滋补性中成药。

③ 凡声嘶、咽痛初起，兼见恶寒发热、鼻流清涕等外感风寒者忌用。

④ 若声嘶日久，逐渐加重，或伴痰中带血者，应考虑咽喉严重疾病的可能，需及时去医院就诊。

⑤ 高血压、心脏病、肝病、糖尿病、肾病等慢性病严重者，孕妇或正在接受其他治疗的患者，均应在医师指导下使用。

⑥ 用药3天后症状无改善，或出现发热咳嗽加重、鼻流黄涕，并有其他严重症状如胸闷、心悸等时应去医院就诊。

⑦ 儿童必须在成人的监护下使用，请将药品放在儿童不能接触的地方。

⑧ 对本类药品过敏者禁用，过敏体质者应在医师指导下使用。

## 清火栀麦胶囊

【组成成分】穿心莲、栀子、麦冬。

【药物性状】本品为胶囊剂，内容物为黄褐色颗粒状粉末；味极苦。

【主要功效】清热解毒，凉血消肿。

【主要作用】用于咽喉肿痛、发热、牙痛、目赤等。

【剂型规格】胶囊剂，每粒装 0.25 克。

【服用方法】口服。一次 2 粒，一日 2 次。

## 复方青果颗粒

【组成成分】胖大海、青果、金果榄、麦冬、玄参、诃子、甘草。辅料为蔗糖、糊精。

【药物性状】本品为灰褐色的颗粒；气微，味甜、微苦。

【主要功效】清热利咽。

【主要作用】用于治疗咽喉炎，症见口干舌燥、声哑失音、咽喉肿痛等。

【剂型规格】颗粒剂，每袋装 10 克（相当总药材约 11 克）。

【服用方法】开水冲服。一次 1 袋，一日 2～3 次。

## 冰硼咽喉散

【组成成分】冰片、硼砂（炒）、玄明粉、青黛、生石膏。

【药物性状】本品为蓝灰色的粉末；气香，味清凉。

【主要功效】清热解毒，消肿止痛。

【主要作用】用于咽部、齿龈肿痛，口舌生疮等。

【剂型规格】散剂，每瓶装 1.5 克。

【使用方法】外用。取少量，吹敷患处，一日 3～4 次。

【用药提醒】①喷药时不要吸气，以防药粉进入呼吸道而引起呛咳；②本品为局部用药，请按说明书规定用量应用，不宜内服。

## 青黛散

【组成成分】青黛、甘草、硼砂（煅）、冰片、薄荷、黄连、儿茶、人中白（煅）。

【药物性状】本品为靛灰色粉末；气辛凉。

【主要功效】清热解毒，消肿止痛。

【主要作用】用于治疗咽喉炎、口腔溃疡、牙龈出血等，症见口舌黏膜溃烂、咽喉灼痛、牙龈出血等。

【剂型规格】散剂，规格不等。

【使用方法】外用。先用凉开水或淡盐水洗净口腔，然后将药少许吹撒患处，一日2～3次。

## 清咽丸

【组成成分】桔梗、北寒水石、薄荷、诃子肉、甘草、青黛、硼砂（煅）、冰片、乌梅肉等。

【药物性状】本品为黑褐色的大蜜丸；气清凉，味甜、酸、微苦。

【主要功效】清热利咽，生津止渴。

【主要作用】用于肺胃热盛所致的咽喉肿痛、声音嘶哑、口舌干燥、咽下不利。

【剂型规格】丸剂，每丸重6克。

【服用方法】嚼化。一次1丸，一日2～3次。

## 西瓜霜润喉片

【组成成分】西瓜霜、冰片、薄荷素油、薄荷脑等。

【药物性状】本品为浅红色的片；气芳香，味甜而辛凉。

【主要功效】清音利咽，消肿止痛。

【主要作用】用于防治急、慢性咽喉炎，急性扁桃体炎，口腔溃疡，口腔炎，牙龈肿痛等病。症见咽喉肿痛、声音嘶哑、口干舌燥、口腔黏膜或牙龈肿溃溃烂等。

【剂型规格】片剂，每片重0.6克、1.2克。

【服用方法】含服。每小时含化小片2～4片，大片1～2片。

【用药提醒】扁桃体化脓或发热体温超过38.5℃的患者应去医院就诊。

# 喉症丸

【组成成分】板蓝根、人工牛黄、冰片、猪胆汁、玄明粉、青黛、雄黄、硼砂、蟾酥（酒制）、百草霜。

【药物性状】本品为黑色的小丸，除去外衣后显棕黄色；气微，味先苦后麻。

【主要功效】清热解毒，消肿止痛。

【主要作用】用于咽炎、喉炎、扁桃体炎及一般疮疖，症见咽喉红肿灼痛明显，伴见口干舌燥，重者饮食吞咽受影响；或用于疮疖未溃破者。

【剂型规格】丸剂，每224粒重1克。

【使用方法】含化，3～10岁儿童一次2～5粒，成人一次5～10粒，一日2次。外用疮疖初起，红肿热痛未破者，将丸用凉开水化开涂于红肿处，日涂数次。

【用药提醒】①孕妇及哺乳期妇女忌服；②本品不宜过量服用或长期服用；③疮已溃破者不可外敷；④本品为治疗肺胃热盛所致的喉痹、喉瘖、乳蛾的常用中成药，若属阴虚火旺者忌用；⑤本品不宜与四环素、土霉素等四环素类抗生素合用；⑥本品不宜与硫酸镁、硫酸亚铁、硫酸阿托品、硫酸胍生片等硫酸盐联用；⑦本品不宜与酶制剂同用；⑧本品不宜与链霉素、卡那霉素、庆大霉素等氨基糖苷类抗生素合用；⑨本品不宜与洋地黄、地高辛、西地兰等强心苷类西药合用。

# 珍黄胶囊

【组成成分】珍珠、人工牛黄、三七、冰片、猪胆粉、黄芩浸膏粉、薄荷素油。

【药物性状】本品为胶囊剂，内容物为黄色至深黄色粉末；气香，味辛凉而苦。

【主要功效】清热解毒，消肿止痛。

【主要作用】用于咽喉炎、疮疡热疖，症见咽喉红肿灼痛、口干口渴，严重者肿起成疖肿，或见皮肤、黏膜起疮疡热疖。

【剂型规格】胶囊剂，每粒装 0.2 克。

【使用方法】口服，一次 2 粒，一日 3 次。外用，取药粉用米醋或冷开水调成糊状，敷患处。

【用药提醒】患处破烂、出脓者不可外敷。

## 消炎灵片

【组成成分】苦玄参、肿节风、毛冬青、千里光、甘草。辅料为淀粉。

【药物性状】本品为薄膜衣片，除去包衣后显棕黑色；味苦。

【主要功效】清热解毒，消肿止痛。

【主要作用】用于咽炎、扁桃体炎、支气管炎咳嗽，症见咽喉疼痛，伴见发热、咳嗽等。

【剂型规格】片剂，每片重 0.32 克。

【服用方法】口服。一次 3～4 片，一日 3～4 次。

【用药提醒】平时脾胃虚弱、大便较稀者不宜使用。

## 蓝芩口服液

【组成成分】板蓝根、黄芩、栀子、黄柏、胖大海。辅料为蔗糖、苯甲酸钠、聚山梨酯 80。

【药物性状】本品为棕红色液体；味甜、微苦。

【主要功效】清热解毒，利咽消肿。

【主要作用】用于急性咽炎，症见咽痛、咽干、咽部灼热感明显者。

【剂型规格】口服液，每支装 10 毫升。

【服用方法】口服。一次 10 毫升，一日 3 次。

【用药提醒】①脾虚便溏者及胃痛者慎用，孕妇慎用；②个别患者服药后可出现轻度腹泻，可自行缓解。

由于人们的生活习惯以及饮食嗜好，肺胃热盛型咽喉炎在生活中较为常见，用来治疗这种类型咽喉炎的中成药也相对较多，以下再列举常见的几种，大家在选用时可作为参考。

| 药物名称 | 主要功效 | 适应证 |
|---|---|---|
| 金银花糖浆 | 清热解毒 | 咽喉肿痛伴见发热口渴、热疖疮疡者 |
| 咽康含片 | 清热解毒，养阴利咽 | 咽喉不适或有异物感，灼痛，或伴有全身发热、头痛等症状 |
| 冬凌草片 | 清热解毒，消肿散结，利咽止痛 | 咽部异物感明显，慢性扁桃体炎 |
| 西黄清醒丸 | 清利咽喉，解热除烦 | 口苦舌燥，咽喉肿痛，烦躁不安，气滞胸满，头晕耳鸣 |
| 菊梅利咽含片 | 清肺利咽，消肿止痛 | 用于急、慢性咽炎，症见咽痛、咽干、异物感 |
| 蓝蒲解毒片 | 清热解毒 | 咽喉肿痛明显，伴口臭、口干者 |

## ❀ 用于治疗阴虚型咽喉炎的中成药 ❀

以下几种中成药可以用来治疗阴虚型咽喉炎，基本具有滋阴清热、生津止渴、利咽开音等功效，药物组成的不同决定了相互之间治疗功效的差别，在选用的时候要仔细辨别，选用最合适的药物。

| 药物名称 | 最佳适应证 |
|---|---|
| 铁笛丸 | 咽干、声音嘶哑明显者 |
| 复方罗汉果含片 | 咽喉炎，症见咽痛、咽干、干咳、少痰明显者 |
| 润喉丸 | 咽喉疼痛明显，伴见喉痒咳嗽、声音嘶哑者 |
| 含化上清片 | 咽喉干燥不适、口渴明显，伴见咳嗽不爽、声音嘶哑者 |
| 金鸣片 | 咽喉肿痛，声哑失音；或用声过度引起者 |

| 药物名称 | 最佳适应证 |
| --- | --- |
| 利咽灵片 | 咽喉干痛、异物感、发痒灼热明显者 |
| 银菊清咽颗粒 | 咽喉肿痛及暑热烦渴、饮水不解者 |
| 咽炎片 | 咽干、咽痒、刺激性咳嗽明显者 |
| 金参润喉合剂 | 咽喉疼痛、咽痒、异物感明显者 |
| 健民咽喉片 | 以咽喉肿痛、失音为主症者 |

使用注意：

① 服药期间，饮食宜清淡；忌烟、酒及辛辣、生冷、油腻食物。

② 不宜在服药期间同时服用温补性中成药。

③ 凡声嘶、咽痛初起，兼见恶寒发热、鼻流清涕等外感风寒者慎用。

④ 若声嘶日久，逐渐加重，或伴痰中带血者，应考虑咽喉严重疾病的可能，需及时去医院就诊。

⑤ 高血压、心脏病、肝病、糖尿病、肾病等慢性病严重者，孕妇或正在接受其他治疗的患者，均应在医师指导下服用。

⑥ 平素脾虚大便溏者慎用。

⑦ 服药3天后症状无改善，或出现发热咳嗽加重、鼻流黄涕，并有其他严重症状如胸闷、心悸等时应去医院就诊。

⑧ 儿童必须在成人的监护下使用，请将药品放在儿童不能接触的地方。

⑨ 对本类药品过敏者禁用，过敏体质者应在医师指导下使用。

## 铁笛丸

【组成成分】麦冬、玄参、瓜蒌皮、诃子肉、青果、凤凰衣（去硬壳）、桔梗、浙贝母、茯苓、甘草。

【药物性状】本品为褐色的大蜜丸；味甘、苦、酸。

【主要功效】润肺利咽，生津止渴。

【主要作用】用于急性喉炎、慢性咽炎等，症见咽干、声音嘶哑明显，伴见咽喉疼痛、口渴等。

【剂型规格】丸剂，每丸重 3 克。

【服用方法】口服或含化。一次 2 丸，一日 2 次。

## 复方罗汉果含片

【组成成分】罗汉果、金银花、诃子、玄参、细辛、薄荷油等。

【药物性状】本品为棕灰色的圆形片；有薄荷香气，味甘。

【主要功效】滋阴润肺，利咽止痛。

【主要作用】用于咽喉炎，症见咽痛、咽干、干咳、少痰明显者。

【剂型规格】片剂，每片重 0.5 克。

【服用方法】含服。一次 2 片，一日 4 次。

## 润喉丸

【组成成分】甘草、玄明粉、薄荷脑、乌梅（去核）、食盐、蝉蜕、马蹄粉。

【药物性状】本品为黑褐色的水蜜丸；味甘、微苦而辛凉。

【主要功效】润喉生津，开音止痛，疏风清热。

【主要作用】用于急、慢性咽炎及喉炎，症见咽喉疼痛明显，伴见喉痒咳嗽、声音嘶哑。

【剂型规格】丸剂，每丸重 0.5 克。

【服用方法】含服。一次 1~2 丸，一日数次。

## 含化上清片

【组成成分】乌梅（肉）、天花粉、前胡、葛根、桔梗、檀香、薄荷脑。辅料为硬脂酸镁、蔗糖、淀粉、胭脂红、橘子香精。

【药物性状】本品为浅红灰色的片；气芳香、微凉，味酸甜。

【主要功效】利肺生津，清喉散火。

【主要作用】用于急慢性咽炎、扁桃体炎，症见咽喉干燥不适、口渴、咳嗽不爽、声音嘶哑等。

【剂型规格】片剂，每片重 0.6 克。

【服用方法】含服。一次 1 片，即时含化。

## 金鸣片

【组成成分】地黄、硼砂（煅）、玄参、人工牛黄、麦冬、冰片、丹参、薄荷脑、乌梅、珍珠粉、玄明粉等。

【药物性状】本品为淡棕色片或薄膜衣片，除去薄膜衣后显淡棕色；有薄荷香气，味甘、微酸咸。

【主要功效】清热生津，开音利咽。

【主要作用】用于慢性咽炎、慢性喉炎，症见咽喉肿痛、声哑失音，或用声过度后的咽干、喉痒、发声费力、起声困难等。

【剂型规格】片剂，每片重 0.6 克。

【服用方法】含化。一次 1～2 片，一日 3～4 次。

【用药提醒】声带肌无力证因气虚所致的失音慎用。

## 利咽灵片

【组成成分】穿山甲（制）、土鳖虫、僵蚕、牡蛎（煅）、玄参。

【药物性状】本品为薄膜衣片，除去薄膜衣后显灰褐色至棕黑色；味辛、咸、微苦。

【主要功效】活血通络，益阴散结，利咽止痛。

【主要作用】用于急、慢性咽喉炎，症见咽喉干痛、异物感、发痒灼热等。

【剂型规格】片剂，每片重 0.44 克。

【服用方法】口服。一次 3～4 片，一日 3 次。

【用药提醒】孕妇禁用。

## 银菊清咽颗粒

【组成成分】地黄、麦冬、玄参、菊花、金银花、胖大海、甘草。

【药物性状】本品为淡棕色至棕黄色的颗粒；味甜。

【主要功效】生津止渴，清凉解热。

【主要作用】用于阴虚火旺所致的咽喉肿痛及暑热烦渴、饮水不解者。

【剂型规格】颗粒剂，每袋装 15 克。

【服用方法】开水冲服。一次 15 克，一日 3 次。

## 咽炎片

【组成成分】玄参、百部（制）、天冬、牡丹皮、麦冬、款冬花（制）、木蝴蝶、地黄、板蓝根、青果、蝉蜕、薄荷油。辅料为硬脂酸镁、桃胶、滑石粉、蔗糖、色素（柠檬黄、靛蓝）、虫白蜡。

【药物性状】本品为圆形糖衣片，除去糖衣后显棕褐色；味微苦、辛。

【主要功效】养阴润肺，清热解毒，清利咽喉，镇咳止痒。

【主要作用】用于慢性咽炎，症见咽干、咽痒、刺激性咳嗽等。

【剂型规格】片剂，每片重 0.25 克。

【服用方法】口服。一次 5 片，一日 3 次。

## 金参润喉合剂

【组成成分】玄参、地黄、金银花、连翘、桔梗、射干、板蓝根、甘草、冰片等。

【药物性状】本品为深棕色的液体，有特异清凉味。

【主要功效】养阴生津，清热解毒，消痰散结，利咽止痛。

【主要作用】用于阴虚型慢性咽炎及热痰证等，症见咽喉疼痛、咽痒、异物感明显。

【剂型规格】合剂，每瓶装 200 毫升。

【服用方法】口服。一次 20 毫升，一日 4 次。

【用药提醒】服药后偶见腹胀、腹痛、腹泻；脾胃虚弱者慎服。

## 健民咽喉片

【组成成分】玄参、麦冬、蝉蜕、诃子、桔梗、板蓝根、胖大海、地黄、西青果、甜叶菊、甘草、薄荷素油、薄荷脑等。

【药物性状】本品为薄膜衣片，除去包衣后显黄褐色；气香，味酸甜，具清凉感。

【主要功效】清咽利喉，养阴生津，解毒泻火。

【主要作用】用于急、慢性咽喉炎及感冒等，症见咽喉肿痛、失音等。

【剂型规格】片剂；小片每片相当于原药材 0.292 克，大片每片相当于原药材 0.44 克。

【服用方法】含服。一次 2～4 片（小片）或 2 片（大片），每隔 1 小时 1 次。

由于疾病失治误治、现在人们经常熬夜等不良生活习惯、饮食嗜好等因素，阴虚型咽喉炎在生活中较为常见，用来治疗这种类型咽喉炎的中成药也相对较多，以下再列举常见的几种，大家在选用时可作为参考。

| 药物名称 | 主要功效 | 适应证 |
|---|---|---|
| 金嗓清音丸 | 养阴清肺，化痰利咽 | 咽喉肿痛、咽异物感明显者 |
| 青果丸 | 清热利咽，消肿止痛 | 咽喉肿痛，失音声哑，口干舌燥，干咳 |
| 玄麦甘桔含片 | 清热滋阴，祛痰利咽 | 口鼻干燥，咽喉肿痛 |
| 余甘子喉片 | 清热润燥，利咽止痛 | 咽喉干燥疼痛，口渴明显 |
| 金果饮咽喉片 | 养阴生津，清热利咽，润肺开音 | 咽喉疼痛，咽干口渴，声音嘶哑，或有干咳等 |
| 清咽饮茶 | 养阴清热，润肺利咽 | 咽干、咽异物感明显 |
| 慢咽宁袋泡茶 | 养阴清热，消肿利咽 | 咽痛，咽干，咽赤灼热，有黏痰不易咳出 |
| 乌梅人丹 | 生津解渴，清凉润喉 | 口臭、口干、喉痛等症明显者 |

## 第六节　迎风流泪

我们每个人都有产生泪液的泪腺和排出泪液的泪道（包括泪小点、泪小管、泪囊和鼻泪管）。在正常情况下，由泪腺分泌的泪液，一部分用来润滑眼球，一部分被蒸发掉了，一部分通过泪道流入鼻腔内。有些人对寒冷刺激比较敏感，当眼睛受到冷空气的刺激时，泪腺分泌功能增强，便分泌出较多的泪液。同时，泪小管遇到冷风刺激，眼部的括约肌发生痉挛性收缩，这样，本来就比较细的泪小管，不能把过多的泪液排出去，便出现了流泪现象。实际上这种现象是泪腺对寒冷刺激所产生的一种保护性生理反应。

中医认为，迎风流泪多由肝肾两虚、气血不足、外受风邪、目窍约束无力所致，也可由鼻部疾病引起泪道不畅而发。症见迎风泪出汪汪，拭之即生，冬季泪多，夏季泪少，或四季不分皆常泪下者。

另外，沙眼、慢性结膜炎、泪道炎症（例如慢性泪囊炎等）、泪小点位置异常，均可导致泪道的狭窄或阻塞，而使泪液的排出受到阻碍。因此，尽管在室内也会出现流泪症状（确切地说，应称为"溢泪"），遇到寒风便加重。这种"迎风流泪"则不属于本病范畴。

治疗方面，西医一般采用热敷等物理手段，在必要的时候可适当用抗生素眼药水，比如氯霉素眼药水等点眼预防造成其他疾病；中医可采用针灸、中药等方法治疗，一般分为三型进行治疗，若肝肾阴虚者治宜滋补肝肾，气血不足者则补益气血，外风明显者清热祛风，各型都酌加明目之品。

### 自我鉴别

① 肝肾阴虚流泪：流泪清稀，视物模糊，头晕耳鸣，手脚心热，盗汗，腰膝酸软。

② 血虚流泪：时时流泪，量不多，不能久视，面色无华，心悸健忘，神疲乏力；或产后失血过多导致迎风流泪。

③ 风邪流泪：不时绵绵流泪，而且自感两眼隐涩不爽，遇风头痛，且流泪加重。

眼睛部位小，但病种多，很多情况下"迎风流泪"只是别的眼病的一种症状，所以在治疗的时候，如有其他眼病，要注意鉴别并治疗，以免误诊。如果仅仅有迎风流泪的症状，又不愿意去医院就诊的话，可以自己先鉴别一下，采用中成药自我治疗一段时间，如果效果不佳或者病情加重，就要及时就诊，以免耽误病情，徒增痛苦。

| 药物名称 | 最佳适应证 |
| --- | --- |
| 明目地黄丸 | 肝肾阴虚型迎风流泪 |
| 龙泽熊胆胶囊 | 外受风热或肝经湿热引起者,伴见羞明、目赤肿痛等 |
| 珍珠八宝眼药 | 迎风流泪、怕光、眼睛红肿,甚者眼缘溃烂等 |
| 拨云退翳丸 | 迎风流泪,伴隐痛、视物不清等症状 |
| 明目蒺藜丸 | 风邪引起的迎风流泪,伴见眼屎多、畏光、眼缘红肿溃烂等症 |
| 白敬宇眼药 | 迎风流泪,伴视物昏花、眼边刺痒、溃烂肿痛等症 |
| 桑麻丸(口服液) | 肝肾不足所致迎风流泪 |
| 蚕茧眼药 | 风热引起的迎风热泪、畏光、眼缘红肿等症 |

使用注意：

① 忌生冷、油腻食物，鱼、虾腥物，辛辣刺激性食物；忌烟酒，饮食宜清淡。

② 感冒等呼吸道急、慢性感染时慎用。

③ 高血压、心脏病、肝病、糖尿病、肾病等慢性病严重者应在医师指导下使用。

④ 儿童、孕妇、哺乳期妇女、年老体弱者应在医师指导下使用。

⑤ 突发或伴其他眼病者应去医院就诊。

⑥ 用药后有眼痒、眼睑皮肤潮红、结膜水肿等不适者停用，并到医院就诊；如无不良反应，用药 1 周症状无缓解，应去医院就诊。

⑦ 对本类药品过敏者禁用，过敏体质者慎用。

⑧ 如正在使用其他药品，使用前请咨询医师或药师。

## 明目地黄丸

【组成成分】熟地黄、山茱萸（制）、牡丹皮、山药、茯苓、泽泻、枸杞子、菊花、当归、白芍、蒺藜、石决明（煅）。

【药物性状】本品为黑褐色至黑色的水蜜丸、黑色的小蜜丸或大蜜丸；气微香，味先甜而后苦、涩。

【主要功效】滋肾，养肝，明目。

【主要作用】用于肝肾阴虚型迎风流泪，症见迎风流泪、目涩畏光、视物模糊，伴见头晕耳鸣、手脚心热、盗汗、腰膝酸软等。

【剂型规格】丸剂；水蜜丸每袋装 6 克，小蜜丸每 100 粒重 12 克，大蜜丸每丸重 9 克。

【服用方法】口服。水蜜丸一次 6 克，小蜜丸一次 9 克，大蜜丸一次 1 丸，一日 2 次。

【用药提醒】暴发火眼者忌用，其表现为眼白充血发红、怕光、流泪、眼屎多。

## 龙泽熊胆胶囊

【组成成分】龙胆、泽泻（盐制）、地黄、当归、栀子、菊花、车前子（盐制）、决明子、柴胡、防风、黄芩、木贼、黄连、薄荷脑、大黄、冰片、熊胆粉等。

【药物性状】本品为胶囊剂，内容物为浅棕色至棕褐色的粉末；气清凉，味苦、微辛。

【主要功效】清热散风，止痛退翳。

【主要作用】用于外受风热或肝经湿热引起的目赤肿痛，羞明，多泪。

【剂型规格】胶囊剂，每粒装 0.25 克。

【服用方法】口服。一次 4 粒，一日 2 次。

【用药提醒】孕妇禁用；肝肾阴虚患者慎用。

## 珍珠八宝眼药

【组成成分】珍珠、冰片、炉甘石（煅）、硇砂（制）、牛黄、硼砂（煅）、石蟹（煅）、黄连干浸膏。

【药物性状】本品为淡棕色的粉末；气香。

【主要功效】消障明目，止痛退肿。

【主要作用】用于红眼、白障、赤肿烂眼等病，症见迎风流泪、怕光、眼睛红肿、眼睑溃烂等。

【剂型规格】散剂，每瓶装 1.2 克。

【使用方法】外用。洗净患处，将药粉少许点入眼角，合眼片刻。一日 3 次。

【用药提醒】孕妇禁用。

## 拨云退翳丸

【组成成分】密蒙花、蒺藜（盐炒）、菊花、木贼、蛇蜕、蝉蜕、荆芥穗、蔓荆子、薄荷、当归、川芎、黄连、地骨皮、花椒、楮实子、天花粉、甘草。

【药物性状】本品为黑褐色至黑色的蜜丸；气芳香，味苦。

【主要功效】散风明目，消障退翳。

【主要作用】用于目翳外障、视物不清、隐痛流泪等。

【剂型规格】丸剂；大蜜丸每丸重 9 克，小蜜丸每丸重 1.5 克。

【服用方法】口服。大蜜丸一次 1 丸，小蜜丸一次 6 丸，一日 2 次。

【用药提醒】孕妇禁用；糖尿病患者禁服。

## 明目蒺藜丸

【组成成分】蒺藜（盐水炙）、菊花、地黄、当归、蔓荆子（微炒）、密蒙花、决明子（炒）、木贼、蝉蜕、黄连、黄芩、荆芥、旋覆花、栀子（姜水炙）、石决明、川芎、黄柏、防风、白芷、薄荷、连翘、赤芍、甘草。

【药物性状】本品为黄褐色的水丸；气微，味微辛、苦。

【主要功效】清热散风，明目退翳。

【主要作用】用于外感风邪或上焦火盛引起的暴发火眼、迎风流泪、云蒙障翳等，症见畏光、多眼屎、眼边红赤溃烂、肿胀痒痛、迎风流泪。

【剂型规格】丸剂，每20粒重1克。

【服用方法】口服。一次1袋（9克），一日2次。

【用药提醒】孕妇禁用。

## 白敬宇眼药

【组成成分】石决明（煅）、熊胆、珍珠（豆腐炙）、海螵蛸、炉甘石（煅、黄连水飞）、硇砂（炙）、麝香、冰片。

【药物性状】本品为乳黄色的软膏；气香，味苦。

【主要功效】明目止痛，消肿止痒。

【主要作用】用于暴发火眼、胬肉攀睛、云翳多蒙等眼病，症见眼边刺痒、溃烂肿痛、视物昏花、迎风流泪等。

【剂型规格】膏剂，每管装1.2克。

【使用方法】外用。取少许，点眼角内，一日3次。

【用药提醒】①孕妇禁用；②本品为外用药，忌内服。

## 桑麻丸（口服液）

【组成成分】桑叶、黑芝麻（炒）。口服液中辅料为蜂蜜（炼）、苯甲酸钠。

【药物性状】本品丸剂为灰绿色的水丸；味微苦、涩。本品口服液为棕褐色至黑褐色的液体；气香，味甜、微苦。

【主要功效】滋养肝肾，祛风明目。

【主要作用】用于肝肾不足所引起的迎风流泪等，伴见头晕眼花、视物不清。

【剂型规格】丸剂，每 50 粒重约 3 克；口服液，每支装 10 毫升。

【服用方法】口服。丸剂一次 6 克，一日 3 次；口服液一次 10 毫升，一日 3 次。

【用药提醒】①因风热上犯而红眼流泪者慎用；②大便溏稀者忌服。

## 蚕茧眼药

【组成成分】黄连、菊花、花椒、防风、大青盐、郁李仁、当归、苦杏仁（去皮炒）、铜绿、蕤仁、白矾、冰片、芒硝。

【药物性状】本品为倒圆锥形，外裹丝绵的粗粉末；气微香，味苦。

【主要功效】清热散风，消肿止痛。

【主要作用】用于暴发火眼、睑烂痛痒、羞明热泪等症。

【剂型规格】散剂，每个药茧装 3 克。

【使用方法】外用。将药茧周围用针扎孔，开水泡熏洗。

【用药提醒】①本品为外用药，忌内服；②同时外用其他眼药，应间隔 1 小时后使用。

**防治提醒：**

① 引起迎风流泪的原因很多，若由其他眼部疾病或者其他疾病引起者，应以治疗原发病为主。

② 本病需与泪囊炎或炎症性泪囊梗阻引起的眼泪增多相鉴别，本病的特点是泪囊无异常，按压睛明穴无泪液溢出，冲洗泪道时未见不畅或不通，也无黏液外溢。

③ 本病重在预防，要注意个人卫生，不要随便用脏手揉眼睛，脸盆、毛巾要个人专用，避免传染沙眼、结膜炎等。

④ 一旦引起其他眼部疾病，要及时去医院就诊，切不可大意。

## 第七节　　鼻炎及鼻窦炎

　　鼻炎是由于急性或慢性的鼻黏膜炎症如病毒、病菌感染，或刺激物的作用下受损而导致的。鼻炎主要会导致鼻塞、流涕、喷嚏、鼻痒、鼻干、鼻出血、嗅觉减退等鼻部症状，同时还会引起咽炎、头痛及眼部症状；此外它还会影响人的睡眠质量、听力以及学习能力。

　　西医主要根据不同的病因、发病机制及病理改变等把鼻炎分为急性鼻炎、慢性鼻炎（慢性单纯性鼻炎、慢性肥厚性鼻炎）、变应性鼻炎、萎缩性鼻炎、干燥性鼻炎等。各自有不同的表现，患者可以根据各种鼻炎的特殊性表现加以辨别并选择合适的药物。

　　上颌窦、筛窦、额窦和蝶窦的黏膜发炎统称为鼻窦炎。鼻窦炎是鼻窦黏膜的非特异性炎症，为一种鼻科常见多发病。根据病程及表现可分为急性和慢性两类。急性化脓性鼻窦炎多继发于急性鼻炎，以鼻塞、多脓涕、头痛为主要特征；慢性化脓性鼻窦炎常继发于急性化脓性鼻窦炎，以多脓涕为主要表现，可伴有轻重不一的鼻塞、头痛及嗅觉障碍。

　　中医有多种鼻病名，如"伤风鼻塞""鼻窒""鼻槁""鼻鼽"等，其中可以根据症状分别与西医的各种类型的鼻炎及鼻窦炎相对应。鼻病的发生，外邪多为风、热、寒、湿，内因多为肺、脾、胆、肾功能失常。急性者多为外邪或内邪侵袭肺经，阻闭鼻窍而成；慢性者多因脾肺虚弱、肺气不足致卫外不固，易感外邪；脾虚则运化失职，痰湿滞留，瘀结鼻窍，而成鼻疾。故鼻病多从肺论治，但应兼顾心、脾、胆、肾诸脏腑。治疗时除了全身辨证之外，要注意鼻窍及鼻窦的生理特殊性，加用芳香通窍、益气化浊类药物，以取良效。

如果平时有鼻部不舒服的症状，可以根据下面列举的各种类型鼻炎及鼻窦炎的特征性表现，加以辨别，积极预防治疗。当然，如果症状明显，影响到工作和生活，应及时到医院耳鼻喉科门诊求助专业医师，以免病情延误，危害自身健康。

| 病名 | | 主要表现 |
| --- | --- | --- |
| 急性鼻炎 | | 鼻塞，水样鼻涕（后期可发展为黏液性、黏脓性或脓性），嗅觉减退，闭塞性鼻音，多伴随全身症状，急性发作，病程短，可自愈 |
| 慢性鼻炎 | 单纯性 | 间歇性、交替性鼻塞，黏液性鼻涕、量多；病程长 |
| | 肥厚性 | 持续性鼻塞，鼻涕不多，黏液性或黏脓性、不易擤出；病程长 |
| 变应性鼻炎 | | 鼻痒，阵发性喷嚏，大量清水涕，鼻塞，嗅觉减退；晨起症状较重 |
| 萎缩性鼻炎 | | 鼻、咽干燥感明显，鼻出血，自觉鼻塞，嗅觉丧失，鼻气恶臭；检查见鼻甲萎缩、鼻腔宽大 |
| 干燥性鼻炎 | | 鼻腔干燥感明显，易出鼻血，嗅觉减退；检查无明显鼻甲萎缩 |
| 鼻窦炎 | | 鼻塞，流黄或白脓涕，伴头额部、眉棱骨处、鼻根部或上颌部疼痛明显 |

现在治疗鼻炎及鼻窦炎的中成药主要以辨病治疗为主，结合辨证治疗，下面就列举几种治疗鼻炎及鼻窦炎的中成药，简略介绍各自的适应证，在大家需要的时候可以参考使用。

| 药品名称 | 最佳适应证 |
| --- | --- |
| 千柏鼻炎片 | 鼻塞，鼻腔灼热，流涕黄稠，嗅觉迟钝 |
| 鼻炎片 | 鼻塞、流涕，伴有发热、头痛明显者 |

| 药品名称 | 最佳适应证 |
|---|---|
| 辛芩颗粒 | 鼻塞,喷嚏,流清涕,平时易感冒、出汗 |
| 鼻炎康片 | 鼻塞、流涕、鼻腔烧灼感明显者 |
| 香菊胶囊 | 鼻塞、流黄涕、头痛者 |
| 鼻渊舒胶囊 | 鼻塞,流大量黄脓涕,头痛明显者 |
| 霍胆片 | 鼻塞,流脓涕或浊涕,头痛症状明显者 |
| 鼻窦炎口服液 | 鼻塞不通、流黄脓涕、头痛明显者 |
| 鼻通宁滴剂 | 鼻塞不通明显者 |
| 通窍鼻炎片 | 鼻塞、流涕、头痛;平时身体较差、易感冒 |
| 都梁丸 | 鼻塞不通,流清涕,伴头痛时发时止者 |
| 滴通鼻炎水喷雾剂 | 鼻塞、喷嚏、流涕;平时身体较差,怕冷 |
| 复方木芙蓉涂鼻膏 | 鼻塞、流涕、打喷嚏、鼻腔灼热等症 |
| 鼻渊丸 | 鼻塞、流黄涕、嗅觉减退或消失、头痛等症状明显者 |
| 鼻炎糖浆 | 鼻塞不通、流清涕、鼻冷、嗅觉减退、头痛 |

使用注意:

① 忌烟、酒及辛辣、生冷、油腻食物。

② 不宜在用药期间同时服用滋补性中成药。

③ 高血压、心脏病、肝病、糖尿病、肾病等慢性病严重者,正在接受其他治疗的患者,均应在医师指导下使用。

④ 孕妇、儿童及老年患者均应在医师指导下使用。

⑤ 用药3天后症状无改善,或出现发热咳嗽加重,并有其他严重症状如胸闷、心悸等时应去医院就诊。

⑥ 用药期间,饮食宜清淡;宜多饮白开水,汗出勿令太过。

⑦ 对本类药品过敏者禁用,过敏体质者应在医师指导下使用。

## 千柏鼻炎片

【组成成分】千里光、卷柏、羌活、决明子、麻黄、川芎、白芷。

【药物性状】本品为糖衣片，除去糖衣后显棕黑色；味苦。

【主要功效】清热解毒，活血祛风，宣肺通窍。

【主要作用】用于治疗急、慢性鼻炎；症见鼻塞时轻时重，鼻痒气热，流涕黄稠，或持续性鼻塞，嗅觉迟钝。

【剂型规格】片剂，每片重0.3克。

【服用方法】口服。一次3～4片，一日3次。

【用药提醒】①方中含有麻黄，驾车或从事其他需要集中注意力的工作的患者不宜服用；②本品种所含千里光有小毒，不宜过量或久服。

## 鼻炎片

【组成成分】苍耳子、辛夷、防风、连翘、野菊花、五味子、桔梗、白芷、知母、荆芥、甘草、黄柏、麻黄、细辛。

【药物性状】本品为糖衣片或薄膜衣片，除去包衣后显棕色；气香，味苦。

【主要功效】祛风宣肺，清热解毒。

【主要作用】用于急、慢性鼻炎，症见鼻塞、流涕、发热、头痛。

【剂型规格】片剂，薄膜衣片每片重0.5克。

【服用方法】口服。一次3～4片（糖衣片）或2片（薄膜衣片），一日3次。

【用药提醒】严格按用法用量服用，本品不宜长期服用。

## 辛芩颗粒

【组成成分】细辛、黄芩、荆芥、白芷、桂枝、苍耳子、石菖蒲、黄芪、白术、防风。

【药物性状】本品为灰黄色至棕黄色的颗粒；味甜、微苦。或为棕黄色至棕褐色的颗粒；味微甜、微苦。

【主要功效】益气固表，祛风通窍。

【主要作用】用于过敏性鼻炎，尤其平时容易感冒、出汗者。

【剂型规格】颗粒剂，每袋装 20 克（含蔗糖）、5 克（无蔗糖）。

【服用方法】开水冲服。一次 1 袋，一日 3 次，20 日为一个疗程。

## 鼻炎康片

【组成成分】广藿香、苍耳子、鹅不食草、野菊花、黄芩、麻黄、当归、猪胆粉、薄荷油、马来酸氯苯那敏。辅料为硬脂酸镁、二氧化硅、氢氧化铝、淀粉、滑石粉、麦芽糊精、薄膜包衣预混剂。

【药物性状】本品为糖衣片，除去包衣后显浅褐色至褐棕色；味微甘而苦涩、有凉感。

【主要功效】清热解毒，宣肺通窍，消肿止痛。

【主要作用】用于急、慢性鼻炎，过敏性鼻炎；适用于鼻塞、流涕、鼻腔烧灼感明显者。

【剂型规格】片剂，每片重 0.37 克（含马来酸氯苯那敏 1 毫克）。

【服用方法】口服。一次 4 片，一日 3 次。

【用药提醒】用药期间不宜驾驶车辆、管理机器及高空作业等。

## 香菊胶囊

【组成成分】化香树果序（除去种子）、黄芪、夏枯草、野菊花、防风、辛夷、白芷、甘草、川芎等。

【药物性状】本品为胶囊剂，内容物呈黄棕色至棕褐色；气微香，味甘、微酸、微苦。

【主要功效】辛散祛风，清热通窍。

【主要作用】用于急、慢性鼻炎及鼻窦炎；适用于鼻塞、流黄涕、头痛者。

【剂型规格】胶囊剂，每粒胶囊含药物 0.3 克。

【服用方法】口服。一次 2～4 粒，一日 3 次。

## 鼻渊舒胶囊

【组成成分】辛夷、苍耳子、栀子、黄芩、黄芪、川芎、柴胡、细辛、薄荷、川木通、茯苓、白芷、桔梗。

【药物性状】本品为胶囊剂，内容物为棕黄色至棕褐色的颗粒及粉末；味苦。

【主要功效】疏风清热，祛湿通窍。

【主要作用】用于急性鼻炎或急性鼻窦炎，症见鼻塞，流黄脓稠涕、量多，头昏头痛，发热，口苦心烦等。

【剂型规格】胶囊剂，每粒胶囊含药物 0.3 克。

【服用方法】口服。一次 3 粒，一日 3 次；7 天为一个疗程或遵医嘱。

## 藿胆片

【组成成分】广藿香叶提取物、猪胆粉。

【药物性状】本品为棕褐色的圆形糖衣片，除去糖衣后显淡褐色；具有引湿性，气芳香，味苦。

【主要功效】芳香化浊，清热通窍。

【主要作用】用于鼻炎及鼻窦炎；适用于鼻塞、流脓涕或浊涕、头痛症状明显的患者。

【剂型规格】片剂，每片重 0.2～0.3 克。

【服用方法】口服。一次 3～5 片，一日 2～3 次；儿童酌减或遵医嘱，饭后服用。

【用药提醒】凡脾气虚，症见鼻涕清稀者，应在医生指导下使用。

## 鼻窦炎口服液

【组成成分】辛夷、荆芥、薄荷、桔梗、竹叶柴胡、苍耳子、白芷、川芎、黄芩、栀子、茯苓、川木通、黄芪、龙胆草等。

【药物性状】本品为深棕黄色至深棕褐色的液体；气芳香，

味苦。

【主要功效】疏散风热，清热利湿，宣通鼻窍。

【主要作用】用于急、慢性鼻炎，鼻窦炎；症见鼻塞不通、流黄稠涕、头昏头痛等。

【剂型规格】口服液，每支装 10 毫升。

【服用方法】口服。一次 10 毫升，一日 3 次，20 天为一个疗程。

【用药提醒】①凡属鼻涕清稀的虚证型患者忌用；②用药后如感觉唇部麻木，应停服；③本品中苍耳子有毒，对肾脏有一定的损害，故不建议长期服用。

## 鼻通宁滴剂

【组成成分】鹅不食草、辛夷。

【药物性状】本品为微黄色的液体水剂；气芳香，略刺鼻。

【主要功效】通窍开塞，消炎散毒。

【主要作用】用于慢性鼻炎、伤风鼻塞；鼻塞不通明显者。对鼻息肉有辅助治疗作用。

【剂型规格】滴剂，每支装 10 毫升。

【使用方法】外用。滴鼻：一次 1～2 滴，一日 2～3 次。

【用药提醒】①本品为外用滴鼻药，忌滴眼及内服；②本品仅用于感冒鼻炎所引起的鼻塞，不可长期应用。

## 通窍鼻炎片

【组成成分】苍耳子（炒）、防风、黄芪、白芷、辛夷、白术（炒）、薄荷。辅料为淀粉、硬脂酸镁、包衣粉等。

【药物性状】本品为深棕褐色圆形薄膜衣片，除去薄膜衣后显黄棕色或棕褐色；味微苦、辛凉。

【主要功效】散风固表，宣肺通窍。

【主要作用】用于慢性鼻炎、过敏性鼻炎、鼻窦炎，症见鼻塞时轻时重、鼻流清涕或浊涕、前额头痛；平时身体抵抗力差，易感冒。

【剂型规格】片剂，每片重0.3克。

【服用方法】口服。一次5～7片，一日3次。

【用药提醒】①急性鼻炎患者不宜使用；②用药后感觉唇部麻木者，应停药。

## 都梁丸

【组成成分】白芷、川芎等。

【药物性状】本品为浅黄色至棕黄色的大蜜丸；气香，味甜、微辛、苦。

【主要功效】祛风散寒，活血通络。

【主要作用】用于外受风寒所引起的鼻炎，症见鼻塞不通、流清涕、头痛时发时止等症。

【剂型规格】丸剂，每丸重9克。

【服用方法】口服。一次1丸，一日3次。

【用药提醒】发热及平时有贫血、咽干口渴、神倦无力者不宜使用。

## 滴通鼻炎水喷雾剂

【组成成分】蒲公英、细辛、黄芩、麻黄、苍耳子、石菖蒲、白芷、辛夷。辅料为聚山梨酯80、甘油、羟苯乙酯。

【药物性状】本品为鼻用喷雾剂，内容物为棕色的澄清液体；气芳香，味微苦。

【主要功效】祛风清热，宣肺通窍。

【主要作用】用于过敏性鼻炎，急、慢性鼻炎，鼻窦炎，症见鼻塞、喷嚏、流清涕或黄涕、头痛；平时怕冷，抵抗力差者。

【剂型规格】瓶装喷雾剂，每瓶装10毫升。

【使用方法】外用喷鼻。除盖，喷颈向上伸入鼻前庭，一次1～2喷，一日3～4次。

【用药提醒】①本品仅供喷鼻用，禁止内服；②切勿接触眼睛，鼻黏膜损伤者慎用；③感冒发热患者不宜服用。

## 复方木芙蓉涂鼻膏

【组成成分】木芙蓉叶、地榆、冰片、薄荷脑。辅料为食用醋精、食盐、羊毛脂、白凡士林、石蜡等。

【药物性状】本品为黄褐色的软膏；气香。

【主要功效】解表通窍，清热解毒。

【主要作用】用于急性鼻炎；适用于鼻塞、流涕、打喷嚏、鼻腔灼热等症明显者。

【剂型规格】膏剂，每支装 5 克或 10 克。

【使用方法】外用。取本品适量涂于双侧鼻腔内，每日早晚各 1 次。

【用药提醒】鼻腔黏膜溃烂者慎用。

## 鼻渊丸

【组成成分】苍耳子、辛夷、金银花、茜草、野菊花。

【药物性状】本品为黑褐色的浓缩水蜜丸；气微香，味辛、微苦、涩。

【主要功效】祛风宣肺，清热解毒，通窍止痛。

【主要作用】多用于急、慢性鼻窦炎，急、慢性鼻炎；主要症见鼻塞通气不畅，流大量黄浊涕，嗅觉减退或消失，头额部、眉棱骨处、鼻根部或上颌部疼痛明显。

【剂型规格】丸剂，每 10 粒重 2 克。

【服用方法】口服。一次 12 粒，一日 3 次，温开水送下。

【用药提醒】鼻渊之属风寒表虚、表实者，不宜使用。

## 鼻炎糖浆

【组成成分】黄芩、白芷、麻黄、苍耳子、辛夷、鹅不食草、薄荷。

【药物性状】本品为棕色的黏稠液体；气香，味甜而后苦。

【主要功效】清热解毒，消肿通窍。

【主要作用】用于急、慢性鼻炎；症见鼻塞不通，呈单侧或双侧，或交替出现，鼻流清涕，鼻冷，嗅觉减退或消失，头痛或眉棱骨疼痛。

【剂型规格】糖浆剂，每瓶装 120 毫升。

【服用方法】口服。一次 20 毫升，一日 3 次。

【用药提醒】①糖尿病患者忌用；②运动员忌用；③风热感冒引发的鼻流黄涕之鼻炎者慎用。

**防治提醒：**

鼻炎及鼻窦炎的形成在很大程度上与患者的不良生活习惯有关，所以在鼻炎及鼻窦炎的治疗过程中，除了及时服药之外，还应该在生活中注意以下方面，以帮助治疗。

① 平时注意鼻腔卫生，养成早晚洗鼻的良好卫生习惯。

② 注意擤涕方法。鼻塞多涕者，宜按塞一侧鼻孔，稍稍用力外擤。之后交替而擤。鼻涕过浓时以盐水洗鼻，避免伤及鼻黏膜。

③ 鼻腔黏膜多容易发生过敏性反应，如为过敏性鼻炎及过敏体质，平时应注意避免接触过敏原，少食用鱼虾、海鲜等易引起过敏类的食物。

④ 当出现牙病时，一定要彻底地治疗，以免形成牙源性鼻炎及鼻窦炎。

⑤ 当鼻炎或鼻窦炎发作时，要注意休息，并且要注意保持室内空气流通，避免直接的风吹与阳光直射。

# 索引